新世紀叢書

當代重要思潮·人文心靈·宗教·社會文化關懷

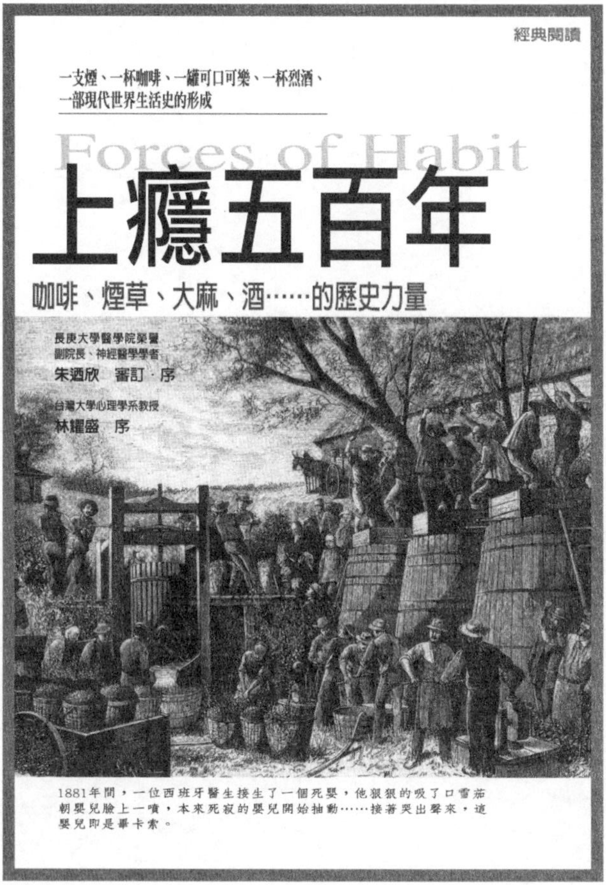

David T. Courtwright◎著

薛絢◎譯

〈序一〉

上癮五百年

長庚醫學院榮譽副院長
朱迺欣

毒品氾濫和藥物濫用已經是席捲全球的問題。它的禍害，好像猛獸毒蛇在地球上到處肆虐，短短五百年內，已經不分國界，不分富裕社會和貧窮社會，也不分有錢的人和貧苦的人。這是全球性的精神刺激革命（psychoactive revolution），它還沒有結束，還在洶湧澎湃，且有氾濫成災或一發不可收拾的危機。

「上癮五百年」是一本難得的好書。它不僅是濫用藥物的歷史，更是濫用藥物從原產地，經過商業貿易，殖民地栽植，到列強競爭而廣佈全球的世界史。它的內容深入而廣泛，涵蓋藥物史、人類史、經濟史、商業史、政治、社會、毒品控制、和國際關係。

作者大衛・科德賴特（David Courtwright）是知名的藥物歷史教授，執教於美國北佛州大學，專長濫用藥物的歷史和社會學。他寫此書的動機，在機場的免稅商店中被引發。

十年前，爲了打發等候轉機的無聊時間，他閒逛機場的免稅商店，卻驚奇地發現，商店裡陳列的商品，到處充斥精神刺激藥物，例如：酒類、香菸、咖啡、巧克力、茶。

在每個機場，免稅商店出售的這些藥物，幾乎皆如出一轍，讓他感到不知身處那一個國家。這是不分國界的全球性商品，是現代世界的商業景象。他開始好奇，進而思索，精神刺激藥物如何商業化？如何搖身一變成爲全球性商品？

人類服用精神刺激物質（psychoactive substance），至少有幾千年的悠久歷史。初時，這些精神刺激物質幾乎皆來自植物，因爲它們能改變意識感受或產生感官快感，故往往與原始部落的祭祀拜天、招神驅魔、與逝者溝通、或去邪治病等有關。這種原始部落的習俗，以及族人服用的精神刺激植物，有濃厚的地方性，例如：南美的可樂果，北美的煙草，小亞細亞的咖啡，東南亞的檳榔和咖瓦（kava）。後來，有些精神刺激物質變成全球性消費，有些卻依舊侷限在原地不動，此種不同命運的發生，主要由商業利益爲出發點和導向，除了賺錢目的，還牽涉到賺錢的手段、國庫的收入、殖民政策、和國力的擴張。本書的重頭戲就是在追蹤這些歷史的來龍去脈。

本書共分三大部分：

第一部分是精神刺激藥物的匯集。三大藥物是酒精，煙草和咖啡因；三小藥物是鴉片，大麻和古柯葉。內容敘述這些藥物如何從早期的局部流行，變成移地栽植，最後分佈全球。個人覺得，雖然茶葉含有咖啡因，把喝茶視爲物質濫用，似乎不是很適當。喝咖啡會成癮，但喝茶應該只會變成習慣。也許美國人比較缺少喝茶習慣，因而產生此種片面推論？

第二部分是濫用藥物與商業貿易。許多精神刺激藥物變成搖錢樹或下金蛋的鵝，幕後誘因往往是商業利益。例如：早期的北美洲移民用烈酒向印第安人換取獸皮，和後期的大農場主人用烈酒使黑奴負債而不得不日夜做苦工。到了近代，因爲生產效率提高而降低成本，加上誘人的廣告，酒類、菸類、咖啡、以及含咖啡因飲料，它們的售價皆降低到連貧窮百姓也能享受。這種濫用藥物平民化的現象，作者稱爲「藥物消費的民主化」。

第三部分是濫用藥物和國力擴張。從十六世紀開始，歐洲幾個國家，包括葡萄牙、西班牙、荷蘭、英國、法國等，前仆後繼形成海權強國，並用殖民政策，擴張國土和增加財富。在擴張國力中，濫用藥物往往是達成這些目標的最有效工具。例如：一八八五年的大英帝國，酒類、菸類和茶的稅收，已經佔了國家總稅收的一半。鴉片戰爭也是一個很好的例子：英國與中國的貿易一直呈現逆差，因爲中國輸出的茶，瓷器，絲綢等貿易額，比英國輸入的工業用品貿易額大。當英國殖民印度和錫蘭，並栽植茶樹成功後，就計劃推銷印度的鴉片到中國，平衡貿易逆差，甚至不惜用武力達到這個目的。大英帝國會變成「日不落」國，濫用藥物的商業利益，對維持帝國的強盛和繁華，似乎應居首功。

作者用藥物（drug）一詞泛指三大藥物，三小藥物，以及其他濫用藥物，例如：安非他命，古柯鹼。這種用法是否適當，作者自己也覺得值得商榷。例如：三大藥物的酒類、菸類、和咖啡，是不是藥物？還是精神刺激物質？一般人對娛樂藥物、濫用藥物、成癮藥物、毒品等這些名詞，可能認爲都一樣，或大同小異。如果把酒類、菸類和咖啡當做藥物，它們主要是娛樂藥物，可能成癮、也可能被濫用，但不是毒品：反過來，嗎啡是藥物，娛樂藥物、成癮藥物、濫用藥物、也是毒品。作者強調，藥物本身無好壞，但是它們都可能被濫用，正如「水能載舟，亦能覆舟」；同時，這些藥物都是金錢和利益的來源，也會變成、或可能變成，全球性商品。

現代社會，富裕或貧窮，往往充滿苦悶，迷惘，孤獨，不快樂和不滿足。人民服用精神刺激藥物，尋求心靈的短暫快樂或解放。從某種角度看，這種行爲未嘗不是合情合理。不幸，意志薄弱的人，在精神刺激藥物隨時隨地虎視眈眈下，往往無法抗拒誘惑而一直沈淪下去。尤甚者，隨著製藥工業的進步，更強烈的藥物會接踵出現，誘惑的力量也會節節升高，不止是像目前最新流行的快樂丸、搖頭丸等而已。

我相信，精神刺激革命還在怒濤洶湧中，且可能形成暴風雨，不但會控制人類的心靈，也會對社會和國家產生不好的影響。**閱讀此書，讓我們能了解，藥物濫用習慣的養成，有許多促成的力量，不但包括個人，還包括商業利益和國家富強。我們必須從歷史記起教訓，但是我們真的能做到？我們會讓歷史不再重演？**

〈序二〉

「藥」不「藥」，有什麼關係？

——盡情吸食一本啟動思考刺激革命之作

台灣大學心理學系教授

林耀盛

根據《上癮五百年》一書的記載，以提出「否證論」科學哲學觀聞名的哲學家卡爾・波普（Karl Popper），因為對香菸的煙過敏，變成幾乎與世人隔離的隱士。這則傳聞，令人聯想到國字的趣味。「隱」與「癮」的徵象意涵，「隱」士，隱居者也；上「癮」，成了習慣的嗜好也。從「隱」到「癮」，「床」部首的疊加，暗含著與世隔離者，一旦入世開始沾染世俗的習慣，生活圖像就會逐漸浮現彷如人有疾病，倚床而居的樣子。經由如此的文字轉喻，不也指涉著成「癮」是一種病理性的習慣？

然而，心理學家威廉・格拉塞（William Glasser）曾指出，耽溺／成癮行為不見得是一件壞事。像他就提出「正向耽溺」的論點，認為當人們反覆執行實踐諸如陪伴友人、看電影、芻思、靜坐、冥想、慢跑，甚至打禪等活動與行爲，可以促使個體有更好的機會與體驗，得以發展、汲取自身的創造力與自我強度，進而有效處理生活的現實困題。這般的耽溺形態就不是什麼病理性的習慣，而是個體獲致「高潮」／「駭」（high）經驗的方式。

再者，當代網際網路社群所打造的空間，可說是既非眞實的、亦非想像的，而是一種擬象的網際網路空間。網際網路形塑了人類的新認同，網際網路的語言，打破了心理分析的「來——回」遊戲，語言既在這裡，同時又在那裡。網際網路空間是一個沒有深度的鏡像，沒有固定的凝視點，網路上的溝通比社會性自身還要具社會性，模擬眞實比眞實自身還要來得眞。其實，因著鎮日掛在網路傳控空間形成的網路成癮背後，正是一種速食文化的慾望消費，生活經驗化約爲平面邏輯，取消人類存有的歷史縱深。只是，難道因爲這般的成癮習慣是「以高科技之名」，因此，較諸其他的成癮形態，還要來得高明與更具正當性？

一般而言，人類的行爲可視爲日常生活隱性的、慣例化的實踐理路。從內隱的習慣外顯化，反映著習慣轉化是一種動態歷程，豈是「正常」／「偏差」的二分法可以道盡？事實上，習慣化的生活形態是一種集體屬性的概念，不僅是個體在社會結構下的作爲，更是個體社會處境與其社會實踐間互動遞迴的關係。進一步說，就個體層次，慣例化提供了事件預測度的本體安全感。就集體層次，藉由慣例化的持續再生產歷程，對社會系統的建制，供應了關鍵的保證環節。人們對生活形態的慣性依賴，往往成了行事方式信任度與安全性的重要護身符，不過，人們對藥物的成癮習慣，卻往往被視如毒蛇猛獸咬噬人心，成了離經叛道的象徵？所謂的「甲之藥，乙之毒」，仔細品讀北卡羅來納大學歷史系教授大衛・柯特萊特（David T. Courtwright）的大作《上癮五百年》，相信對於藥物發展與成癮習慣的認識議題，可以提供讀者全新的觀照視野與省思空間。

成癮歸因：內推化政略的侷限

美國精神醫學學會出版的《精神疾病診斷統計手冊》第一版（一九五二）及第二版（一九六八），是將酒癮與藥物依賴現象歸類為「社會病理性格違常」的次聚集。及至該手冊第三版（一九八〇）、第三版修正版（一九八七），乃至第四版（一九九四），則將酒癮與藥物依賴現象的診斷軸度另立一項「物質關聯疾患」類籌，試圖透過「耐受性」、「戒斷症狀」以及「角色責任」／「社會功能」毀損等概念，分梳化物質「依賴」與物質「濫用」的程度。所謂的「耐受性」，一般定義為⑴需顯著增加物質使用量以達到中毒或所欲效果；或⑵繼續原有物質使用量則效果大幅降低。然而，睽諸該手冊的沿革，可知無論是什麼版本或類籌，基本上都是將成癮現象的議題朝向個體化歸因。人類的成癮行爲由來已久，但《精神疾病診斷統計手冊》直至第三版，才提出「物質關聯疾患」的類籌，多少反映出這樣的問題是隨著全球化的演進與快感原樂的消費文化盤錯而被建構出來。所以，一味將成癮行爲內隱化，試圖藉由心理病理的醫療化途徑規避社會的公共責任，恐怕過度簡化成癮問題癥結所在。

將成癮行爲推向個體化的政略，其基本預設理路是認爲成癮往往包含三項主成分：(1)渴求感或強迫性行爲的衝動。(2)失去控制。(3)即使連結不利的結果，仍然持續該行爲。這樣的控制論，往往指涉著個體的控制迴路圈產生弔詭循環，例如當個體益加地使用藥物，就有更大的機會將失去控制；一旦個體益加經驗到失去控制，就更加地投身於耽溺行爲。由此，在失控狀態下，耽溺於成癮行爲者，個體往往普遍覺知是外在的情境線索，刺激了過量行爲的生成。至於形成上癮行爲後，無法克制誘惑的衝動，個體則又歸因爲是內在穩定的慣性所致。

以「自我控制力」探討「物質濫用」／「過度依賴」的成癮機制論述，往往是一種國家政體試圖卸責的社會建構產品。一味地將「物質濫用」／「過度依賴」咎責於個體「偏差化」／「入罪化」的因由，不在於我們對成癮現象的不夠了解，相反地，而是在於過多的了解，成癮現象被過多外塑的、編譯的了解所填滿。所以，重新開啓成癮習慣的認識之道，在於剝落瓦解既有成癮意義的了解，才能還原成癮習慣的多重構面貌。這樣的心向轉折，可以視為《上癮五百年》一書的閱讀起點。

移位視野：從藥物史管窺世界史

《上癮五百年》一書分成三大卷，科特萊特不從病理診斷分類的路數探討成癮現象，而是另闢蹊徑，從「藥物資源大匯集」、「藥物與貿易」及「藥物與權力」的三界歷史剖面帶領讀者重新認識藥物，逐層摘除過往我們被主流媒介論述所壟斷套牢的金箍咒。作者開宗明義指出，本書是將「藥物」當作一個便於使用的中性名詞，泛指各類合法與非法、溫和與強效、醫療用途與非醫療用途的麻醉及提神物質。祛除對藥物界定的既存偏見，以文化高度閱讀本書所描繪探究的藥物發展史管窺世界史，等於是以微觀的方式透視過去五個世紀以來，資本主義、（後）殖民主義、後現代主義及全球化主義多重動力的角勁歷程。

作者在本書中點出，過往的心理藥物研發工程，基本上可以稱為掀起人類歷史上的「精神刺激革命」。然而，縱貫本書的行文脈絡，可知作者精心料理的《上癮五百年》一書，直接挑戰讀者的生存心態區，本書自身亦在源源不斷產造啓動「思想刺激革命」

的動能。作者的思想刺激革命所涵攝的史觀，可說是一種另類「鴉片史觀」。藥物習慣與文明啟動同時誕生，套用卡爾・馬克思（Karl Marx）的話，與其說「宗教」是人民的鴉片，毋寧說「藥物」是人類的鴉片更來得名符其實。不同的時代與歷史文化需要不同的鴉片，本書所蘊道的「鴉片史觀」意涵，不啻為人類歷史的觀察，提供了一項令人震懾壯闊的觀點。綜觀全書的指涉，我們可以擬情地想像「藥物」作為「人民鴉片」的意涵，就像是通關的密語，身份的象徵，是人類心理底層的幽暗原型，穿越的符碼，是一種權威壓抑的解放。那是一種隱喻，不是晦澀難懂的約翰啟示錄，不是神漾快感的極樂世界，而是，你我熟悉的內心慾望衝突語言，一種抵抗性的、叛逆性的「反文化」，在說話。

讀者盡情地吸食本書，從藥物小歷史航向大千世界的劑量，絕對可以達到提神醒腦的作用，同時也能完成身心鬆弛與思想按摩的效果。服用本書之前必須提醒的是，作者身為歷史學教授，對於各種成癮藥物的歷史、掌故、軼事、傳說、實徵報告與個案研究等資料的運用，從容游刃於筆鋒之間，作者的行文穩健，資料信手拈來，見識均衡有力；在此境況下，初始吸食，讀者或許不能立即掌握作者所欲表述的來龍去脈，對於藥物史與世界史的共構關係，初次閱讀本書恐怕亦難形諸系統性地理解。然而，作者藉書立意，梳理考察藥物現身的歷史謎面，展演激發著藥物使用的自主權、國家經貿政略與公共規範間不同衝突如何化解的一道道處方，成爲檢驗社會是否中毒已深，刻板地將藥物成癮現象逕行予以偏差化／入罪化；抑或已然可以跨越種族、階級、性別、性取向的藩籬。這部著作中文版的讀者回應狀況，或許，也考驗著當代社會如何深切實踐尊重異質性、多樣性、混種性與社群性的許諾園。當然，不容否認的是，藥物工業幾乎就是資本主義下的商品化成果，而一些刺激性精神藥物的革命造成的森林消失、土壤枯竭與侵蝕、化學藥物的排放及除草劑與農藥的毒害，加速環境的惡化、生活政治倫理的斲喪，以及人類存活的危機。心理藥物的研發與精神刺激的革命，可以使人類航向極端的迷幻夢域，卻也可能帶來人類的逆向烏托邦。

不過，作者以更寬廣的歷史長鏡頭捕捉視野，提醒我們「**藥物的發展史，其實是一部擴張過程史，其主要推動力來自科技變革與資本家經營。至於藥物的管制，套一句冷戰時期的話，防堵的目的大於真正的予以擊退。**」由此，近代政治經貿體系的運作目標，是從中世紀的黑暗大陸，經由文明化歷程轉變爲進步的現代，試圖在猶如天堂與地獄、毀滅與拯救、墮落與救贖的雙極對張下，尋覓社會生活的秩序與和諧。當社會的聲音影像越趨異多元，益加使我們意識到我們的社會從來不是和諧的合奏團，和諧總是經由想像所建構。從社會對藥物三大宗（酒精、菸草、咖啡因）與三小宗（鴉片、大麻、古柯葉）的不同程度污名想像與變革管制措施，可知營造社會和諧良善的「反藥物濫用」活動，也不過是一種控制手段的延伸罷了。是故，**當政府一再透過公益活動粉飾妝點門面，一味宣導「反毒害」操作的同時，是否可曾將焦點聚放批判掌控社會發展背後的資本主義全球化大黑手，這是我們將此書並置於台灣社會，亟需追索的脈絡性課題。**

科學煉金術：正視醫藥研發的關懷倫理

晚進在科技社會建構論的觀點下，說明科技的架構（frame）定義了什麼是科技問題，以及如何找到解答的方式。不同的架構界定了不同問題，也因此建議了不同的解決之道，即使，這些不同的架構是在探討同一個研究客體。事實上，在界定問題與解決路徑的歷程裡，人們的網絡、事理與概念，是互爲影響地注入與運作，以支持架構的命題。因此，探究藥物科技工業架構形塑的歷史與社會動力，是不可規避的重要議題，本書的中文版發行，正好提供我們反覆芻思的豐饒養料。

本書的歷史大逆轉章節，討論了近代早期的西方政治權勢階級藉集體決策與自我炫耀式的消費提倡使用藥物，如今的西方政壇權勢階級卻在努力防堵大衆的藥物使用的轉折，並詳述當代社會反對藥物的非醫療使用的因由，相當精采，亦可提供當代社會醫療倫理的深度反思。尤其，當今政治正確主義當道，大衆對於藥物濫用的族群卻仍存有污名的想像。例如，美國的多元文化特性，在歷史上仍出現會認爲酗酒與低下階層的愛爾蘭移民相關；抽鴉片和華工相關；海洛因與大都市罪犯相關；古柯鹼與黑人男性相關。反照當代台灣社會，酗酒與原住民族群的高度聯想；嗑用藥物與特種行業的自動關連；以及嚼檳榔與勞動階級的等符連結，只要這些污名認同建構的反作用力一再增強，就顯示著社會民主化的工程仍不夠激進、徹底，值得吾輩躬身省察。

回到歷史與社會動力來看，「一部文明的文獻，不也是一部野蠻的文獻」。作者於書中肯點出「文明社會也可以算是一種囚禁狀態。人類本來是小群人結隊狩獵採集，過著居無定所的生活。進入新石器時代以後，多數人從事農耕，生活在擁擠的、受壓迫的、疾病不斷的社會裡。近代早期百分之九十的人口陷於痛苦貧窮之中，正是煙草等新興藥物成爲大衆消耗品的重要原因。這些東西是對抗難堪處境的意想不到的利器，是逃離現實桎梏的新手段。」事實上，當代由於醫藥工業與相關科技的進展，人類的平均壽命逐漸增長，整個生活秩序也面臨相當程度的調整。弔詭的是，因爲醫療技術的發展，反而易將人類趨向一種疾病狀態，例如因爲生物醫學技術的研發，使得像抗體素、胰島素、其他治療藥品的迅速發展，配合高科技的診斷儀器與治療配備的更新，提供了預防、處理與治療疾病的新機會。然而這種醫療能力增加的副產品之一，是將許多急性病轉化爲長期的慢性狀態。新醫療藥物的發展是用來解除病痛，卻弔詭地使人類陷入長期的幽禁狀態，這是過度發展後的匱乏，也是人類生活的極限狀況。不同世代的受苦經驗，需要不同的「鴉片」療癒。

值得一提的是，作者於本書述及藥物成癮的「耐受性」與「戒斷症狀」的隱喻，詮釋著人類的世代學習模式。誠如作者於文中引用古柯鹼流行率調查指出，新藥物問世會引發熱潮，使用量會上升。然後，有些使用者開始產生問題—過量、上癮、疑懼。本來有意一試的人就此打住，使用量便下降。痛苦的經驗似乎可以使一個世代免疫。糟糕的是，這個世代一旦成爲過去，免疫力也隨之消逝，過往的學習模態無法傳承或就這麼遺忘，成爲人類經驗的斷層。依此反思，如今我們一方面，面臨著新藥物如「科學煉金術」般，不斷地神奇合成與大量生產，不斷有新的生活、政治選擇橫在眼前；另一方面，多重的消費選擇，自由度高，卻隱然形構著「易開罐」般「用玩即丟」的價值世代。從心理分析的說法來看，人類嘗試經由超我的道德原則規訓慾望，到頭來，缺乏關懷倫理的生活風格，卻使人類面臨著類似原生動物所面臨的命運，因爲後者也是被它自己所創造的蛻變物破壞的。新型的合成藥物與核能一樣，同時具有造福與作惡的強大潛能，如何取捨判斷，端賴人類的縝密思考與審慎評估，這是人類面對現世的一種「道德困境」。由此，我們歸返到女性主義心理學家卡蘿・吉莉根（Carol Gilligan）的觀點，她指出女性的道德發展層次迥異於男性，她的研究認爲女性不但關照自己及自身的存活，也能察覺他者的需求。換言之，女性傾向將自我與他者視爲互爲依賴的，在關照倫理上，會同時性地考慮對自我與他者的責任。這樣的認識論轉向，或許，正是我們在發展考量心理藥物相關產業之際，該持續的根本態度。

未竟的解放政治

作者在本書最後指出，以往對藥物管制性的分類處理法，本質上是一種漸次進步的動向。這種動向和多數的改革運動一樣，包含了個人利益的動機，帶有些許偏見，而且執行得不夠徹底。若要抑制全球的藥物暴增，眼前要做的是調整整個管制的系統。然而，作者精準點醒我們更需追問的是，消費主義挑動的慾望邏輯是追求自我滿足、抛開傳統束縛，那又何必把某些藥物列爲違禁品？關於這樣的提問，作者作了迂迴的回應。作者指出《創世紀》早已告訴我們，上帝將人類逐出伊甸園，顯示著「除了禁果以外，其他儘管享用」的指示，對亞當與夏娃而言，從來不是那麼容易聽從。那麼，處在後現代的新樂園呢？或許，後現代巨獸的幽靈正潛近我們，騷動現代主義的神經，現代與後現代交鋒的後果及其夢魘或者黎明，預言著生活世界競逐正面臨著善惡對決的決戰點（Armageddon）。只是，後現代社會可以許諾一個更良善的未來嗎？

讀罷本書，讀者也可以自我掀起一場思想刺激革命，尋覓自己的答案。

一九二六年七月十三日，惡習纏身的柯隆波住進費城綜合醫院。醫生安排他前往勒戒病房報到，這是個合理的選擇，因為他每天要吸將近七公克的鴉片，抽八十支香菸，喝兩杯咖啡或茶，灌下一公升多的威士忌。柯隆波告訴實習醫生，他幾乎每天都喝得醉醺醺的，而他之所以抽上鴉片，就是為了醒酒。

不過，他說他可不沾真正害人的東西，不吸古柯鹼，也不碰巴比妥酸鹽（barbiturates），「我不沾鴉片以外的毒品。」看他胳臂和大腿上滿是皮下注射疤痕，就知道他在撒謊。也許他不是存心要騙醫生，只是為了顧及面子，因為那個年代的鴉片癮士認為打針吸毒是等而下之的。

柯隆波仍是個有固定職業的人。他誇口說，鴉片癮並未影響他的意志力，也不影響他的工作能力，還說自己是烈酒商。身爲美國公民而敢這麼說，可不簡單，因爲一九二六年的美國並沒有官方認可的烈酒商存在。

實習醫生觀察到，柯隆波的胃口也沒受到鴉片癮的影響，三十三歲的他體重高達一百二十五公斤，「他胸圍寬廣，腹部大而下垂。」想想他的噸位和「日進三至五餐」的食量，再考慮他吸入的鴉片、香菸，呑下的咖啡、茶、威士忌的份量，就知道他簡直是醒著的每一刻都在滿足口腹之慾的人。柯隆波過的是一種持續接受多種生理刺激和感官享受，連古代任何一位極盡富裕、專橫、糜爛之能事的帝王、暴君、統治者都望塵莫及（想來也不會長命）的生活。

然而，柯隆波只是一介平民，是個收入馬馬虎虎的小本私酒販賣商。他活在二十世紀一個工業化國家的工業化都市裡，而這個國家卻能在短短的歷史當中，製造和大量行銷五花八門的官能享受，眞可說是幸，也是不幸。就在他掛號住院的同時，全世界也有數百萬名小老百姓得以過著連五百年前最富有的人都意想不到的生活方式——這是從化學物質對神經系統的影響層面來看。

我把這種發展叫做「精神刺激革命」（psychoactive revolution）。今天世界各地的人已經逐漸取得更多、也更能有效改變清醒意識狀態的方法，這項世界史上的重大發展，乃是奠基於近代早期（即一五〇〇至一七八九年間）的越洋貿易與帝國擴張。本書不僅敘述這段時期的商人、殖民者，以及其他權貴階級如何成功匯集世界各地的精神刺激物質（亦即提神或麻醉物質），也探討爲什麼他們的後代子孫明知有暴利及重稅可圖，卻要改弦更張，決定管制或禁止多種（不包含所有項目）藥物自由流通。

雖然以「藥物」（drugs）一詞來涵蓋毒品濫用與上癮的問題，是極不恰當的，但也有一大好處：簡單扼要。許多爲報章雜誌下標題的人之所以罔顧藥劑師們的憤怒反對，一直沿用這個詞彙，原因之一即是他們需要比「麻醉性藥品」更簡潔的名稱。本書則是將「藥物」當作一個便於使用的中性名詞，泛指各類合法與非法、溫和與強效、醫療用途與非醫療用途的麻醉及提神物質。因此，含酒精與咖啡因的飲料、大麻、古柯葉、古柯鹼、鴉片、嗎啡、菸草，都算藥物，海洛英、脫氧安非他命（methamphetamine），以及許多其他半合成物質與合成物質，也在其列。這些東西本來並沒有害處，但都可能被濫用，也都是有利可圖的資源，而且都成了（起碼有可能變成）全球性商品。

隨意翻閱藥物史，或許還看不出這事實。大多數學術研究都是針對某些特殊藥物，或存在於特殊環境中的藥物類別所進行的，例如日本茶、俄國伏特加酒、美國毒品等。本書試圖將這些零星的研究湊在一起，並將許多歷史片段串成一幅完整圖象，對全世界精神刺激物質的發現、交易與利用做一番交代。歷史學家麥克尼爾（William McNeill）曾在其著作《疫病與人群》（*Plagues and Peoples*，一九七六年出版）中廣泛探討了疾病的流傳及其對人類文明的衝擊，本書的宗旨也在針對藥物做類似的研究。疾病與藥物的流傳有許多相似之處，例如外地輸入的酒類曾嚴重危害原住民的健康，但兩者之間也有一些重大差異，麥克尼爾書中提到的事件多屬偶然釀成的不幸；雖然肉眼看不見的細菌會經過人體的接觸傳播而使人喪命，但通常不是有意促成。藥物栽培與製造的蔓延現象，卻絕對不是意外，大多是人類蓄意所爲，其次才是靠生物在無意間傳播開的。

本書第一部分敘述世界各地主要的精神刺激物資如何匯集，焦點放在含酒精或咖啡因的飲料、菸草、鴉片、大麻、古柯葉、古柯鹼、糖（是許多藥品的主要成分）。這些一度受限於地理因素而無法流通的物資，現在都於不同時地進入全球貿易的潮流之中。例如咖啡的原產地是衣索匹亞，先傳入阿拉伯，然後遍及伊斯蘭教世界和信奉基督教的歐洲，歐洲人再把喝咖啡的習慣和咖啡豆帶到美洲。到了十九世紀末期，美洲栽培的咖啡已佔全世界咖啡作物的百分之七十，而歐洲的栽培者與殖民者則雇用簽了賣身契的奴工，成功地在南北半球栽種藥用作物。這些奴工集體耕作的結果，擴充了全球藥物的供應量，藥物價格也因之下跌，吸引數百萬手頭不甚寬裕的買主湧入市場，也使藥物消費平民化了。

然而，並非所有藥物的傳播歷程皆是如此。在精神刺激物資的貿易史上，藏有一段經常為人忽視的故事，例如許多地域性常見植物——咖瓦（kava）、檳榔、咖特（qat，一種阿拉伯茶葉）、佩奧特（peyote 印第安人用的一種仙人掌）——並沒有像酒類或鴉片那樣成為全球流通的商品。昔日由歐洲海外擴張勢力促成的全球藥物貿易是極有選擇性的，基於流通週期有限，或對藥性存有文化偏見等原因，歐洲人寧可忽視或禁止栽種某些含有精神刺激成分的新奇植物，舉凡他們覺得有用的、可以接受的，才在世界各地種植、買賣，此舉至今仍對社會與環境造成顯著的影響。

本書第二部分的主題是藥物與貿易，也提到作為醫療和娛樂產品的精神刺激物資。許多藥物最初都是昂貴稀有的醫療品，對各種人類和動物疾病具有療效。等到有人發現它們能帶來快感、改變意識狀態之後，這些藥物便脫離醫療範疇，邁入大眾消費的領域，這情況也改變了藥物流通遭到政治力介入的程度，於是酒精、菸草、安非他命，以及其他精神刺激物資廣泛成為非醫療用品一事，便引起了爭議、警惕和官方干預，各國紛紛設法為藥物的醫療用途與非醫療性濫用立下區分標準，這套標準最後也就成為國際藥物管制系統的道德與法律基礎。

管制系統有其存在的必要，因為藥物忽然變成了既危險又賺錢的產品。它們不是「耐久商品」，很快就會被依賴者消耗殆盡，然後迅速補貨，經常使用者需要更大的劑量才能體驗第一次接觸的藥效。換句話說，銷售量也會隨之增加。改良式蒸餾器、皮下注射針筒、摻入藥物成分的香菸等這些新發明，都是爲了讓藥物裡頭那些經過提煉的化學物質能夠更有效、更迅速地進入消費者腦部，並使供應商能夠獲取更高利潤而製造的。市場競爭也帶動了更多的發明與廣告的普及，製造商則是想盡方法壓低成本，提高市場佔有率，加強產品吸引力。藥物售價下跌、誘惑力上升之後，更吸引了數百萬名新的消費者，還爲相關企業（例如勒戒治療中心、打火機廠商）製造了牟利機會。藥物貿易及其外圍事業的存在，都是資本主義成熟分化之後的現象，而且發展重心漸漸偏離消費者的物質需求，而著重於提供快感與情緒上的滿足。套句人類學家阿德瑞（Robert Ardrey）的話來說，藥物貿易乃是盛行於一個飢渴心靈取代了飢餓肚皮的世界。

本書第三部分探討的是藥物與權力的關係，並說明精神刺激物質的買賣，如何讓商場上與皇室裡的權貴階級賺取超乎普通商業利潤的暴利。這些權貴階級很快就發現，他們可以利用藥物來控制勞工、剝削原住民，例如鴉片可使華工持續處於負債與依賴狀態，酒精可引誘原住民拿皮貨來交易、把俘虜當奴隸出售，以及讓渡土地。近代初期的政治權貴都知道，藥物是可靠的收入來源。統治者起初雖然敵視新的藥物（認爲嚼菸草是極其惡劣的外來癖好，貴族不屑爲之，有時還會處決嚼食者），後來卻心甘情願迎接不斷擴張的藥物貿易所帶來的稅收與專賣利益，只因其利潤大得超乎他們的想像。到了一八八五年，英國政府的總收入有將近一半來自菸、酒、茶的稅收，歐洲殖民帝國莫不以藥物稅作爲主要財政後盾與建立現代化國家的國庫根本。

政壇掌權者通常不會把能下金蛋的鵝宰掉。然而，過去一百年中，他們卻以國內立法與國際協商的方式，選擇性地放棄合法藥物貿易課稅政策，目的是要改採更嚴格的管制與禁令。本書最後兩章將討論現代化壓力、醫學發展、政治運作等因素如何刺激許多國家改弦更張，以及他們爲什麼只針對某些藥物設限。這場反精神刺激物資的革命行動說來頗爲詭異，那就是大家盡可以不費吹灰之力合法購得菸酒，但要輕易且合法取得大麻或海洛英這類藥物就辦不到了。

撰寫世界史的過程，好比是用低倍顯微鏡管窺世界，觀察者固然看得見採樣的大部分，但只能在犧牲細節的情況下看得到。要避免敘述流於單調，就必須每隔一段時間插入某樁特殊事件或某個特別人物，再回頭描繪全貌。總之，這就是本書的敘事風格，除了取材自歷史、社會學及科學文獻的概論之外，也舉出不少具體事例及若干個案研究來支持這些論述，其中包括安非他命的普及化、杜克（James Duke）與香菸業、印度酒稅、俄羅斯禁酒失敗的故事。每個事件都可當作一則寓言，足以說明藥物發展史上的一些重要原則。

探討這個主題必須有所取捨，我的目的是想指出並說明過去這五百年間最重要的發展趨勢，而無意寫成一部囊括所有精神刺激物資的藥物通史，因爲藥物的種類實在太多，不可能盡述——尤其自從德國最早的精神藥物學家萊文（Louis Lewin）於一九二九年逝世以後，就無人能夠勝任此項艱鉅任務了。在此應該聲明，我只引用了浩瀚文獻中的一小部分，不過書中提供的資料仍然十分可觀，讀者將可藉此了解藥物在近代世界扮演的角色和影響力。

上癮五百年

【目錄】 本書總頁數共352頁

II—藥物與貿易

III—藥物與權力

32

1 | *Forces of Habit*

藥物資源大匯集

The Confluence of Psychoactive Resources

三大宗：酒精、菸草、咖啡因
The Big Three: Alcohol, Tobacco, and Caffeine

越洋貿易大肆拓展，是近代史早期最爲重要的一件大事，一些原本只生長在某大陸或某半球的植物、動物、微生物，從此傳播到外地，大大影響了人口結構與生態環境。例如有了馬鈴薯和玉蜀黍這類原產於美洲的糧食，歐洲和亞洲人口才得以迅速增加；天花和痲疹等歐洲傳染病，奪走了數百萬美洲原住民的性命，死亡人口則由歐洲人和非洲人塡補。

疾病的互傳固然爲歐洲帶來好處，但通常都是意外造成的。植物的傳播有時雖屬意外（爲長滿外來植物的花園除過雜草的人都深通此理），但是含有精神刺激成分的植物、產品，及其加工技術的遠播，卻鮮少出於意外。例如酒類、菸草、含咖啡因植物，以及鴉片、大麻、古柯葉等藥物的全球性流通，都是蓄意促成，也是以營利爲出發點。這不僅改變了數十億人口的日常生活，也連帶影響了環境。

葡萄酒

選擇性地栽種釀酒葡萄，即是全球貿易流通的一個例證。葡萄栽培的歷史可以上溯至西元前六〇〇〇至四〇〇〇年間，發源地則是黑海與裡海之間的多山地區，也就是現今亞美尼亞境內。到了西元前十五世紀，地中海東部與愛琴海一帶的商業葡萄酒產量已相當具有規模。進入紀元以後，釀酒業也盛行於地中海地區，所以《聖經》中提到葡萄酒的次數不下於一百六十五次。

伊斯蘭教興起以後，由於教義中譴責葡萄酒是撒旦製造的邪物，致使北非和中東地區不敢栽植葡萄，但中古時代歐洲飲酒和釀酒的風氣依然盛行。後來希臘的葡萄酒又隨希臘正教一起傳到了俄羅斯；據《基輔編年史》（The Kievan *Chroicle*）記載，基輔大公弗拉底米爾一世（Vladimir I）曾因俄羅斯老百姓嗜酒而反對伊斯蘭信仰。葡萄酒是基督被釘在十字架上受難的象徵，也是歐洲貴族偏好的飲料（平民百姓大多飲用自製麥酒或啤酒），更是骯髒飲水的安全替代品——自有文明以來，水污染可能是危害人類健康最甚的因素，所以《聖經》上講到好心的撒馬利亞人用酒而非水來爲受傷的旅人淸洗傷處，絕非巧合。

葡萄的栽培也傳入北印度和中國，但兩地喝葡萄酒的風氣始終不如信奉基督教的歐洲。由於基因上的些微差異，大約半數亞洲人體內會製造一種不完全代謝酒精的非活性酶，而在飲酒之後出現臉部紅熱、心跳加劇、頭暈噁心的「酒精潮紅反應」。反應較輕、較慢的人偶爾還會小酌兩杯，但反應快的人則容易引發急性酒精中毒，於是只好對酒敬而遠之。雖然許多研究者對酒精潮紅反應如何妨礙飲酒風氣這件事的看法莫衷一是，但有些人認爲它的確延緩了葡萄栽培業與其他酒精飲料製造業在東亞地區的發展，何況中國人也比較不需要用葡萄酒或其他酒精飲料來取代污染的飲水，因爲他們喝的是以沸水沖泡而成的茶。

文藝復興時期，歐洲品種的葡萄株被成功移植到大西洋東邊的一些島嶼，因此莎士比亞劇作中的人物所提到的迦納利（Canary），指的是葡萄，而不是迦納利群島。十五世紀時，哥倫布曾在南美洲試栽葡萄，但沒有成功，直到十六世紀柯提斯（Hernán Cortés）率領西班牙人遠征墨西哥後，歐洲品種的葡萄株才被成功引進墨西哥。墨西哥原產葡萄和所有美洲本土葡萄一樣，都有顆粒小、果皮硬、果肉酸、口味差的特性，並不適合釀酒，柯提斯移植的則是他父親從艾斯特列馬杜拉地區（Estremadura，位於西班牙西南部）

帶來的品種，也是歷經七千年人工選種得來的優良品種，果粒大、肉質軟、甜度高、風味佳。

一五二四至一五五六年間，釀酒葡萄向南傳至秘魯和智利，並且越過安地斯山進入阿根廷（由當地一位耶穌會教士引進）。後來傳教士又於一七七〇年代將釀酒葡萄傳入美國的北加州，不到一百年間，此地就成爲世界重要產酒區之一，產品輸出遠及澳洲、中國、夏威夷、秘魯、丹麥和英國。

一六五二年，荷蘭人在非洲南端成立了荷屬東印度公司的供應站，並將釀酒葡萄的栽培技術傳入殖民地好望角，本來的用意是想供應船員一種既可預防壞血病，又新鮮甘醇的葡萄酒，以取代在船艙儲放了三個月的飲水。後來英國人於十九世紀接收了這塊殖民地，並加速生產葡萄酒，目的是在取代法國進口酒。英國人也把葡萄栽培引進了澳洲，一七八八年，英國船隻陸陸續續抵達這塊流放犯人的殖民地，船上就載有從里約熱內盧和好望角移植而來的葡萄株。起初試栽成果並不理想，因爲流放於此的犯人都偏愛他們比較喝得習慣的啤酒和烈酒。

繼澳洲之後，英國人又於一八一九年將釀酒葡萄帶到了紐西蘭，此舉也是歐洲殖民者與貿易商刻意將全世界植物混合種植的策略之一。倫敦附近的克优花園（Kew Gardens）種植了許多異國植物，那些植物即可證明大英帝國當年是如何主導了改造大自然的戲碼，並以皇家船艦作爲植物發掘和傳播的媒介。例如一七八九年時，「邦帝號」（*Bounty*）這艘船上的水手柯里斯欽（Fletcher Christian）因爲無法忍受船長布萊（William Bligh）而率衆叛變，當時船上載有一千株準備運往西印度群島的麵包樹，以便提供廉價糧食給奴隸吃。雖然柯里斯欽將船長及船貨一併扔到海上漂流，但堅忍不拔的布萊船長卻保住了性命，並再度將麵包樹運送成功。

蒸餾烈酒

歐洲船隻除了載運新植物，也運送新技術，蒸餾法即是其中最重要的一項。古代希臘、羅馬人已懂得蒸餾技術，經過阿拉伯人的保存與改良之後，又於西元十一世紀由義大利南部的薩雷諾（Salerno）傳入歐洲。十五世紀晚期，歐洲開始出版討論蒸餾技術的書籍，這門技術的相關知識於是得以傳揚開來。雖然蒸餾器可以萃取多種植物的精華，但是利用葡萄酒和其他發酵液體來製造烈酒，經濟價值更高。容量加大的改良式銅製蒸餾器以及廉價原料（例如蔗糖和波羅的海穀物）的出現，又使得烈酒能夠大量生產。到了十七世紀中葉，愛爾蘭生產的蒸餾酒已遠銷俄羅斯，荷蘭則是這項新興產業的生產重鎭。當時荷蘭人已是葡萄酒貿易界的龍頭老大，不但擁有效率優良的蒸餾設備，所佔地理位置也有利於產品的輸出。所以直到今日，烈酒名稱依然沿用荷蘭文，例如英文「brandy」（白蘭地）是荷文 brandewijn 的簡寫，「Gin」（琴酒）源於荷文 genever（意指有杜松子味的穀製烈酒）。十七世紀的英國人將荷蘭人視爲烈酒業的競爭對手，因而創造出「荷蘭勇氣」（Dutch courage，意即「酒後膽」）這個詞。

大量生產的烈酒是人們獲得陶醉感和卡路里的廉價來源。近代初期歐洲人飲用的麥酒、啤酒、葡萄酒往往品質欠佳，容易走味，白蘭地和威士忌非但不會變味，反而越陳越香，爲了保存葡萄酒的味道，業者通常會在其中添加白蘭地，以加重或強化其酒精成分。

蒸餾技術可使易於腐爛的農作物不易腐敗，例如馬鈴薯是十九世紀至二十世紀初德國釀酒業採用的主要原料，採收後的馬鈴薯只能存放到下一個溫暖生長季節來臨前，但如果在蒸餾酒廠裡（當時德意志帝國共有六千家這種酒廠）將之轉化成酒精，就可以無限期保存，還能外銷非洲賺取利潤。由於各種烈酒運送起來都比啤酒、葡萄酒來得便宜且容易，因此便成爲殖民貿易的重要商品。紐西蘭原住民曾在舉杯向維多利亞女王致敬的時候說道：「她是諸善之源，願她帶給我們大批火藥、蘭姆酒，更願這兩樣東西力道都夠強勁。」

歐洲人也把蒸餾器帶到了殖民地。「邦帝號」叛變者之一麥考伊（William McCoy）在遙遠的皮特凱恩島（Pitcairn Island，位於南太平洋）落腳後，就把他從船上搶救下來的一只銅鍋改造成蒸餾器，結果自作自受，竟因爲喝醉酒而墜崖身亡。在太平洋中部島嶼波納佩（Ponape）海邊流浪的歐洲人知道，他們無法仰賴過往的船隻供應解渴的蘭姆酒或威士忌，便將椰子汁發酵（他們不久即將這門技術傳授給島民），然後送進蒸餾器，以確保烈酒能不斷供應。

殖民地的原住民學會蒸餾技術後，很快就懂得調整配方來迎合自己的口味，有些毛利人就在自釀酒裡添加菸草和人尿。不過，最普遍的作法，是將進口酒與土產酒混合，至少農業社會是這麼做的。一八四〇年代的暹邏人同時飲用從中國、巴達維雅（Batavia，即雅加達）、新加坡、歐洲輸入的烈酒，以及本國蒸餾製造的蘭姆酒與椰子米酒。一位殖民政府官員曾經抱怨，就算他把奴隸打得半死，還是無法阻止他們把配給的米拿去釀酒，「他們喝這毒藥的胃口可眞不小。」

只要在飲酒風氣盛極一時的地方，都可聽到類似的牢騷。蒸餾烈酒與高酒精成分葡萄酒的大量生產，則使歐洲本地與歐洲以外的社會出現更爲惡化的醉酒與酗酒趨勢。當時的人以及後來的歷史學家都同意這點，只是不知原因何在。發酵本來是一種自然過程，除了北極居民和北美印第安人以外，世界各地大多數人在嚐到蒸餾技術製造出來的烈酒以前，至少都喝得到一種酒精飲料，例如椰子酒、蜂蜜酒、玉米或大麥釀造的啤酒，以及發酵奶。

常見的一種解釋：發酵飲料很快就會走味，酒精含量也比葡萄酒（百分之十四）和啤酒（百分之七）來得低（當時葡萄酒的口味不如今日酒精飲料濃烈，而且通常都是摻水飲用，這又稀釋了酒精的含量），蒸餾酒的酒精濃度可就強多了。歷史學家柯立思勤（David Christian）爲文寫道：「這點大大改變了酒精飲料的經濟地位與社會角色，因爲若將發酵飲料比喻爲弓箭，蒸餾烈酒則有如槍砲，大多數傳統社會都認爲後者的勁道大得超乎想像。」

烈酒對某些傳統社會的危害較其他社會爲烈，例如以狩獵採集維生的民族受害的程度，就比安土重遷的農業民族來得嚴重，因爲後者比較容易受到團體的約束。喜歡飲酒作樂的北歐人與東歐人，以及他們的美國後裔，問題也比南歐人多，前者嗜飲穀物釀造的烈酒，後者則是偏好葡萄酒，而且習慣飽腹飲用，酒量也很適中。另外，窮人消耗的琴酒則比中產階級來得多。總而言之，每個地方的文化習俗與社會環境都會左右酗酒問題的普及程度。

不過，柯立思勤的觀察還是很有道理的。普通藥物一經特殊方法處理，使其效力大增以後，就難免導致更嚴重的濫用現象，這也是藥物發展史上一再出現的重要問題。葡萄酒與白蘭地的關係，正如鴉片與嗎啡、古柯葉與古柯鹼、菸草絲與現代香菸的關係，

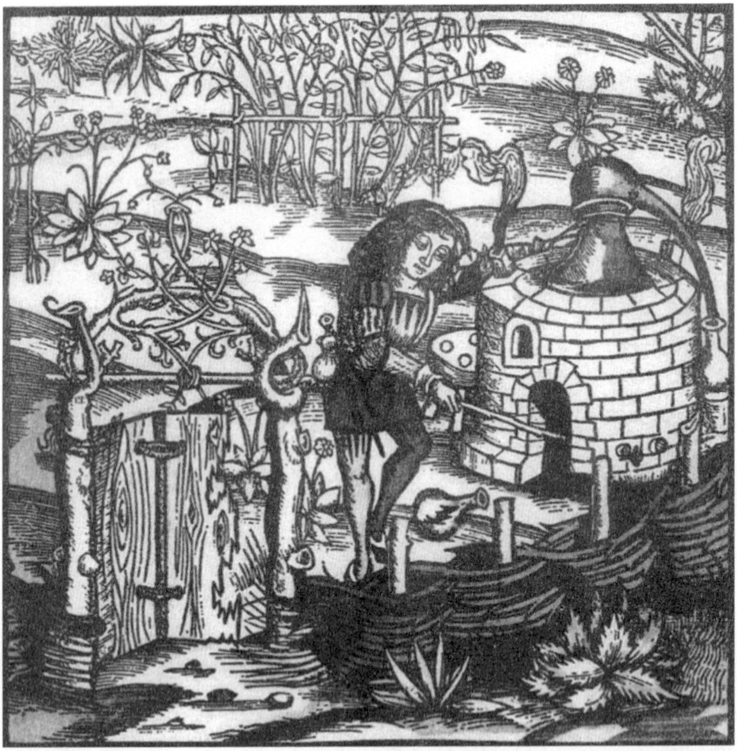

植物園中的蒸餾設備，一五六〇年之作，作者佚名。臨摹自一五〇〇年的《簡易蒸餾技術之書》（*Liber de Arte Distillandi; de Simplicibus*）的書名頁。此書一般稱為《蒸餾小書》（*Small Book of Distillation*），作者是斯特拉斯堡的外科醫生布倫史威格（Hieronymus Brunschwig）。此書和多數有關刺激精神的藥物及製法的重要典籍一樣，不但有許多後來的仿傚之作，也被譯成多種文字。

而藥物發展史也與武器競賽史十分雷同，科技不斷推陳出新，亦使人類面臨的危險與日俱增。

菸草

一四九二年間，哥倫布的遠航隊中有兩名成員看到泰諾族（Tainos）印第安人把一些捲成粗雪茄狀的菸葉塞進嘴裡吸抽，從此歐洲人才知道世界上有菸草這種東西。經過多次接觸以後，又發現印第安人還有嚼菸草、嗅菸草的習慣，造成日後數百萬名歐洲人競相仿效。不過，十六世紀大半時間裡，菸草始終不受重視，在歐洲人眼裡只是一種稀奇的植物、異國的藥品，或由雷列爵士（Sir Walter Raleigh）從殖民地帶回英國宮廷中的粗俗玩意。後來水手們將吸菸草的習慣傳入低階層社會，以及設在許多港口旁邊的酒館和妓院。西班牙人在經過慎重考慮後，用一艘大帆船將菸草運到菲律賓移植，一五七五年以後，那兒的菸草便迅速成爲賺錢的作物了。一六〇〇年左右，福建水手和商人又把菲律賓菸草帶進中國，不久之後，吸菸草的熱潮也在中國傳開了。

西非的菸草栽培業大約始於十六世紀末或十七世紀初，而且是由葡萄牙人引進，他們也因爲引進了玉蜀黍、豆類、甘薯、菸草，以及其他多種美洲農作物而改造了非洲農業。一五九〇至一六一〇年間，精力充沛的葡萄牙人又將菸草帶到印度、爪哇、日本和伊朗，於是菸草的使用與栽培就像一大把石頭被扔進池塘後激起的漣漪那樣，一波波擴散出去：從印度到錫蘭、從伊朗到中亞、從日本到韓國、從中國到西藏和西伯利亞、從爪哇到馬來西亞和新幾內亞。一六二〇年時，菸草已是不折不扣的全球性作物了。

不過，當時菸草還沒有成為普及化的消費品，因為價格依然昂貴，一直要到殖民地菸草產量擴充（這是包括瑞典這種小國在內的殖民列強共同的目標）以後才降價。那時菸草產量最大的殖民地是美國的維吉尼亞州和馬里蘭州，而且還生產過剩。一六二〇年代初期，菸草的計價方式是每磅若干先令，到了一六七〇年代晚期，則掉到每磅一便士（一先令相當於十二便士）以下。同一時期外銷英國的菸草平均重量，則從每年將近三十公噸，增加至九千多公噸。

運到英國的菸草大都還會再外銷至其他地方，尤其是阿姆斯特丹。荷蘭人和英國人也是率先大量消費菸草的歐洲人，例如一六七〇年荷蘭人的菸草平均消費量是每人一磅半，英國人則是一磅多一點。阿姆斯特丹和倫敦也是十七世紀推動精神刺激革命的兩大重鎮，阿姆斯特丹又比倫敦更前進、更積極，本身的轉口貿易也很活絡，許多大企業商還把維吉尼亞和其他殖民地出產的菸草，與比較廉價的荷蘭菸草（長在內陸省分的施肥砂質土壤裡）混在一起，再把混合成品運往斯堪地那維亞、俄羅斯，以及由荷蘭菸草進口商獨佔（這點令英國人恨之入骨）的其他市場。

三十年戰爭（一六一八至一六四八年）爆發以後，參與作戰的西班牙、英國及荷蘭士兵又將菸草引進講德語的中歐地區，接著再傳入北歐、東歐和南歐。除了士兵以外，水手、商人、外交使節、學生、移民、傭工、難民、旅客也都是推動精神刺激革命的先鋒隊。軍中充滿了出身較低的單身漢，他們日復一日過著無聊、疲憊、恐懼的生活，於是軍隊便成為培養癮君子的天然溫床。經常移防的士兵也將新的藥物及其使用方法帶到他們前往打仗的國家，又將他們從異國學來的藥物知識帶回家鄉。追隨瑞典國王古斯塔夫二世（Gustavus Adolphus）投入三十年戰爭的軍隊，曾把吸菸的習慣帶到斯堪地那維亞內陸（沿海地區早已從英國與荷蘭水手那兒學會吸菸）。參加過墨西哥戰爭（一八四六至一八四八年）的士兵，在美國帶動了抽雪茄的風潮，打過克里米亞戰爭（一八五三至一八五六年）的軍人則在英國掀起了吸菸熱，從土耳其戰場學會抽印度大麻的希臘士兵，在解甲歸鄉之後，亦於一九二〇年代將此風氣傳遍希臘，越戰期間開始吸食海洛英的美國逃兵，則在一九七二年將海洛英帶進阿姆斯特丹。

不論吸菸風氣是由軍隊還是其他媒介促成，菸草於十七世紀征服歐亞兩洲這件事，有兩個值得注意的現象。第一，菸草消費者橫跨所有社會階層，大家不分貴賤、不論正邪，一律都能享受菸草帶來的快感，至於要用牙齒嚼、嘴巴吸，還是鼻子嗅，則因階級、性別、地方習俗而異。第二，政府與教會當局起先都強烈（有時態度十分粗暴）反對國人使用菸草，後來這種限制也一一被克服。英王詹姆斯一世（James I）即曾痛斥菸草是地獄草，不准老百姓使用。比較極權的王朝還會行使殘酷的刑罰，例如俄羅斯的吸菸者會遭到鞭笞與放逐，嗅菸草的人會被割鼻子；中國的處罰方式是將吸菸者的腦袋釘在尖木樁上；阿米德一世（Ahmed I）統治時期的土耳其是把煙斗桿捅進吸菸者的鼻子，穆拉德四世（Murad IV）則下令將他們凌虐至死；在彌撒期間吸菸的神職人員（有位神父曾在聞過菸草之後將聖餐吐了出來），有被革除教籍的危險。

吸菸者除了遭到罰款、鞭刑、截肢、處死與詛咒等威脅之外，每天還會被不沾菸草的人羞辱，不厭其煩地指責菸草讓他們口腔發臭、牙齒發黃、衣服變髒、流出黃黃的鼻涕、吐出濃濃的黃痰，還說吸菸可能引起火災，對四周都是木造房屋的環境造成致命危險。雖然如此，任何事情還是阻擋不了吸菸風潮，由於菸草具有強烈的提神作用，極受大眾歡迎，最後終於戰勝所有法律障礙與排斥情緒。歷史學家齊爾南（V. G. Kieman）說，吸菸是當年人類最能普遍接受的新娛樂。

官方統計資料顯示，十八世紀期間歐洲菸草消耗量（以每人吸多少磅來計算）並沒有成長，不過這數字並不包括歐洲本土地下工廠製造的產品，以及未經申報的美國進口貨（兩者相加可能佔總消耗量的三分之一），因此容易形成誤導。另外，十八世紀鼻菸大爲流行，也可以解釋菸草消費何以呈現停滯現象，因爲每磅菸草所能製造的鼻菸數量要比口吸菸來得多，換句話說，十八世紀歐洲人消耗的尼古丁並沒有減少，而是使用效率（或是違法使用的情況）增加了。

十九世紀期間，吸菸再度風行於歐洲，首開風氣的人則是一群浪漫主義者、狂放藝術家、軍人，以及紈袴子弟。到了一八五〇年代，雖然鼻菸依然盛行於瑞典和冰島，但是煙斗和雪茄的消耗量也迅速成長。二十世紀上半葉，香菸更是擊敗所有競爭者，變成歐洲、美國、土耳其、中國及其他地區共同使用的產品，甚至可以說是一種國際語言或默契。

大家普遍吸菸（尤其是抽香菸）的結果，使得菸草消耗量大增。以歐洲大陸菸草使用量最大的法國爲例，一八一九年每人平均消費的菸草製品不到三百五十公克，鼻菸的市場佔有率則爲百分之五十八，到了一九二五年，法國人平均消耗一千三百五十公克以上的菸草製品，鼻菸只佔百分之七的市場，嚼食用的菸草則佔百分之二。一九〇九年，一位美國醫生在參觀過巴黎近郊小鎮伊西雷慕里諾（Issy les Moulineaux）一座一塵不染的菸草工廠後，有感而發地說，法國人並沒有染上美國人那種酷愛嚼食菸草的壞習慣。

其實他不必爲國人擔憂，因爲再過一個世代，吐菸草汁用的痰盂就變成了古董，美國人也紛紛向香菸投降了。這場勝利得來不易，因爲反菸者大有人在，其中之一即是懷特夫人（Mrs. John Stuart White），她是「鐵達尼號」沈船事件的見證人，曾在參議院的船難調查聽證會中不滿地表示：「我們從船上逃生以前，竟然有兩個船員掏出香菸點上了火。這種時候還抽菸哪！」一群福音派和進步派的改革人士更是積極地聯合起來譴責「那小小的白菸嘴」正在腐化青年、毒害全民，並且不遺餘力地想以立法方式阻止吸菸風氣氾濫。不過，第一次世界大戰期間軍中普遍抽菸、各地迅速都市化、性別角色逐漸改變等現象，再加上高明的廣告詞句（例如「來一枝幸福牌香菸，幸福賽神仙」），都為香菸這一場勝仗鋪好了路。一九三〇年美國官方出版的《菸草業年度調查》（*Tobacco Industry Annual Review*）報導美國該年的菸葉產量創下有史以來的最高點，並將之歸功於香菸廣告大增，以及女性大量吸菸，最後還下了這個結論：「因此，今日之香菸業不僅可以寄望新世代男性加入吸菸者行列，而且已將女性納入其中，同時還在繼續努力吸收那些即使不把吸菸當作禁忌，至少也認為吸菸值得議論的婦女。」

一九五〇年代晚期，美國男性與女性每秒鐘合計購買了一萬五千支香菸，全世界香菸年產量也攀升至三百八十餘萬公噸，菸草更是遍植於世界各大洲的經濟作物（只有南極洲除外，不過前往南極探險的人倒是照樣抽菸）。那時全球菸草總產量有三分之一來自北美洲，五分之二來自亞洲，六分之一來自歐洲，其餘十分之一則來自南美洲與非洲（後來非洲產量也迅速擴充）。美國菸草製品的產量與輸出量都佔世界第一位，全球各

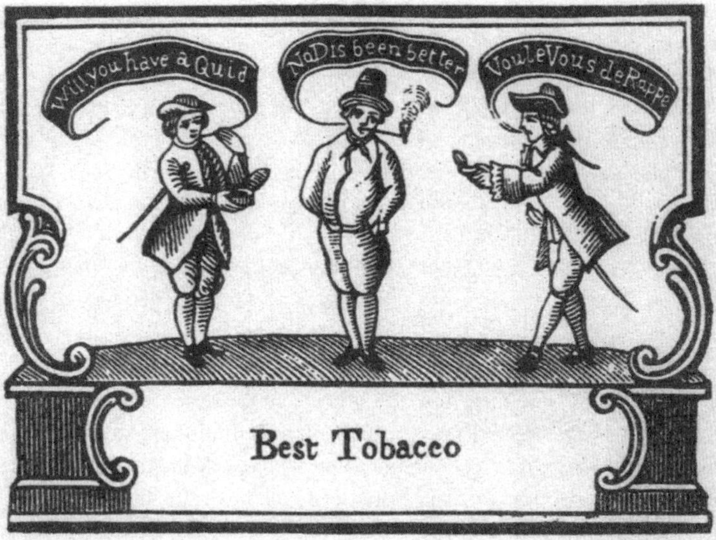
Will you have a Quid
NaDIs been better
VouleVous deRappe
Best Tobacco

十七世紀晚期的通俗菸草招牌。注意圖右說法語者的貴族式裝扮及舉止。雖然路易十四反對吸鼻菸，法國宮廷在一六五〇年代已經流行吸鼻菸，以後又向下傳布到巴黎的資產階級和鄉村地主之中。到了十八世紀，吸鼻菸已經成為凡爾賽宮裡的一種精緻藝術，以法國為榜樣的他國宮廷中也同樣盛行。

大洲也都看得到美製香菸，連南非土著布希曼族（Bushmen）都曉得用手指模仿吞雲吐霧狀向人乞討美國菸。雖然一九六〇與七〇年代美國與其他西方國家的香菸消耗量沒有成長，開發中國家的香菸消費卻持續擴大。到了一九九〇年代中期，估計全世界的吸菸人口已達十一億（佔十五歲以上人口的三分之一），每年抽掉的香菸則爲五兆五千億支，這數字代表全世界每個人——不分男女老幼、吸菸者與非吸菸者——每星期要消耗一整包香菸。

含咖啡因飲料與食品

雖然香菸普受世人歡迎，但其主要刺激成分——尼古丁——卻不是全球使用最廣泛的藥物，而是屈居第三位，排名第二者爲酒精，榜首則是咖啡因。全世界的咖啡因消耗量大約是每人每天七十毫克，有些國家（如瑞典、英國）每天的平均消費量還超過四百毫克，相當於四杯咖啡。據人類學家安德森（Eugene Anderson）指出，世界上通行最廣的名詞（幾乎每種語言都用得到）即是四種含咖啡因植物的名稱：咖啡、茶、可可、可樂。

咖啡是含咖啡因植物當中最具經濟價值者，在二十世紀晚期一直是世界流通最廣的貿易商品，貿易量僅次於石油，用途雖與石油不同，但也一樣成爲工業文明裡不可或缺的一種能量來源。然而，咖啡的發祥地卻是在偏遠的衣索匹亞高地，當地人習慣以嚼咖啡豆而不是沖泡方式來提神。衣索匹亞以外最早出現咖啡飲料的地方是阿拉伯半島南部的葉門，時間大約在十五世紀，也就是一四七〇年以前。到了十五世紀末葉，已傳入伊斯蘭教聖地麥加和麥地納，十六世紀初再傳入開羅，十六世紀中葉進入伊斯坦堡，下一站則是與鄂圖曼帝國有戰爭與貿易關係的伊朗。出口商人也將咖啡豆運往南歐，早在一六一五年，就把咖啡豆當作異國藥品賣到威尼斯，直到一六四〇年代才變成比較普遍的商品。除了茶以外，咖啡是唯一在歐洲展開貿易擴張以前，就已遠播至原產地以外的提神飲料。

不過，咖啡能夠成爲世界性飲料及全球化作物，則要歸功於歐洲人。咖啡風行歐洲是十七世紀後半的事，當時社會大衆也是以咖啡館爲消費中心，就和伊斯蘭世界一樣。雖然流動攤販也賣咖啡，但定點販賣比較實際，因爲煮咖啡、溫咖啡的設備和火具過於笨重，不便攜帶。後來咖啡館很快就變成男士們宴飲、閒聊、洽公的重要地點，法國文豪伏爾泰（Voltaire）——一位法國醫生形容他是「最顯赫的咖啡癮君子」——之類的名人也聚集在此討論文學與政治，於是咖啡館又成爲孕育自由觀念與革命思想的場合。法國革命家德穆蘭（Camille Desmoulins）即曾在巴士底監獄發生暴動以前，面對聚集在弗依咖啡館（Cafe Foy）外的群衆發表「拿起武器，準備作戰」的演說。政府和教會當局雖有充分理由對咖啡館產生戒心，有時甚至還勒令咖啡館歇業，但都是因爲擔心咖啡館裡發生的事，而不是擔心咖啡的刺激作用。

許多咖啡館還兼售巧克力和烈酒這些東西，因此也成爲當地的藥物雜貨鋪。以巴黎著名的普羅可佩咖啡館（Cafe Procope）爲例，顧客除了品嚐現煮咖啡之外，還可選擇進口葡萄酒及特殊口味的烈酒，其中有一種叫做羅梭利（*rossoly*）的烈酒，是將碾碎的茴香、芫荽、蒔蘿、葛縷子摻入曬過太陽的白蘭地中飲用，而這些好東西卻是伊斯蘭咖啡館的顧客享受不到的，因爲伊斯蘭咖啡館不供應酒精飲料，買酒賣酒只能在酒館這種名聲不佳、備受社會排斥的地方進行。不過，客人倒是可以像歐洲人一樣盡情吸菸，許多咖啡館裡也總是繚繞著濃密刺鼻的煙霧。這對咖啡館的生意大有幫助，因爲吸菸者代謝咖啡因的速度比不吸菸者快上百分之五十，所以要頻頻續杯才能維持同樣的提神效果。許多藥物不但可以彼此取代，還可以提高其他藥物的需求量，所以藥物貿易不是一種「零和競爭」。

歐洲咖啡消耗量在十八世紀出現暴增現象，大約從九百多公噸增加到將近五萬五千公噸。同一時期歐洲進口的茶葉也從四百五十多公噸成長爲一萬八千多公噸，可可則從九百多公噸成長爲將近六千公噸。如果加上走私、闖關、腐敗、摻假等因素所遺漏的數字，那麼含咖啡因飲料消費量的成長率就明顯超過同時期的人口成長率（百分之五十以上）了。至於咖啡的價格和使用階層，則是呈現下降趨勢，因爲許多廚師和女僕一大清早也喝起了加牛奶的咖啡。

要不是歐洲人有計畫地在殖民地生產，咖啡也不可能成爲大衆化飲料。咖啡開始在歐洲風行之初，荷屬東印度公司就在摩卡港（Mocha）大批採購葉門咖啡，再以一、兩倍的價差轉賣到阿姆斯特丹，這樣的暴利吸引了英國和法國的競爭者，並進一步抬高摩卡咖啡的價格。東印度公司的董事們於是轉移陣地，到西爪哇發展，在一七〇七年試驗性地將咖啡引進當地。到了一七二六年，全世界百分之五十至七十五的咖啡豆貿易都掌握在他們手中，咖啡也逐漸成爲國際性的經濟作物。

同樣的故事一再重演。有些本土生產者試圖長期壟斷作物栽培，但沒有成功，歐洲人及其殖民地後裔則運用他們的政治勢力和控制手段，在殖民地擴充栽培性藥物和烈酒的產量及市場。法國人還把聖多明尼哥（Saint-Dominique，即海地）變成西半球的爪哇，在此大量生產咖啡，一七七四年經由馬賽港轉賣給地中海東部咖啡供應商的咖啡出口量就有二百萬公噸。葡萄牙人也在巴西如法炮製，西班牙人則是在中、南美開創佳績。時至今日，拉丁美洲北部的永久可耕地中，咖啡園就佔了百分之四十四。雖然美洲是世界最主要的咖啡生產地，但是非洲拉撒哈拉沙漠以外的地區、南亞、東南亞，以及可納咖啡（Kona coffee）的原產地夏威夷也都加入衣索匹亞和阿拉伯的陣營，變成重要的咖啡豆供應地。

這些咖啡豆絕大部分都運銷美國，美國每人消耗的咖啡量也長期高居世界排行榜的前幾名。咖啡可以說是伴隨美國人一起成長的，當年到西部拓荒的牛仔們（還有印第安人）都愛喝又濃又燙的原味咖啡，還說咖啡不需要加太多水。另外一種拓荒者，也就是阿波羅十一號上的太空人，在降落月球三小時後，隨即喝起了咖啡，這也是有史以來人類在其他星球飲用咖啡的先例。

咖啡之所以長期受到美國人的青睞，傳統解釋如下：茶葉是一七七〇年代英國苛稅與暴政的象徵，也是殖民地一心抵制和破壞的目標，於是咖啡就搖身變成了愛國飲料。不過，政治抗爭壽命畢竟不長，未將成本因素考量在內的解釋也不夠周全。從長時間來看，更重要的原因還是在於美國佔了地利之便，附近就有加勒比海與拉丁美洲的咖啡園，何況咖啡關稅又很低（十九世紀每磅咖啡只抽取幾分錢稅金，有時候根本不必課稅），因此每毫克咖啡因成本也低於其他含咖啡因飲料。巴西自一八二〇年代大量輸出奴隸種植的咖啡以後，這種情況尤其明顯。一八三〇年美國人一年平均消耗一公斤以上的咖啡，到了一八五九年，又提高到三公斤半以上。價格下跌同樣改變了荷蘭人的習慣，他們也是嗜飲咖啡的民族。一七六〇年以後，由於進口關稅下降，再加上荷蘭人平均咖啡消耗量增加了四倍，茶葉的銷售成績也就敗給了咖啡。

二十世紀美國各地咖啡價格多半低廉，超級市場普遍以減價咖啡招徠顧客，簡餐店也常附贈咖啡給客人，即使在一九六九年通貨膨脹期間，科羅拉多州卡農市（Canon）一家販賣飲料的雜貨店，還是照樣供應三分錢一杯的咖啡（該店先前曾將價錢調漲為四分錢，沒想到竟有一半老顧客忘恩負義，拒絕上門），在許多食物救濟站、商場開幕會、義賣展覽會和戶外野餐會中，咖啡更是免費供應的飲料。一九七〇年代，美國人平均只要花半分鐘勞力，即可賺到一杯現煮咖啡，比喝一杯咖啡還省時間。獨立革命時代的美國人「天生厭惡茶葉」這件事固然值得大書特書，但是觀察近代美國飲用咖啡的經驗，可以歸納出一個簡單的結論和教訓：某些精神刺激藥物一旦可以廣泛取得、積極促銷、降低價格，就會深受大眾歡迎，如果這些人養成了依賴的習慣，這些藥物就更是所向披靡了。

茶葉的消費情形與咖啡如出一轍，也是在價格下跌以後逐漸普及化的。茶葉原產於印度與中國接壤的地區，一部成書於西元三五〇年的中國古籍指出，茶是一種藥飲，到了第八世紀晚期，中國人已經普遍具有喝茶的習慣，這點可從課稅制度看出來。雖然沒有人知道日本人是於何時開始學會喝茶的，但有證據顯示，茶葉在西元八一五年出現於日本，茶樹種子則是佛教僧侶從中國帶來之後種在寺廟庭院裡的，後來為了體現禪意而發展出來的「茶道」在日本文化當中受到重視的程度反倒甚於中國了。

一六一〇年時，荷蘭人首度將茶葉輸入歐洲，但是價格居高不下，直到一七一三年英屬東印度公司開始與廣州直接通商，情形才改觀，此後合法與不合法的茶葉貿易也漸次增加。一七八四年間，英國政府不再徵收大部分茶葉關稅，茶稅降低也使得走私者無利可圖，茶葉消費量亦隨之增加，例如十八世紀末英格蘭與威爾斯每人每年消耗將近一公斤茶葉（相當於四杯茶），而且所付價錢只有一七二〇年的四分之一。

英屬東印度公司及其競爭對手持續擴大對中國的貿易，是製茶事業邁向全球發展的第一個階段，第二階段發生於十九世紀中葉歐洲殖民列強紛紛壟斷茶葉栽培之後。當時荷蘭人把茶樹帶到爪哇，種在不堪栽植咖啡的土地。英國人也把茶樹引進印度和錫蘭，由於這兩個地方的咖啡樹遭到某種病蟲的侵害，致使咖啡業損失慘重，只好將枯死的咖啡樹砍下，運回英國製造茶几的桌腳。一八八七年四月，茶葉貿易發展出現了一個轉捩點，當時歐洲最大茶葉消費國——英國——自印度與錫蘭進口的茶葉首度超越了中國茶，這主要是基於成本考量。中國人對出口茶葉課徵的關稅較重，生產效率又比不上印度大茶園，爲了維持高價，他們乾脆減少茶葉供應量，結果無功而返，因爲產茶事業不再由中國人獨佔，而是被印度和錫蘭的生產者取代了。像立頓（Thomas Lipton）這樣積極的零售商，就是直接採購印度及錫蘭茶葉，而且採取薄利多銷的手段，每磅茶葉只賣一先令多一點，連最窮的人都買得起。

第三階段是在十九世紀末與二十世紀初，這時茶葉栽培已從亞洲遠播至非洲東、南、中部。一九五二年，非洲種植茶樹的土地已達三萬九千公頃，茶葉產量則超過二萬一千公噸。同一時期亞洲南部貿易茶的生產量也大爲增加，茶園分佈範圍極廣，東起台灣，西至伊朗和俄羅斯高加索地區。茶樹栽培也傳到了巴西、阿根廷、秘魯，雖然這些茶樹在適合種植咖啡的南美洲土地生長良好，卻始終未能成爲當地的主要經濟作物，這也許是面臨太多競爭產品的緣故，不但打不過咖啡和可可，還輸給了瓜拉納（guarana，編按：是一種藤本植物，種子富含咖啡因，可製成飲料）和馬黛茶（yerba-maté，編按：產於巴西、巴拉圭的一種茶葉），馬黛茶的消費者超過兩千萬人，分佈於巴西南部、烏拉圭、巴拉圭、阿根廷、智利、玻利維亞，以及秘魯部分地區。

日後注定成爲非洲重要作物的可可樹，原產於熱帶美洲，是由當地的印第安人奧爾梅克族（Olmecs）於西元前一五〇〇年後開始種植的。後來西班牙人從馬雅人及亞茲提克人（Aztecs）口裡得知這種植物，當時馬雅人與亞茲提克人已經懂得將磨碎的可可豆和各種香料混在一起製成巧克力，作爲權貴階級享用的飲料，而且常在宴會結束時連同菸草一起奉上，很像後來歐洲貴族常在宴會之後喝甜酒、抽雪茄的情形。

在十七、八世紀的歐洲，巧克力也成爲貴族化的飲料，但都是加了糖熱過以後才喝，不像亞茲提克人那樣，喝的是又冷又苦的巧克力。西班牙、義大利、法國的社會與教會權貴階級尤其喜好巧克力，所以巧克力帶有一種統治階級的頹廢味道。身材肥胖的法國作家薩德（Marquis de Sade）就十分迷戀各種巧克力，連坐牢期間都乞求妻子送來巧克力粉、巧克力酒、巧克力丸，甚至還用可可油栓劑來軟便。「我要……一個撒了糖霜的蛋糕，」他在一七七九年寫道：「但希望是巧克力口味的，裡面的巧克力也要黑得像被燻黑的魔鬼屁股。」

巧克力走向平民化，是十九世紀的事。由於製造技術改良、生產工業化、栽種面積擴大，使得歐洲人普遍買得起巧克力做成的飲料和食品，到了一八九九年，歐洲進口的巧克力已超過四萬五千公噸。一八二八年間，荷蘭化學家侯登（Coenraad Johannes Van Houten）研究出一種可將巧克力所含大部分可可油壓榨出來的技術，並取得專利。榨過油後的硬塊經過磨碎，並用鹼性鹽處理之後，即可用開水沖泡成便宜的可可飲料，而不需要動用鍍金壺，也不需要攪拌濃稠的液體。於是，可可變成了兒童的早餐飲料，巧克力糖也成為中產階級用來表達情意的禮物。

當侯登與其他人戮力改造巧克力產品的製造方法時，葡萄牙人也在一八二二年成功地將可可樹移植到大西洋彼岸，第一站就是位於非洲外海的小島——王子島（Príncipe）。西班牙人則將移植地點集中於菲律賓，後來可可的栽植與消費便在菲律賓風行起來。到了一八七〇年代，可可樹也在非洲登陸，雖然歐洲列強不斷向東方推展可可栽培，開闢的可可園也從錫蘭延伸到薩摩亞群島，但是西非卻取代了拉丁美洲，成爲二十世紀全球最重要的可可生產中心。例如一九九一年非洲供應的可可，就佔世界總供應量的百分之五十五，而墨西哥（是最早種植可可的地方）的供應量只佔千分之十五。

西非也是可樂果的產地，這種作物很晚才進入世界貿易主流，加入方式也很特別。可樂果的咖啡因含量高於咖啡豆，而且含有少許可可鹼，這是一種比較溫和的提神物質，可可之中也有。可樂果的傳統食用方式，是把果子敲碎以後放在嘴裡嚼，有提神、興奮和催情作用。由於可樂果容易乾掉，又需要特殊包裝，所以最遠只能賣到非洲西部大草原的伊斯蘭教徒手上，他們都將可樂果視爲烈酒的替代品。咖啡、茶葉、可可比較不容易變質，因此也比較適合作爲國際貿易的商品，例如咖啡就可以長途運送，而不必擔心品質損壞，只要船上的貨物管理員注意基本事項（譬如不要把咖啡豆跟胡椒放在同一個貨艙）就行了。

可樂果在變成藥品成分及碳酸飲料之前，並非世界貿易商品之中的要角。一八六〇年代，馬利亞尼酒（Vin Mariani，一種含有古柯葉成分的葡萄酒）問世，並暢銷國際，於是帶動業界展開將酒精與提神物質混合製成飲料的實驗，卡拉弗拉酒（Vino-Kolafra）便是這種實驗下的產品，製造方法則是將可樂果摻入馬撒拉葡萄酒。（Marsala，有人說：

「爛醉如泥的黑人隨便喝一口這種酒，半小時內就會清醒過來。」）而在這些新產品之中，最著名的便是可口可樂，它是用「人類在工業化以前就已經知道的兩種強烈提神物質」調製而成，喝過之後留下的苦味，則以香料和柑橘油蓋過。可口可樂最早稱爲「潘氏法國古柯酒」（Pemberton's French Wine Coca），後來發明者潘伯頓（John Pemberton）博士爲了安撫極力主張禁酒的人士，便去掉酒的成分，並重新將可口可樂定位成非酒精飲料。一九〇三年，潘伯頓的繼承者又將可口可樂裡的古柯成分去除（因爲當時古柯已經成爲與黑道扯上關係的爭議性毒品），而以一種不含古柯鹼的萃取液來保持風味，並添加咖啡因結晶粉（萃取自廢棄的茶葉碎屑和其他東西）來維持提神效果。

沒想到此舉竟激怒了魏理（Harvey Wiley）博士，此君一向倡議世人使用天然食品與藥物，他爲「藥物上癮」下了這樣的定義：「服食任何毫無營養價值、會直接刺激身體器官或控制器官的神經，以致需要或被迫重複使用的提神、興奮藥物。」照這標準看來，咖啡因就是會令人上癮的毒品了，而魏理的這項觀點，乃是得自醫學研究與親身體驗——南北戰爭期間，他曾捨棄軍中配給的咖啡，改喝牛奶，結果發現有益健康。後來他在一九一一年控告可口可樂公司，並在訴狀上指出這種賣給兒童喝的飲料裡所含的咖啡因，是標籤上並沒有註明的有害成分。經過一番纏訟之後，可口可樂公司終於將咖啡因含量減半。

此案開審前一年（也就是一九一〇年），美國各地已能買到可口可樂，不過仍屬於本土性產品，直到二次世界大戰以後，才開啓了全球化的商機。當時可口可樂公司老闆伍卓夫（Robert Woodruff）採行了一個政策：不計任何代價將五分錢一瓶的可口可樂供應給世界各地的美國大兵。（他表示：「我們是在放長線釣大魚。」）美國政府也從善如流，免除軍中若銷售可口可樂，就不得享受砂糖配給的限制，美國大兵更在作戰期間將這種飲料介紹給許許多多歐洲人和亞洲人，於是六十四家可口可樂裝瓶工廠（有些工廠雇用德國與日本戰俘擔任裝瓶工作）就這麼踩著他們勝利的腳步，如雨後春筍般建立了起來。

到了一九五五年，可口可樂已經銷往世界八十九個國家——曾經是美國「新政時期」（New Deal）政要，後來轉任可口可樂出口公司（Coca-Cola Export Corporation）董事長的法利（James Farley）形容可口可樂「象徵純正的美國精神，是經過多年誠實製造、認眞改進、行銷全球的高貴產品。」一九九一年，這數字又提高到一百五十五國，同年可口可樂主要競爭對手百事可樂也已行銷一百五十一國。而可口可樂及其競爭者「認眞改進」的項目之一，就是不再以可樂果萃取物作爲原料，因爲他們取得了更便宜的咖啡因及香料。歷史學家拉夫喬伊（Paul Lovejoy）認爲，現在的可樂飲料只能算是和「七喜」汽水差不多的「非可樂」，這話說得十分貼切。

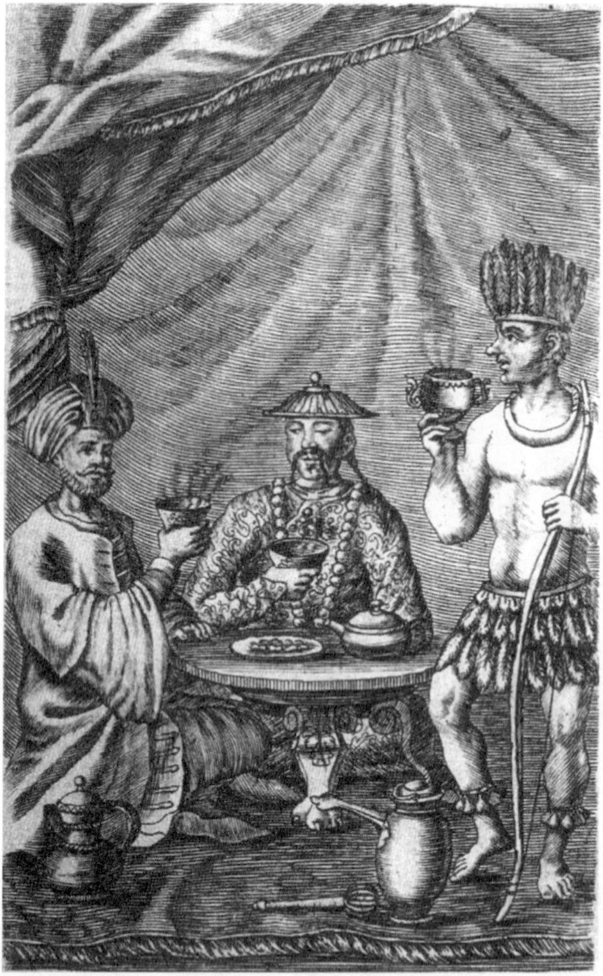

共享咖啡因。《飲用咖啡、中國茶、巧克力的調製法》（*Tractatus Novi de Potu Caphe', de Chinensium Thé, et de Chocolata*, 1685）的卷首插圖，此書收集多篇有關當時風行歐洲的新穎飲品，影響甚廣，也譯成多種文字。圖中前方的巧克力壺旁有一隻攪拌棍，飲者用此棍將濃稠的巧克力攪得起泡後飲用。

非酒精飲料當中最主要的提神成分是咖啡因（不論其來源是可樂果、瓜拉納，還是別種植物），咖啡與茶葉也是如此。當然，這些飲料絕不只是提神藥物而已，人類學家或廣告主管都可以證明，它們也是富有文化象徵與政治意涵的東西，所以當第一批滿載可口可樂的卡車開進波蘭首都華沙的時候，市民才會夾道歡呼。然而，要不是含有咖啡因之類的提神成分，這些飲料也不可能在全世界受到如此熱烈的歡迎。儘管魏理博士對可口可樂的看法稍嫌偏頗，但還是有其道理：沒有咖啡因，可口可樂的熱潮也不存在。咖啡因可以說是將可口可樂送上世界軌道的火箭發射台，這條軌道則是靠著巧妙運用可口可樂的美國偶像地位，以及西方消費型態才得以持續進行的。

糖在精神刺激革命中的角色

除了咖啡因之外，可口可樂還含有許多其他成分。如果不添加糖份，它還能征服世界嗎？這問題其實很重要，有助於了解可樂飲料之所以大發利市的其他原因。糖的生產與消費歷程，和精神刺激藥物發展史之間存有許多關聯，要了解糖業，就必須知道藥物發展的經過，反之亦然。

甘蔗栽培最早起源於新幾內亞或印尼，然後傳入中國（把甘蔗當作春藥嚼食）和印度（用甘蔗提煉蔗糖與糖蜜）。後來阿拉伯的商人、征服者和殖民者將甘蔗帶到地中海東部、北非和伊比利半島，故有「蔗糖隨《可蘭經》而至」之說。十五世紀時，葡萄牙人與西班牙人再將甘蔗栽培引進馬德拉群島（Madeira）、亞速爾群島（Azores）、聖多美（São Tomé）及迦納利群島。一四九三至九四年間前往海外探險的哥倫布，又將甘蔗移植到西印度群島，但成果也和移植釀酒葡萄一樣不甚理想。然而接下來的半世紀，還是有人再接再厲，並且證明了西印度群島仍可生產少量蔗糖。一五五〇年後，在雨量豐沛、土壤肥沃、勞力充足等條件配合之下，蔗糖與糖蜜的生產迅速遍及美洲熱帶地區各個角落。十七世紀期間，世界蔗糖貿易每年約成長百分之五，巴西與加勒比海東部群島也成為蔗糖與糖蜜的重要產地。

此後糖的需求量大增，十八世紀年成長率上升到百分之七，十九世紀因爲有了甜菜製造的糖，成長率又上升至百分之十。歐洲國家當中以英國人最愛吃糖（他們的牙齒恐怕也是最糟的），因此每人消耗的糖從一七〇〇年的兩公斤，增加到一八〇〇年的八公斤，到了一八九〇年代，更高達四十公斤。殖民地產量擴充，也使得糖成爲社會各階層都買得起的產品，就像含咖啡因飲料一樣。十八世紀的英國商人以及十九世紀的歐洲低階層勞工，紛紛養成了把糖加到中國茶或印度茶中飲用的習慣，歷史學家對此現象提出了種種不同的詮釋，有的說是爲了替勞工階級增加熱量或提振精神，有的說是爲了獲得他人的尊敬，也有人說這是一種對神經刺激物質上癮的新形式，於消費者不利，對種甘蔗的奴隸更不好，讓他們累死在被人剝削的島嶼上。

今天，除了譴責糖會造成孩童過動傾向和其他疾病的人以外，一般人都不認爲糖是一種藥物。不過，近代初期歐洲人卻把糖視爲一種強效藥品和異國香料。由於海外產量增加、糖價下跌，歐洲人才漸漸利用糖來增加咖啡、茶、巧克力（都是帶有苦味、以植物熬煮出來的提神飲料）的甜味。有位醫生在一七五〇年說道：「大多數人都覺得，不加糖的茶喝起來就像淡而無味的酒。」據說葡萄牙首都里斯本的居民也在他們喝的巴西咖啡裡添加大把大把的糖，杯子裡的糖多得連湯匙都可以立起來了。當然，喜歡品嚐苦味飲料的習慣是可以培養的，世界上也有千千萬萬人愛喝不加糖的咖啡。不過，誠如人類學家敏茲（Sidney Mintz）所說，這還有賴「文化背景耳濡目染」，換句話說，就是必須經過一番學習才會愛上那苦澀的滋味。

反過來說，喜好甜味則是一種普世共通的天性（從小嬰兒身上即可看出這點），而且幾乎可以說是人類進化的必然結果。母乳是甜的，人類始祖所喜愛的成熟水果也是甜的。在含有酒精或咖啡因的飲料中添加大量糖份，可使這些飲料更迎合歐洲人的口味，也使它們更受歡迎。莎士比亞劇中人物法斯塔夫（Falstaff）說過：「如果喝酒、吃糖都有罪，就請上帝救救這些壞人吧！」早在一三三二年，義大利蒸餾酒廠釀造的甜酒已經賣到了巴黎，並且立刻風行一時。這場甜酒革命提高了糖的需求量，情況一如消費量自十七世紀以降即不斷增加的提神飲料。過去五十年來，積極拓展市場的碳酸飲料製造商紛紛在許多新興國家展開「可樂殖民」，再加上電冰箱普及的推波助瀾，咖啡因與糖的關係也就更加密不可分。

在亞洲，糖（或是蜂蜜）一直是調製大麻的重要成分，鴉片煙的混合物有時也特別添加了糖，世界各地菸草製造商更是利用糖來為菸草製品保鮮、添味與上色，例如十九世紀菸草商製造淡味菸草（嚼食和口吸兩用）的標準配方，是在每四十五公斤的菸草葉裡添加六公斤的甜味材料，其中包括糖、甘草、蘭姆酒，以及甘油，它們都是常見的菸草「調味料」或「包裝料」。

糖蜜（是蔗糖提煉過程中所製造的副產品）也在精神刺激革命中身居要角，從巴西和法屬加勒比海殖民地輸出的大批菸草葉，就是利用糖蜜來保鮮的。在美國人經常嚼食的菸草絲裡，也經常添加了糖蜜。糖蜜還可以當作蘭姆酒的基礎成分，這種烈酒（酒精濃度一百至兩百）最早是在一六四〇年代於西印度群島釀製而成，十八世紀步入全盛時期，成為許多歐洲人、非洲人，以及大西洋沿岸印第安居民偏愛的飲料。另外，糖蜜也是奴隸買賣——早期生產甘蔗所需要的勞力，即是靠這種交易提供的——中的重要商品，所有被賣到外地的非洲奴隸當中，就有百分之六十至七十是在生產蔗糖的歐洲殖民

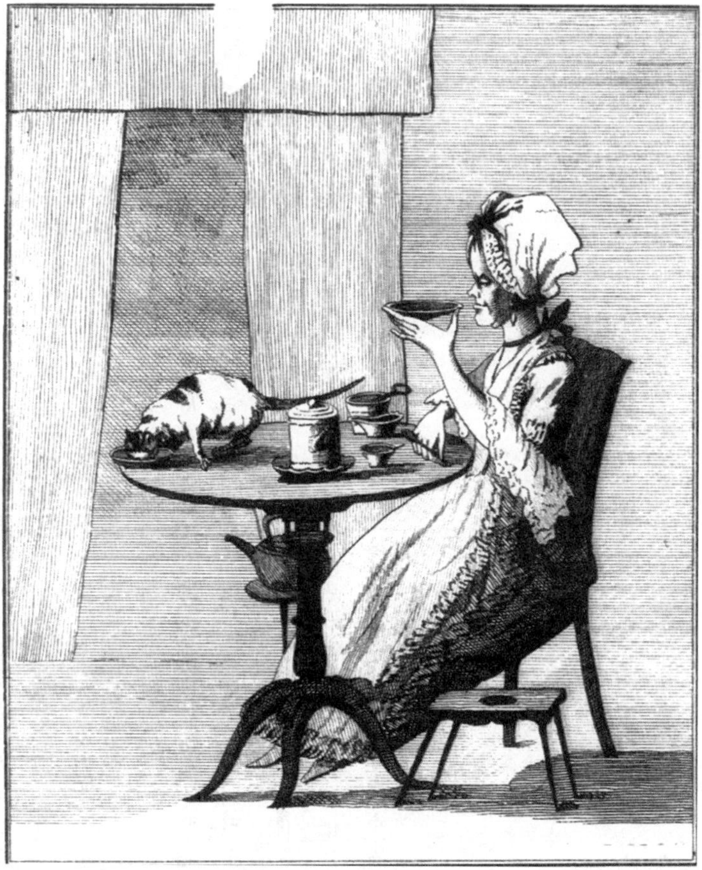

老姑娘。一杯（其實是一碟）茶加奶油與糖以慰寂聊。這幅一七七七年的英國印圖還有附語：「貓仔別舔奶油，你的女主人也想舔。」

地落腳。如果他們的人口也能像種植菸草和棉花的美國黑奴那樣自然增加，這個百分比應該會低一些，可是由於他們遭到疾病肆虐，必須從事永無止境、耗費精神、勞動體力的甘蔗採收工作，又是住在熱氣蒸騰的房子裡，以致於死亡率不斷增加，生育率不停下降，因此奴隸船也就一批批開來。

發生在蔗糖、蘭姆酒，以及奴隸身上的情況，也在所有重要植物性藥物產品身上發生過，只是形式不同而已。精神刺激革命是靠大量的勞力剝削完成的，最殘酷的剝削方式，則是莊園的主人與工頭爲了生產蔗糖、菸草、咖啡和其他作物，逼迫沒有行動自由的工人（包括簽了賣身契的僕人，以及非洲黑奴）操勞至死。但是，歐洲的權貴階級還懂得利用藥物來控制、安撫、欺詐勞工，這又是以僞裝的手段來剝削勞力，都是表面上看不出來的剝削技倆。

三小宗：鴉片、大麻、古柯葉
The Little Three: Opium, Cannabis, and Coca

酒、菸草、咖啡因是精神刺激革命的三大主要產品。三者的產量、銷售、消費的規模都太大，又完全成爲全世界各種文化的一部分，所以比較不易遭到勒禁。鴉片、大麻、古柯葉則是這場革命中的三個次要產品，從以前就不曾像酒、菸、咖啡因那樣普遍被使用，改革者因而能夠將這三樣當作全世界管制禁止之物。然而，三者至今仍是利潤極大的貨品。數以千萬計的人在服食未經加工的鴉片、大麻、古柯葉，或使用提煉過的產品：海洛英、大麻劑、古柯鹼（按聯合國的「國際藥物管制方案」，International Drug Control Programme，一九九〇年代的使用程度，海洛英與其他鴉片產品達到每年八百萬人，古柯鹼一千三百三十萬人，大麻一億四千一百二十萬人，均屬非醫療性質每年至少使用一次者）。對於大多數人而言，「藥物」一詞指的就是這些東西。

鴉片

鴉片罌粟的原始生長地是何處，從歐洲西、南部到中國西部的各種說法都有。按墨林（Mark David Merlin）仔細研究證據後所呈現的結果，最可能的傳播路線是從中歐到地中海東部，時間大約是西元前一六〇〇年前後。可能是新石器時代居住在瑞士陸岬與其毗鄰地區的人在野生的草本植物中發現了鴉片。他們後來認爲鴉片是有價值的東西，因爲罌粟子可食用，可榨油，可供藥用，還有刺激精神的作用。就這一方面而言，鴉片與大麻是相似的，大麻也是對種植者有很高食用滋養價值的植物性藥物。鴉片向東南傳播可能是摻在穀物中意外造成的，也可能是以外地貿易貨品之姿刻意達成的。不論是哪一種方式，鴉片在希臘、克里特島、塞浦路斯，以及地中海東部沿岸各地，都成爲人們熟知的有用之物。

用鴉片治療起來特別有效的是各種文明病：焦慮、煩悶、長期疲勞、慢性疼痛、挫敗、幼兒啼哭。此外，對人口集中的地區到處可見而且往往會致命的下痢類疾病尤其有效。排泄物傳染的疾病對於居無定所的人群不會有多大困擾，對於定居下來卻沒有衛生設施——這些設施是十九世紀以前根本不存在的——的人卻是極大的麻煩。古希臘羅馬的醫生已經懂得調製鴉片藥劑治療腸胃及其他疾病的方法。西元一六一至一八〇年在位的羅馬皇帝馬可奧里留斯（Marcus Aurelius）有服用鴉片的習慣，除了輔助睡眠、紓解軍事戰役的緊張壓力，也幫他遠離他一向鄙夷的俗世之中的情緒煩擾。古羅馬人不堪久病折磨時甚而會呑服鴉片自殺。有些研究者認爲，人們拿給釘在十字架上的耶穌喝的「調和苦膽」的酒其實是調了鴉片的，而耶穌拒絕喝它，就好像堅忍的戰士在上刑場時拒絕蒙上眼睛，也不抽臨刑前的最後一支菸。

鴉片是阿拉伯醫術中的重要藥材，第八世紀時將鴉片傳入伊朗、印度、中國的也是阿拉伯的貿易商。這三個國家後來都成爲生產與消費鴉片的主要地區。一世紀以前，具有久居印度經歷的英國醫生穆爾爵士（Sir William Moore）著手研究鴉片在東方使用普遍的原因。他的分析結論除了有少部分的欠妥之處外，至今大多仍站得住腳。

穆爾提出的第一個原因是其可以就地供給。鴉片罌粟雖然在每個大陸地區都試種過，但如果要達到符合獲利目標的生產標準，必須有充裕的灌溉水、良質的土壤、足夠的肥料，最重要的是具備相關技能的農工不虞匱乏。採收者用特製的工具在未成熟的籽囊上劃開切口以汲取汁液——即鴉片（希臘文的字源（*Opion*），意指罌粟汁）。由於鴉片是靠手工小量採收的，每名工人一天只能採收幾兩之量，所以做工者必須細心，而且工資必須低廉。二十世紀初期的土耳其鴉片採收工，每天工作十四小時的工資是三十至五十分美金。在南亞與東亞的人口稠密地區這樣的勞工多得是。他們生產的鴉片大部分銷往外地，但仍有一些流入本地市場，連當局的禁令也阻止不了。

另有一個原因是宗教的：由於伊斯蘭教禁酒，鴉片乃是比較可接受的替代品，而且鴉片是醫療上必需的。腹瀉（在印度極爲普遍、以致腹瀉拉丁文病名就是「孟加拉病」）的患者需要服鴉片，發瘧疾的人也要服。瘧疾在印度、中國西南、東南亞的濕熱地區常見，在英國的沼澤地區也不少，所以穆爾指出，沼澤區的英國人同樣常用鴉片來治瘧疾。

穆爾認爲受氣候影響的不只是傳染病。天氣炎熱也造成東方人比西方人較易「困倦」，所以更用得著鴉片。此話乍看簡直是帝國主義者的一派胡言。但如果細看，人們因爲氣候導致精神不振而使用鴉片，這個說法既沒有錯誤，也沒有種族歧視可言。在西方與阿拉伯醫術中都有以鴉片爲紓解劑的悠久歷史。阿爾比魯尼（Al-Biruni, 973-1048）曾說：「居住在熱帶或炎熱地區的人，尤其是居住在麥加的人，養成每天服食鴉片的習慣，藉以消除疲憊，紓解酷熱對身體造成的不適，使睡眠安穩，並淨化過度的情緒。他們開始只服最少的劑量，但漸漸增至可能致死的劑量。」

再有一個原因是，鴉片是可以省錢的藥物，吸了鴉片的人食量會變小——喝茶也往往是爲了減少食物的消耗。吸鴉片的花費也比飲酒或其他消遣娛樂來的少。東方世界的勞工沒有西方勞工視爲當然的歌舞廳、公園、圖書館等休閒去處，抽一口鴉片乃是他們負擔得起的少數消遣之一。

在整個亞洲之中，吸鴉片種鴉片的發展在中國是最顯著而深入的。中國人最初吸鴉片是從吸菸草衍生的，吸菸於十七世紀初葉傳入中國。後來，中國人開始用菸絲混合半精煉的鴉片一起吸。到了大約一七六〇年，有了調製鴉片膏的方法，可以不混菸絲只吸鴉片。起初吸純鴉片只是富有人家的消遣，至一八三〇年代已經傳遍宮中的太監、文武百官、商人階層。到一八七〇年代，吸鴉片在轎夫、船夫，以及其他靠勞力生活者之中已是平常的事。再到一九〇〇年代初，連農民也在吸鴉片了。按紐曼（R. K. Newman）前幾年的估計，一九〇六年間有鴉片癮而必須每天吸食的中國人多達一千六百二十萬（佔總人口的千分之三十六，成年人的百分之六），可能有半數的成年人口至少在節慶或生病時吸食過。（紐曼估的人數也包括無藥可救而靠鴉片紓緩痛苦的病人；成年人口則包括已在工作的青少年。他的估計方法有其長處，但他的修正派論點——吸鴉片其實不是那麼嚴重的問題——卻值得質疑。他按供應面所作的估計未納入違法的交易，所以人數的確不多。但是與當時的西方社會相比，千分之三十六仍是非常高的比率，比鴉片菸癮高居工業化國家之冠的美國高得多）

吸食鴉片變得如此普遍，供應量因而必須大大提高。鴉片的故事因此而與茶的故事交會。英國人未在印度和錫蘭開闢自己的茶葉農場之前，茶葉得從中國進口——日本當時對西方是鎖國的。此外，英國人也進口中國的絲織品、瓷器，以及各式各樣的中國物品，產生了嚴重的國際收支不平衡的問題。英國人於一七五七年統治了印度之後，有了解決問題的法子。他們雖然不是第一個從印度出口鴉片的殖民帝國，卻發展出成功周全的鴉片銷售及製造的壟斷系統。這套系統的生財效率奇佳，後來佔有英屬印度總收入的七分之一。鴉片產量大宗輸往中國，抵消了購茶的花費後還綽綽有餘。

載運——其實是走私——鴉片到中國的民營貿易行也興旺起來。怡和洋行（Jardine Matheson & Co.,）的老闆之一麥席森（James Matheson）靠著賣鴉片賺的錢成爲英國境內第二大地主，他於一八四四年買下了蘇格蘭西北海岸的離島「路易斯島」，並且花費五十萬英鎊以上的代價修了有鋸齒狀圍牆的仿都鐸王朝時代的荒唐建築，名爲「路斯堡」。因爲島上的土質不符合他的園藝需求，他又從蘇格蘭運來上千噸的泥土，專供栽種花草樹木。

鴉片生意是由英國商人把持的，但美國人在一八一二年的戰爭之後的三十年中也參加了一腳。設在波士頓的柏金斯公司（Perkins & Company）曾經買下土耳其鴉片產量的一半或更多之數，專供運賣到中國。狄蘭諾二世（Warren Delano II），狄氏家族企業的開創人，也是羅斯福總統的外祖父——主持的另一家美國大商行羅素公司（Russell & Company）也從鴉片買賣賺到了大錢。狄蘭諾從廣東寫的家書中說：「我無意從道德與慈善的觀點為鴉片貿易之訴訟辯護，但身為商人的我要強調這是公平、正當、合法的生意；如果往壞處說，這項貿易可能比葡萄酒、白蘭地等烈酒進口到美、英等國更易遭到更多、更強烈的反對。」

在中國人眼中——以及許多歷史學者的眼中——麥席森和狄蘭諾這些人都是惡棍。狄蘭諾的一番說詞遺漏了一件不便表明的事實：賣鴉片到中國在當時是公然違法的行為（賣葡萄酒和烈酒到美國並不違法）。自一七二九年中國朝廷就已明令禁止鴉片貿易。在正直的清廷官員終於採取查禁鴉片的行動之後，英國人就訴諸武力，在第一次鴉片戰爭（一八三九至一八四二年）中打敗了中國。英國的軍艦大砲炸毀了中國的砲台；英國水兵把中國人的死屍集攏來投進大墳坑，立了一個手寫的譏諷碑銘：「共赴黃泉。」兩國第二次交戰（一八五六至一八五八年）的結果是，印度鴉片進口徹底合法化。在一八三九年已經達到二千七百公噸的鴉片貿易量，在一八七九年衝到六千八百公噸。

這時候中國境內也有每年一萬四千五百公噸鴉片的產量，以補足愈來愈大的需求量。主要產地包括貴州、雲南、四川，其中又以四川產量最多。鴉片是利潤高且方便運輸的冬季作物，農民種植鴉片的收入是種小麥的二至四倍，所以在四川成為交易媒介、稅收來源，也是一般人偏好使用的藥品。「中國沒有一個地方的人像四川人這麼富，也沒有一個地方比這兒的人抽的鴉片多。」清朝政府在一九〇六年（光緒三十二年）試圖逐步消滅境內種植的鴉片，華東地區擁護此一政策，靠鴉片致富的西南地區卻反對。四川官員以加重稅賦來執行這個政策，導致農地價值暴跌。暴民搗毀了四處稅務所，官員便派兵鎮壓。一九一一年國民革命成功，四川百姓歡欣無比，以爲民國建立後會核准種植鴉片。

中國帝制結束的這一齣歷史上的政治大戲，是在人口持續成長的背景中演出的。西方人於十七世紀引入東亞的不只是菸草，還有甘薯、花生等多種食用作物，促成了人口的穩定成長。結果與歐洲的情形一樣，人口壓力導致移民。一八四八至一八八八年間，有兩百萬中國人——大多爲年輕的男性——外移到馬來半島、中南半島、蘇門答臘、爪哇、菲律賓群島、夏威夷、美國加州、澳洲。之後發展成全球性的移民，紐約、倫敦、鹿特丹、阿姆斯特丹等各大貿易貨物集散地都出現了華人區。

吸鴉片也在這些地方成爲固有現象。從中國來的「苦力」——不論已婚未婚——大多是光棍一條，平日生活寂寞、受壓迫、欠著債務，又遠離家族的影響約束，所以放鬆的方式離不開單身漢慣做的勾當——賭博、嫖妓、抽鴉片。操控這些勾當的稅官和組織都大發其財。研究泰國華人社會的史金納（William Skinner）指出，泰國靠華人的勤儉美德而能擴張工商業的規模，但泰國政府也靠華人的惡習擴大了國庫的收入。這種情形在有華人移民的社會都是事實。

有人難免會想到，鴉片抽食傳遍全世界算是爲中國人當初受印度鴉片貿易之害而報了一箭之仇，其實各國所受的影響輕重不一。傳聞中倫敦東區林立的鴉片菸館，乃是受了狄更斯（Charles Dickens）、柯南道爾（Arthur Conan Doyle）、王爾德（Oscar Wilde）、羅麥（Sax Rohmer）等名家以及許多非名家的小說創作的影響，實際情況遠不及他們的想像那麼嚴重。倒是在美國一八七〇與八〇年代曾有普遍吸鴉片的現象，當時這是白人底層社會一件重要的習慣，也種下了罪犯毒品次文化的根由。

抽鴉片的行爲與鴉片癮也在上流社會與中產階級中迅速蔓延。一八七〇至一八九〇年間，美國進口藥用鴉片製劑的平均每人用量加倍了。一位新聞報導者說：「如果可能今天就禁止鴉片製劑買賣，一週之內，每個城市鄉鎮的每個角落都會出現發瘋的狂人和死在路旁的人。」鴉片製劑使用量增加的原因是南北戰爭（這是次要的因素，一般常將其影響誇大了）、有專利權的製藥業，以及最重要的一個原因——皮下注射的嗎啡之風行。

神聖的嗎啡

鴉片中影響精神狀態的物質主要是生物鹼，也就是嗎啡。德國的藥學研究者塞爾杜納（Friedrich Sertürner）在一八〇三至一八〇五年間研究將這種物質分離出來，並於一八〇五年將研究結果以一篇簡短的筆記發表。直到他於一八一七年在《自然科學年鑑》（*Annalen der Physik*）上發表一篇較長的報告之後，這項發現的重要性才受到廣泛注意。創建了製藥王國的默克（Heinrich Emanuel Merck）於一八二七年進行製造，才開始商業規模的生產。至於塞爾杜納本人，此時已將注意力轉到其他研究計劃上，題目之一是改良軍火。塞爾杜納是個才能多樣卻古怪的人物，可能對自己的研究成果上了癮。他於一八四一年逝世之後漸漸被人遺忘，卻在第一次世界大戰期間重揚名聲。他在生物鹼化學研究方面的貢獻，嗎啡對於傷殘醫療之不可或缺，同樣受到一致肯定。

嗎啡雖有上癮的危險，卻也有其他良好的醫療用途。鴉片的生物鹼成份本來就因爲土壤與氣候條件之不同而各異，再加上人心的貪婪作祟，故意往鴉片成品中摻入雜質，使醫藥用鴉片的成份更難掌握。十九世紀的醫生都知道，鴉片是所有藥物中最常被摻入雜質的，所以往往開給病患很重的劑量，以免用了藥卻不見效。有了嗎啡以後，這些疑慮一掃而空，醫生們再也不用可厭的鴉片了。嗎啡質純，所以不難預測服用的效果。嗎啡可溶於水，所以能用注射的方式施給；皮下藥物治療的發展主要目的即在施用嗎啡。注射的方式不會有口服引起的腸胃不適，效用也產生得更快，而且效用更強更令人愉快。因此，嗎啡注射也更容易上癮。

嗎啡的使用量隨著皮下注射醫療的傳布而上升。一八五五年，伍德（Alexander Wood）首創皮下注射法，這一年巴黎各醫院的病人接受藥劑科開給的嗎啡量總共只有二百七十二公克。到了一八七五年，醫生們都習慣用皮下注射的治療方式，使用總量超過了一萬公克。嗎啡的一大優點——也是其危險之所在——是可以減輕醫生無法治療的病因引起的症狀。

一八八六年間，法國科幻小說家符爾納（Jules Verne）遭一名精神錯亂的侄兒開槍打傷，中彈處在小腿。由於符爾納有糖尿病，醫師們判定不宜動手術，唯一的法子是慢慢照顧到復原。治療期間，醫生用嗎啡緩解痛苦。滿懷感激的符爾納寫了一首十四行詩——這不是他擅長的文體——讚美這爲他鎭痛且解悶的藥物，詩中說：「啊，用你的細針扎我一百遍／我也要讚美你一百遍，神聖的嗎啡。」

嗎啡並不是完全用在病患身上。十九世紀末與二十世紀初的歐洲研究報告一再顯示，「嗎啡癮者」之中的醫生與藥劑師不在少數，這又證實穆爾提出的第一個原因——

鄰近供應來源——說得沒錯。其實沒有哪個職業群或社會階級是完全與嗎啡隔絕的。妓女們打嗎啡，政要們也打，在法國政壇叱咤一時的布朗傑（Georges Boulanger，一八九一年自殺）就有一次在總統官邸底樓注射時被人發現。

俾士麥（Otto von Bismarck, 1815-98）的案例特別值得一提，也足以說明藥物如何影響而終至主宰個人的生活。體重一百廿二公斤的德國首相俾士麥的菸癮酒癮都大，而且非常貪吃。他也因此付出代價，飽受痛風、消化不良、失眠、偏頭痛，以及疑心病與妄想症併發的各種病症的折磨。一八八三年，做事實在的巴伐利亞醫生史文寧格（Ernst Schweninger）擔起醫療重任，立刻嚴格規定他的飲食，限制他攝取藥物。俾士麥起初頗能配合，但不久又喝起酪乳搭配上等白蘭地。醫生告訴他，抽菸使他的顏面神經痛惡化了，他才同意減量至每天晚餐後只抽四根菸斗。於是，他買了一枝他能找到的最大的菸斗，斗桿長九十一公分，瓷斗其大無比。而且，如果沒人監視，他還要抽上第五根。俾士麥也服嗎啡，主要是爲了不堪失眠之苦。雖然史文寧格否認首相有嗎啡癮，柏林的政要圈子裡卻不大有人相信。與俾士麥意見不合的侯士坦（Friedrich von Holstein）在一八八八年二月的日記中寫道：「從現在起，首相做或忘了做任何事，都可以從兩方面考量因素：嗎啡或威廉親王。」

俾士麥以及十九世紀晚期數以十萬計的歐洲人和北美人注射的嗎啡，都來自東半球種植的鴉片。在二十世紀以前，西半球的鴉片種植除了零星的實驗與戰時的應急之用，其他規模都小得不值一提。一九一〇與二〇年代制定的法律與協定導致毒品黑市興起以後，情況就改變了。地理位置鄰近美國這個最大最賺錢的市場，可使走私輕而易舉。墨西哥西北部的索諾拉（Sonora）在一九二六年間已有數不清的罌粟花田，生產的鴉片賣給境內的華人，也越過邊界賣入美國。違法的鴉片出口不斷擴大，引來貪污的控告，也使美墨兩國關係緊繃。一九四七年間，美國麻醉毒品管理局（Bureau of Narcotics）局長安斯林傑（Harry Anslinger）估計，墨西哥的罌粟田面積在四千到五千公頃之間，可出產三十二至四十公噸的鴉片，其中至少半數製成了嗎啡或海洛英。墨西哥與美國的官員利用飛機來觀察罌粟田並拍照存證；他們的對手則是利用飛機運貨到美國。

作爲戰爭剩餘物資的飛機，加上戰後商用航空之擴張，對世界各地的毒品買賣都是一大利多。哥倫比亞在一九六〇年代變成大麻菸的空運與海運主要中心，之後又相繼在一九七〇、八〇年代成爲古柯鹼運輸中心，在九〇年代成爲海洛英運輸中心。按一九九五年的估計，哥倫比亞供應全世界百分之七十至八十的精煉古柯鹼，也是鴉片的主要生產國，罌粟田面積約有兩萬公頃。大部分的作物收成在僱請的中國化學師的協助下精製成非常純的海洛英，專門就近供應給美國市場。

墨西哥和哥倫比亞雖然成爲西半球的重要生產國，主要的鴉片產地仍是亞洲。其中以阿富汗和緬甸在一九八〇年代與九〇年代初的生產量擴增最快。阿富汗成爲歐洲海洛英市場的主要供貨源頭，緬甸供應的是新興的中國市場，但仍有部分緬甸海洛英轉運至美國。

這些發展結果都肇因於二十世紀晚期有地下的國際海洛英企業興起，其規模之大、走私能力之強、行銷手段之精，都是空前的。歷史學者麥考伊（Alfred McCoy）指出，許多研究者論及同時期海洛英毒癮大幅蔓延，重點往往放在導致吸毒的原因：失業、人際疏離、青少年濫用藥物的次文化。這些原因雖然都是事實，但如果只強調毒癮者的動機，「就是忽略了一項根本事實：海洛英是暢銷商品，具備和香菸、酒類、阿司匹靈一樣的推銷員及零售者系統。愈來愈多的年輕吸食者可以體驗海洛英之類的藥物，是因爲這東西以標準價格出售，在全世界各大都市都有上百個零售者……若沒有全球的產銷系統，就不可能有那麼多古柯鹼或海洛英毒癮形成。」

印度大麻情結

大麻原產於亞洲中部，最早於六千多年前在中國有大量種植。大麻是有多種用途的高價值作物，除了萃取藥物之外，產品包括食用油、可食用的大麻籽、牲口飼料、大麻纖維。中國人用大麻纖維製做繩索、魚網，以及平民大衆的衣服原料——因爲絲織品只有富貴人家穿得起。

由於大麻的用途廣，韌性強——在各種氣候區從海平面到海拔三千公尺以上的高度都可以栽種，所以必然會成爲廣泛栽種的作物。大麻刺激精神的作用在許多社會中受到重視，其中又以印度爲最。早在西元前二千至一千四百年間的印度古籍《阿達婆吠陀》（*Atharva Veda*）之中就有關於 *bhang*（大麻藥）的記載。古代的大麻藥是用野生或栽種的雄株與雌株大麻的乾燥的葉、籽、莖製成，通常會調上糖、黑胡椒、水或牛奶。這是三種傳統式印度大麻調製方法之中最清淡的一種。*ganja*（甘佳，大麻菸）是用人工栽種的雌株花冠加以乾燥製成，含有豐富的四氫大麻酚（THC），效用是大麻藥的二至三倍。大麻菸可以當菸抽或口服，印度古代什麼時候開始有人吸食則不確知。從雌株大麻汲取的純樹脂加工成品是 *Charas*（大麻脂）。如果譯入英文，棒（bhang）等於較差等級的 marijuana（大麻菸），甘佳（ganja）是等級較高的 marijuana，Charas 古柯鹼等於哈吸希（hashish）。

印度被稱爲世界上最早崇尚使用大麻的文化。昔日的印度教醫學（Ayurvedic）與伊斯蘭教醫學（Tibbi）的診病者會開出口服大麻的藥方來治瘧疾等傳染病或風濕等疼痛症。一般印度教信徒和伊斯蘭教徒的民間療法也使用大麻，並且用它來消除煩躁與疲勞，在收成季節尤其常用。戰士們飲大麻藥來壯膽；苦修僧藉它來安神；新婚夫婦用它增進情趣。大麻也是廉價而普遍的春藥，甚至可在母馬交配前用大麻餵食。

大麻在印度的普遍使用顯然在蒙兀兒（Mogul）統治的時代（一五二六至一八五七年）達到頂峰，印度次大陸上處處有人種植大麻，也到處盛行使用各種不同的大麻配方藥劑。英國人佔領印度以後，認爲大麻是麻醉劑而加以反對使用。到了二十世紀，西化的印度統治階級也加以反對。一般民衆和精英階層的看法大都容忍效用溫和的大麻藥，畢竟這是三教九流各行各業都有人服用的。至於吸食大麻菸與大麻脂，令人聯想到低下階層的不法之徒，所以愈來愈不被接受。

大麻最初在歐洲出現是什麼時候，一般並不確知，但很可能是中亞草原的遊牧民族引進的。希羅多德（Herodotus）在西元前五世紀後半期撰寫的《歷史》（*Histories*）之中有一段描寫塞西亞人（Scythians）在燃燒大麻籽的濃菸中「快活地叫囂，……他們以此取代普通的沐浴，卻從不洗澡。」阿拉伯人從希臘醫學和植物學中認識了大麻，也在跟伊朗與印度交易中更直接地學會用大麻。按民間傳說，藥用大麻於第六世紀中葉傳入伊朗，乃是一位印度朝聖者帶來的。但有些學者認爲，大麻傳入近東的時間應該更早，希伯來文的《舊約聖經》和阿拉姆語（Aramaic）的譯本之中都提到了大麻。

大麻在伊斯蘭文化中是具有爭議性的，部分原因在於蘇菲教派（Sufis）用大麻引發神祕經驗，正統派人士對此不表苟同。斷斷續續的禁止未能掃除大麻的種植，到了十四世紀，大麻菸的生產已經十分穩定，在尼羅河三角洲尤其顯著。這期間，阿拉伯貿易商已經把大麻一路傳播到非洲東海岸，再由此傳入非洲大陸的中部與南部地區。吸食大麻的風氣早在歐洲人未接觸之前就盛行於非洲南部的柯伊柯伊族（Khoikhoi）、桑族（San）等民族之間，發展過程與菸草是相反的。簡言之，哥倫布率領三艘纏滿大麻繩索的大船於一四九二年八月三日早上從西班牙啓航之前，大麻菸已經傳遍歐、亞、非三洲的大部分地區了。

西班牙人於十六世紀開始在殖民地栽種大麻，一直到大麻農業在加州興盛了一段時期的十九世紀早期止。法國人和英國人也在殖民地區種大麻，包括一六〇六年在皇家港（Port Royal），一六一一年在維吉尼亞州、一六三二年在普利茅斯的墾植。殖民列強種大麻爲的是收取大麻纖維，主要是供船艦的繩纜之用，從未重視大麻的藥用價值與影響精神狀態的效能。

列強引入的奴工的看法可就不一樣了。來自安哥拉的奴隸（用蘭姆酒、劣等菸草和其他東西買來的）把大麻帶到巴西東北部的甘蔗園，大約在一五四九年以後成爲固定種植的作物。按傳說，奴隸們把大麻籽放在捆入破爛包袱的布娃娃裡。地主准許奴隸在種植一行行甘蔗之間的空隙栽培 *maconha* （即大麻，巴西語指大麻的用詞，都來自安哥拉語），也准許他們在農忙以外的閒暇時間抽大麻做白日夢。地主們自己卻依然只抽雪茄。

當地的印第安人以及歐洲人與印第安人混血的鄉下人學會拿大麻當藥材和聯絡感情之用，後來城市地區的勞工也學會了。人類學家魯賓（Vera Rubin）稱這種使用模式爲「大麻情結」（ganja complex），用途包括繩索與衣著、食物與香料、提神劑與補品、藥材與消遣解悶之物（這末一項大多是在男性歡聚的場合中）。魯賓指出：「民間對於大麻經常性的多方面使用，大致限於農民、漁民、城鄉的工匠及粗重勞工等低下社會階層。此外只有儀式中的使用有神職人員參與。」

歐、亞、非洲的大麻情結模式也在巴西發生，大麻變成巴西殖民地區窮人的鴉片。北美洲的大麻種植雖然比南美洲普遍，收成也比南美洲好，卻沒有出現這種模式。極有可能是因爲運往英國殖民地的奴隸來自更靠近西非海岸一帶，使用大麻的風氣在這兒並不盛。此外，歐洲來的殖民者本來就有自己的以酒解悶的文化，以及十七世紀興起的抽菸消遣的文化。

十九世紀晚期和二十世紀早期的這段時間，美洲的大麻菸重心從巴西移到了加勒比海地區。轉移過程與吸鴉片的全球化發展類似，關鍵因素都是移民與遠途運輸。自一八三八年起，美洲殖民地的奴隸制度結束（從英屬西印度群島開始），甘蔗園面臨欠缺廉價勞工的問題。殖民農莊主人便從印度輸入契約傭工，其中將近五十萬人到了加勒比海地區。大麻情結也跟著他們一起來，這一點頗令白人社會不滿。一九一三年的牙買加《拾穗者日報》（*Daily Gleaner*）的社論曾說：「我們見過生性安靜害羞的苦力園丁在吸食這種植物之後言行瘋癲。」文中還指出，這東西傳到有非裔族群的島上，成為非裔族群喜歡栽種的作物，這是不好的現象，日後可能發生和中國的鴉片問題差不多的禍害。

事實果然與這個預言相去不遠。到了一九七〇年代，牙買加鄉村男性成年人口有百分之六十抽大麻，其中半數菸癮很大。用大麻泡茶或充當補品與提神劑的民間藥用方式也十分普遍，甚至篤信基督教的人也不認為吃喝大麻劑是壞事或可鄙的。這種態度看來有些矛盾。呑雲吐霧與泡成茶喝一樣是在吸收四氫大麻酚，何來好壞之別？事實上，討論藥物服用的最重要的話題之一就是服用意圖、攝取方式、社會背景所造成的差別，好壞之別的主題也會以多種不同的樣貌出現。

一九二〇年代，大麻情結在加勒比海周邊地區已經根深蒂固。區域性的勞工遷徙仍是主要因素。一九〇〇至一九二四年間，靠著美國來的資金，哥斯大黎加的香蕉農莊和古巴的蔗糖農莊都在快速擴張，數以萬計的牙買加勞工因而陸續湧入。巴拿馬也吸引了一波波的西印度群島移民：五千人投入鐵路修築（一八五〇至一八五五年間），五萬人投入半途而廢的法國運河工程（一八八〇至一八八九年），十五萬人投入美國人後續完成的運河工程（一九〇四至一九一四年）。許多工人在工程完畢之後留了下來。駐守巴拿馬運河的美軍提報的第一樁抽大麻菸的案件是在一九一六年發生；正規的陸軍審訊在一九三二年作成的結論是：巴拿馬農民在種植大麻供他們自用，並將多餘部分賣給美國軍人。負責調查此案的軍官們留下一筆精彩的人種歷史學論述，也是大麻情結的最佳上訴：「此種植物可用於泡茶。有色人種深信此種飲料具有溫和的興奮效用，可令人產生幸福感，亦有預防瘧疾之功能。將乾燥之葉片與花冠製成香菸吸食、似乎並非不平常的舉措。」

歐美大麻情結

一九〇〇年以後的三十年中，有超過一百萬名的墨西哥勞工進入美國西南部，吸大麻菸的習俗也跟著他們進入美國本土。有上萬人向中西部作扇形散布，在鐵路、建築業、工廠找到工作，最遠到達了芝加哥。在此同時，一九一〇年前後由加勒比海與南美洲水手帶到紐奧良的大麻菸也向北向東傳入。到了一九三〇年代中期，路易斯安納州各地都看得到兜售大麻的人，連偏遠的「環境保育民團」（Civilian Conservation Corps，政府雇用失業年輕男性擔任造材、防洪、森林、救火、道路修補等工作之組織）營地都有。

當時正在進行的香菸革命教美國人用肺來吸入藥物，順便帶動了吸大麻菸的流傳，美國境內充裕的大麻供應量是另一股助力。大麻本來是商業作物，爲了收取其纖維和種籽而種植，但棄置的繩工廠周圍和荒廢的大麻田裡往往可見大麻茂盛生長，因此英文也以 weed（原意「野草」）指大麻。田納西州的罪犯只需摘起在路旁發現的大麻的花冠曬乾，就有大麻菸可抽。聖昆丁監獄（San Quentin）的受刑人索性就在獄內的空地上種起自用的大麻。一九三六年間，紐約市警局銷毀了在市界之內種植的一萬八千公斤的大麻。

因爲普遍容易取得，大麻菸的價格低廉，一支（包大麻的香菸）售價在五分至五角美金之間。這是認同此種新興流行次文化的都市年輕黑人負擔得起的價錢。這種次文化的英雄人物是爵士樂手，他們以身作則抽大麻而居推廣之功。其中有一位的推廣方式更是與衆不同。芝加哥出生的猶太裔單簧管吹奏者麥茲羅（Milton "Mezz" Mezzrow）——即第一位白黑人——確信自己是個黑人，成爲大麻菸的提倡者之後，在哈林區的街頭兜售一支支飽滿的、高等級的大麻菸，三支五角錢。他對買菸的人說：「點上一支，抬頭挺胸。」

第二次世界大戰期間，美國陸軍的精神科醫師爲防止軍中的士氣與紀律出問題，仔細審視了服役黑人吸大麻菸的情況。個案調查中保留了一名二十六歲士兵的經驗，此人說的話是輕聲的耳語，敘述時臉上露出夢幻的、狂想的表情。「你會全身發熱，你會全身發冷。你會喜歡看怪里怪氣的東西，會想去可以看見裸者懶洋洋癱著哈草的鬼地方。那是過癮的頂點。你會想要看那種東西。你會喜歡人家親吻你全身。你會巴望這種事。去了大家一起哈草的地方，你會想聽發瘋的咚咚打鼓聲，想看裸體發癲的女人。」診斷結果：麻藥上癮。除役理由：按第八款——個性屬於具有不適當及不能適應之習慣者。

勞工階級男性利用大麻逃避現實、及時行樂也不算新鮮事。但當時美國人服食的大麻和傳統印度大麻的服用形態並不一樣，這是比較限於滿足快感需求的，並不當作藥用茶或民俗藥劑，只圖吸它能夠樂一下。美國人的使用模式有別於比較古老的且用途較多樣的大麻情結，魯賓稱之爲Marijuana complex（大麻菸情結）。

美國的大麻情結在一九六〇年代開始躋身主流社會裡。自從一八四〇年代巴黎的「大麻會館」（*Club des Hachichins*）進入全盛期，受過高等教育的人士就開始抽大麻，爲的是尋找新鮮刺激以及詩人波特萊爾（Charles Baudelaire, 1821-67）所說的「強化的個人特質」。但帶頭做的人非常少，跟進的人也寥寥無幾。到了一九六〇年代，數以百萬計的穿著喇叭褲的學生點起大麻菸來抽，情況可就不同了。心理學家麥格勞特林（William McGlothlin）將這個現象作了簡單扼要的概括：「透過嬉痞運動的仲介，大麻菸從一個低下階層的藥物脫胎而成爲中等階級與上流社會的藥物。」嬉痞是從一九五〇年代組成人數不多卻引領知識界風騷的「頹廢運動」（Beat movement，beat 又可以作「蒙福的」、「律動」、「怪癖者」等多種不同的解釋）產生。媒體對於嬉痞有利的（即便不是故意偏袒，也是不符事實的）報導，加上種族隔離制度、都市物質主義、越戰之令人反感，都引起年輕人一窩蜂地傚尤。大麻菸正好可以成爲叛逆行爲的多重價值的象徵，在高中及大學學生之中因而蔚爲風潮。根據密西根大學的研究報告，從大一到大四的吸大麻人數是逐年上升的，但研究生的吸食者遞減。因爲研究生比較偏好鎮定劑。

後起的這個大麻情結在美國特別受矚目。據估計，到一九七九年爲止，約有五千五百萬美國人吸食過某種形態的大麻，其中三分之二是十八至二十歲的年輕人。類似的現象很快就蔓延到全世界。澳洲、加拿大、哥倫比亞、香港、印度、菲律賓、蘇格蘭、委內瑞拉、西德等國家地區都有研究報告指出，一九六〇與七〇年代的大麻吸食者大幅增加。典型的吸食者是十幾歲到二十出頭的沒有虔誠宗教信仰的男學生。大都市和市區近郊是主要的市場所在。丹麥的大麻吸食者最常出沒的地方是哥本哈根，瑞典吸食者的集中地是斯德哥爾摩，其他國家可以類推。不論在哪個國家，年輕的大麻吸食者進而吸食其他藥物的可能性都遠遠高於不吸大麻的人。其他藥物包括迷幻藥LSD、安非他命、古柯鹼，以及在歐洲濫用特別嚴重的海洛英。

有人認爲，大麻文化結合其他反主流文化的吸毒行爲之所以愈傳愈盛，要歸咎於少數幾個堅決「以惡癖爲企業的人」。首先被點名的兩個人即是詩人金斯堡（Allen Ginsberg,

1926-1997）和李瑞（Timothy Leary）。巴不得有新賣點可供炒作的媒體把他們的不良示範放大，不明就裡的群衆也就糊里糊塗照單全收。這話也許說得不錯。但是，哲學家赫弗（Eric Hoffer, 1902-83）說過，存心帶頭的人不可能造成群衆運動，除非歷史背景的時機已經成熟。就這件事而言，先決條件在於人口。二十世紀早期的經濟蕭條年代中，工業化國家的生育率都銳降，到一九四〇年代末與五〇年代初才再度上升。開發中國家的生育率也在第二次世界大戰過後上升。生育率齊升的結果是，全世界三十億人口之中，有九億六千九百萬人在一九六〇年是屬於五至二十歲的年齡層——幾乎每三人中就有一人是這個年齡層。換言之，在一九六〇年代，這些人都在走過十幾歲到二十出頭的階段。

因此，「易受感染」的人數之多，達到空前的程度。由於年輕人對於藥物引起的不良作用的忍受力比較強，自然就比年紀較長的人更想要尋求新鮮刺激，更容易瞻前不顧後，也更急於模仿同儕。這些心理特性都易於促成藥物濫用。在生活富裕的西方社會以及正在西方化的社會裡，凸顯個人風格、及時行樂、性解放的意識正在抬頭的時代，這些心理因素的影響尤其不可忽視。

傳播媒體從旁搧風點火也是功不可沒的。以一九五五至一九七二年間美國與歐洲發行的電影計算，有七十二部含有與毒品相關的劇情或主題。電視的新聞和娛樂節目也都在告訴觀衆最新的藥物使用方式，而播放的廣告更不斷鼓吹毫無限度滿足個人慾望的觀念。萊許（Christopher Lasch）曾經指出，「史利茲」（Schlitz）當年廣告中那種偏頗言語根本與啤酒無關，推銷的其實是唯我主義：「你只走這一遭人生，能享受的玩意，一樣也別放過。」年輕人愈認爲自己是不吃白不吃的消費者，愈生活在自我滿足與失望循環的世界裡，就愈有可能認爲大麻只是一大堆商業推銷的快感之中的一項選擇。

在一九六〇與七〇年代吸食大麻的中產階級年輕人也有機會到處旅行，這是因爲他們的父母手頭寬裕、出國念書的管道多，而且搭便車的交通方式十分便利。所以他們也成了到處傳播藥物吸食的媒介。出生在大麻菸故鄉印度的拉文德・辛（Ravinder Singh）可以算是大麻情結的一個典型代表。他是軍官之子，進的是貴族學校，在寄宿學校就學會了抽大麻。後來他離家遊蕩，到了尼泊爾，又到了海岸邊的果阿。他的回憶錄——他死後由他父親代爲出版——之中特別令人怵目的是，他不論走到哪裡，總會遇上一些從歐洲、北美洲、澳洲來逍遙遊歷的「毒癮客」（freaks）。這些吸毒者爲了享受便宜的大麻來到東方，對於LSD和海洛英都有不小的癮頭，或起碼都樂於一試。就是在與這些人之中的一個藍眼睛、穿牛仔褲、趿著涼鞋的法裔加拿大女孩共處的時候，拉文德打了第一針海洛英。這藥物也終於在他二十一歲時要了他的命。

大麻傳到密克羅尼西亞群島（Micronesia，位於菲律賓以東）、斐濟、薩摩亞、東加，以及太平洋其他島嶼地區，是拜美國的「和平工作團」（Peace Corps）的志願工作者之賜。按官方政策是嚴格禁止吸大麻的，但是天高皇帝遠，派出去的年輕人的意願勝過一籌。以西太平洋的土魯克（Truk）爲例，志工們分別在幾個島上栽下大麻種子。起初土魯克原住民不知道這種作物該怎麼使用，經過從外地回來的土魯克大學生指點——再加上觀賞美國的影片和錄影帶，他們這才明白過來。旅行和運輸在藥物發展史上是決定性的變數，這與旅行運輸之助長傳染病擴散並無二致。

古柯葉與古柯鹼

古柯葉以及其中刺激精神的主要生物鹼成份——古柯鹼——的全球化延後，正是因爲運輸技術不能配合。考古證據顯示，嚼食古柯葉的習慣可以上溯到西元前三千年。至於人類最初使用古柯，也許比這還早一千年以上。可能是古代安地斯山東部的狩獵採集者在食物不足時嚐試這種植株的嫩葉，從而發現其提神作用與醫療功能。總之，古柯是西半球地區最早被人類栽培的作物之一。原住民將古柯葉與植物灰或石灰之類的土壤無機鹼（便於吸收古柯鹼）混合，是祈神儀式和平常時候均可使用的配方。此外，嚼食古柯葉可以紓緩高山症狀，解飢、提神。一位嚼古柯葉的老人說，喝酒可以教你覺得舒服，古柯葉卻能使你手腳有力氣。

十六世紀的西班牙殖民者曾經爲了容許或禁止的利弊進行辯論。結果主張容許的一方佔了上風，理由相當實際：古柯能使勞工耐得住銀礦裡的辛苦。新西班牙（西班牙人在今美國西南部與加勒比海地區諸殖民地）雖然發展出活絡的古柯葉貿易，越洋商業卻始終未能確立。即便是剛採下來的嫩葉，由於包裝不符長途航海的要求，運到歐洲時已經喪失效能。送到的古柯葉的效用不是太輕就是不確定，既令研究者困惑，也令醫療界質疑。一直要等到一八六〇年，德國哥丁根大學的研究生尼曼（Albert Niemann）才在論文中詳述古柯鹼的分離過程。他作研究使用的三十磅古柯葉是用特別方式包裝運送的，也是運抵歐洲的數量最大的一批處理得當的古柯葉。

尼曼本人雖然在發表論文的次年逝世，他的重要發現卻是一個起跑點。一八六二年，曾經率先生產嗎啡的德國默克製藥公司開始生產少量的古柯鹼，主要是供應研究使用。次年，科西嘉島的一位藥劑師馬里亞尼（Angelo Mariani）獲得在波爾多酒（Bordeaux）之中加古柯葉萃取物的配方專利。這種「馬里亞尼葡萄酒」以強調青春、健康、名流背書的方式促銷，成爲暢銷國際的一種滋補飲料。一八八四年間，出品馬里亞尼酒的這家公司投資的古柯產品項目增加了，包括烈酒、口服錠、馬里亞尼茶（Thé Mariani）。卸任的美國第十八任總統格蘭特（Ulysses S. Grant）靠著喝這種含古柯的茶幫忙，才能夠在癌病纏身的狀況下完成他的回憶錄。馬里亞尼產品之暢銷引來不少模仿者——可口可樂是其中之一，也鼓勵了有關古柯療效的研究。

佛洛伊德（Sigmund Freud）於一八八四年發表的著名研究報告〈談古柯〉（Über Coca）檢討了當時論古柯的各種文獻，發揮了很大的激勵作用。他指出，古柯一向是印第安勞工的附屬用品，他自己和其他人的自我實驗都有不錯的成果。他表示可以樂觀看待古柯對於神經衰弱、消化不良、惡病體質、嗎啡毒癮、酒癮、高山哮喘、陽萎等病症的潛在療效。（據說食用古柯的安地斯山居民的性能力是老當益壯的。）佛洛伊德也暗示，古柯鹼可以用於局部麻醉。令他遺憾的是，沒有機會進一步證實這一點。因爲，同年稍晚，柯勒（Carl Koller）就以證實古柯鹼能使角膜失去知覺而名滿國際。在必須用紅熱的針伸入眼睛摘除白內障的年代，這是喜出望外的突破。不久又有實驗證明古柯鹼有其他麻醉功能，包括阻斷脊髓的神經傳導。

古柯鹼的醫療試驗所帶動的需求起初超越了供應。這種藥物的價錢變得十分昂貴，佛洛伊德也在一八八五年初抱怨：「這將有礙一切更進一步的實驗。」供不應求的情勢引爆了一股古柯淘金熱。美國大藥廠「帕克戴維斯公司」（Parke, Davis & Co.）派遣盧斯比（Henry Rusby）到玻利維亞的叢林去找古柯葉，並且調查其他有獲利潛能的植物藥材。盧斯比是個頭腦聰明、精力充沛、性情頑固、會推銷自己的人，而且種族偏見深到極點，稱得上是「生物學帝國主義」界的老羅斯福。他先後七度深入中南美洲探險，在這第一次的任務中搜刮到了九千公斤的古柯葉，結果卻因爲革命爆發耽擱了運輸。這一批貨在等候越過哥倫比亞地峽的時候報銷了。他卻不氣餒，集結了一支以發財爲目的軍人隊伍，設法渡過亞馬遜河，收集了大批植物標本，數目在三萬五千至四萬五千種之間——反正是越收越多，抵達巴西的帕拉河（Pará）時幾乎只剩半條命。

美國業者佔了鄰近的地利，在古柯葉的運輸上不成問題。盧斯比與其他研究者卻認爲，在安地斯山區就地萃取出生古柯鹼更爲划算，這樣尤其便於運送到遠地的市場。默克藥廠和其他德國業者最初也是這樣解決了運輸的問題。一九〇〇至一九〇五年間，秘魯的合法出口達到顛峰的時期，每年運輸的生古柯鹼總量超過二萬二千磅，另外還有兩百萬磅以上的古柯葉。生古柯鹼（純度在百分之八十五到九十五之間）大部分運交歐洲業者加工；而大部分的古柯葉——包好後用松脂封住以防濕——運到了美國。美國業者爲什麼要進口笨重且又易壞的葉子？表面上看來奇怪，其實是跟關稅考量有關。古柯葉進口是免稅的，生古柯鹼則需照價課稅百分之二十五。

可以預期的是，秘魯的好景不長，逃不過全球種植面積擴張的影響。這是每一種被歐洲和北美大量需求的植物性藥物都要走上的一條路。古柯在許多地區——從非洲的奈及利亞到亞洲的琉璜島——種植雖然都能達到商業目標，但只有爪哇的古柯在二十世紀初成爲安地斯山古柯產品的最大競爭對手。殖民母國的荷蘭人起初不願再把另一種植物性藥物引入東印度群島，恐怕當地人民會養成嚼食古柯葉的習慣，所以只在一八八〇年代開始小規模的商業性栽種。結果栽種成功的品種古柯鹼含量特別高，達到秘魯古柯葉的兩倍。問題是，必須用特殊的加工方法才能完成有效率的萃取，而這加工法是一家德國公司的專利，所以這家公司也是荷蘭人出售的古柯葉的唯一客戶。然而，荷蘭古柯鹼製造廠（*Nederlansche Cocainefabriek*，簡稱 NCF）於一九〇〇年（在阿姆斯特丹）成立，因爲沒有契約的限制，所以不必尊重那家德國公司的專利，於是爪哇古柯葉的需求量增加了。一九〇三年，專利期限終止，又有幾家德國業者成爲爪哇古柯葉的客戶。一九〇四年的爪哇古柯出口量是二十六公噸，一九一二年達到八百公噸，八年中增加了三十倍。

到了一九一〇年代，世界古柯鹼市場熱鬧到快要爆炸的程度。NCF 號稱全世界最大的古柯鹼製造廠。NCF 和其他競爭對手都在購買東印度的高成份古柯葉，出口者必須仔細包裝這些葉子以保品質不變。（本來荷蘭人也打算在爪哇就地完成萃取過程，卻因爲第一次世界大戰爆發而作罷。）全世界的古柯葉供應量大增與製造業的擴張，把原來稀罕昂貴的古柯鹼變成普通而便宜的東西。一八八五年的售價是每盎司（均廿八公克）二百八十美元，一九一四年跌到每盎司三美元。

廉價古柯鹼助長了一股藥物流行的擴散，這是從一八九〇年代起到一九二〇年代中期爲止的流行，分別在不同的時期在不同的國家形成巔峰。開始的地點是美國和印度。美國最初發生的古柯鹼中毒與古柯鹼上癮案件都與醫界相關，大多涉及病患，但醫生使用過量或太頻繁的例子也不少。到了一八九〇年代，吸食與注射古柯鹼的習慣也傳到了酗酒與吸鴉片已經普遍存在的社會底層。在印度，許多服食古柯鹼的人是已經染上鴉片癮、大麻癮或酒癮的。古柯鹼其實只是他們的癖好之一。但印度服食者通常是採吞吃古柯粉的方式，或是摻入檳榔葉與石灰一起嚼食。

一九〇五年以後的二十年中，加拿大和歐洲不斷有關於古柯鹼濫用顯著增加的報告發表，隨後照例都有勸阻的宣導和管制的措施。這個問題其實是下層社會與夜生活的併發現象：加拿大蒙特婁的扒手、巴黎蒙馬特區的妓女、倫敦西區的女演員，「甚至」柏林的大學生，都難免爲此物瘋狂。（「他們交出自己所有的一切，甚至必要蔽體的衣物，只爲了要滿足他們瘋狂的渴望。」）從出口數據、警方檔案、治療統計可以明顯看出，第一次世界大戰結束（一九一八年）以後的情況比戰時更糟，因爲戰爭中斷了東印度地區古柯的外流。

一九二〇年代末期，這股歪風的流行平息下來，全世界的古柯出口開始持續衰退。日本此時變成古柯鹼的出口國，很快就有一部份供應到印度和中國，但數量不明。對於日本的鴉片製品貿易而言，這純屬副業。在第二次世界大戰時的歐洲，古柯鹼並不明顯可見（除了丹麥反抗軍憑奇想，以古柯鹼摻入乾的兔血來擾亂納粹秘密警察用來追蹤逃亡猶太人的軍犬。）在美國也少有所聞。麻醉毒品管理局的一位監督員說：「我們極少聽到有人服食古柯鹼的事。」這位監督員的責任區是紐約市，堪稱是美國境內最大的違禁藥物市場所在。墨西哥的報紙上難得一見古柯鹼非法買賣的消息，因此被逮捕的案例在一九七〇年代以前都不多。

歷史學家穆斯托（David Musto）是率先研究第一波古柯鹼流行熱的人。他認爲，二十世紀中期的這種衰減，說明這有一種世代學習的模式。新藥物問世會引發熱潮，使用量會上升。然後，比率可觀的少數使用者開始發生問題——使用過量、上癮、疑懼。本來有意一試的人就此打住，使用量便下降。痛苦的經驗似乎可以使一個世代免疫。糟糕的是，這個世代一旦成爲過去，免疫力也隨之消逝。古柯鹼在一九七〇年代再度流行，嬰兒潮的這一代對於古柯鹼的危害卻沒有活生生的記憶了。他們嚐了大麻這個禁果之後並沒有惹禍上身，所以公然質疑有關古柯鹼與其他藥物的警告。

他們從大麻走到古柯是很輕易的一步。當時東半球的古柯供應已經停止，西半球的供應卻在擴大。國際間對古柯鹼生產有限制、需求量遞減，加上日本參加競爭，使一九二五年以後的荷蘭東印度公司的古柯葉貿易一敗塗地；後來，日本在第二次世界大戰戰敗又使日本的貿易倒閉。安地斯山區的古柯葉生產卻在二十世紀最後三十幾年中迅速擴大，一九八二至一九九二年最驚人，古柯葉生產成長了百分之三百左右。這些古柯葉有一部份製成走私的古柯鹼運到了西歐，一小部份賣入東亞，絕大部份留在南北美洲，爲古柯鹼的第二波大流行火上加油。基於走私業的經濟考量，這股流行歪風只限於在西半球流行。用改裝的大貨車、船隻、飛機作大量的、短程的貨運，比利用帶貨的個人藉行李夾層進行越洋的運輸的效率高得多。後來獨霸古柯鹼走私的哥倫比亞，本來是用飛機運大麻，繼而想到同樣重量的古柯鹼利潤更大，萊德（Carlos Lehder）以及其他販子才空運古柯鹼。（之後又將當地製造的海洛英加入營運。）哥倫比亞私梟前後整合，形成取得古柯鹼、將古柯鹼加工、運古柯鹼到美國的周密網絡。非法生產擴大之後，古柯鹼的售價下跌，一九八八年的批發價只有一九八〇年的四分之一。古柯鹼成爲窮人也負擔得起的東西；都市貧窮區裡到處有人抽「快克」（Crack；便宜的強效純古柯鹼）。

在此同時，吸食半精煉的古柯鹼膏也從初步加工的安地斯山區各國傳遍了整個南美洲。買不起精純古柯鹼的人可以用這種膏狀的古柯鹼過癮。在里約熱內盧等城市裡，遊蕩街頭的少年都少不了它。這些孩子使用的藥物琳瑯滿目：強力膠、汽油煙、大麻、烈酒、古柯膏或摻了古柯的香煙，儼然是刺激精神藥物革命的浮世繪。吸食興奮藥物的後勁漸漸消失的時候，他們會吞下鎮定劑煩寧（Valium）、羅依普諾（Rohypnol），以忘卻犯罪賣淫的生活所帶來的痛苦。

他們濫用的藥物雖然多樣，卻仍有許多種是他們連聽也沒聽過的，更遑論濫用了。譬如就難以想像他們（以及南北美洲的任何人）嚼檳榔或阿拉伯茶葉，或是藉咖瓦（Kava）消愁忘憂。這些東西始終未能在西半球風行，正如許多美洲的藥物在東方一直不普遍。造成這種情形的原因是值得探討的歷史之謎。

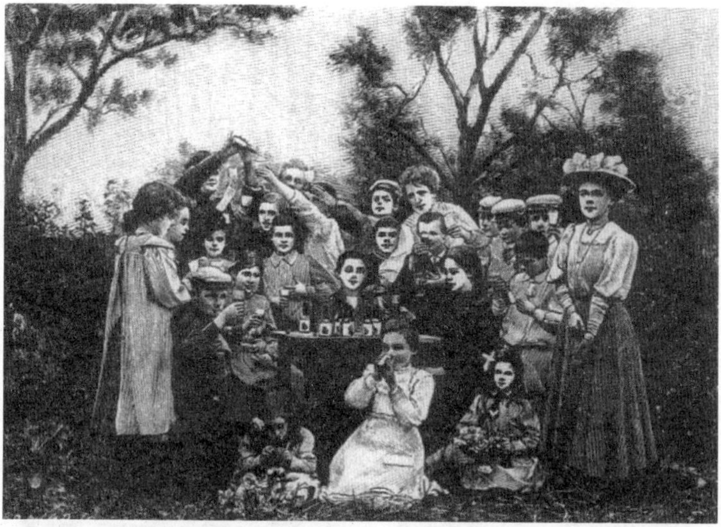

「孩子們，乾杯。」馬里亞尼酒的廣告，圖中人物是巴黎一個工人階級區的學童，他們喝的古柯酒可能是廠商供給的。業者照例會請找來的支持者免費飲酒。按這件廣告的業者在促銷文宣上說，一般醫生均可獲得「優厚的折扣。」

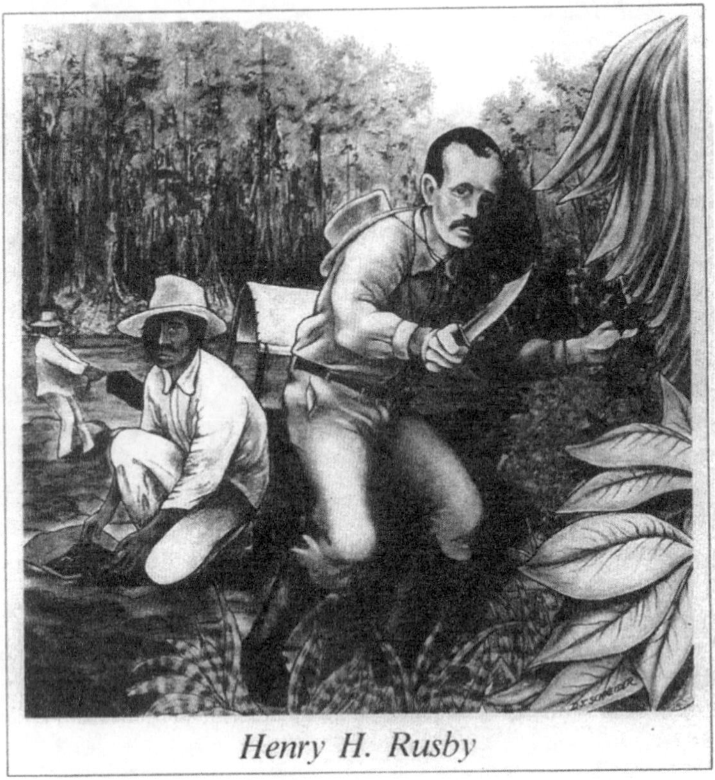

亨利・H・盧斯比。漫畫中的盧斯比是許多著名的白人採藥者之一，曾經辨識了近千種以往未知的植物。最後一次深入亞馬遜地區探險是在一九二一年，當時年紀已是六十六歲。此行目的之一是研究當地人用來調製致幻覺飲品的一種藤本植物（*Banisteriopsis caapi*）。雖然年事已高的盧斯比不耐此行之苦，於七個月後折返，攝影者麥克萊（Gordon MacCreagh）卻拍到了飲用該飲品的儀式，並且在回憶錄《白水黑水》（*White Waters and Black*, 1926）之中把盧斯比不客氣地挖苦了一頓。

解開銷售之謎
The Puzzle of Distribution

前文討論過的影響精神狀態的主要藥物——酒、菸草、咖啡、茶、巧克力、鴉片、嗎啡、大麻、古柯、古柯鹼，都一一變成全球生產的東西。哥倫布之旅以後的幾世紀中，這些藥物買賣遍及全世界，在東西半球或有種植、或有產品製造。古柯葉的情況比較特殊：先是安地斯山區栽種，繼而東西半球均有栽種，然後回到安地斯擴大栽種。古柯葉提煉的古柯鹼倒成爲歐洲與西非黑市的重要藥物，在南北美洲普遍有人服食，古柯鹼是全球性商品，起碼也是一項跨越大西洋的商品。

另外有十多種物質都具有頗強的刺激精神的作用，在某些文化中早有使用的歷史，卻始終未達到全世界皆有栽種的程度，也不曾像茶那樣在十八、九世紀傳遍世界各地。

爲什麼有些藥物會成爲全球化產品，有些卻不會？這是個重要而複雜的問題，全球化發展成功帶來的環境衝擊也同樣值得深究。

歐洲的銷售

「我感到那麼悠閒、那麼放鬆，以至於我覺得自己站不住了，必須倒進沙發裡。」這是神經科學家薩克斯（Oliver Sacks, 1933-）初嚐咖瓦後寫下的感想。這是大洋洲各地常見的一種飲品，用一種胡椒（*Piper methysticum*）的根製成。薩克斯承認他是「醉了，卻是甜美的、暖和的醉意，所以會覺得似乎更接近自己。」他飲後睡了香甜的一覺，醒後頭腦清明、精神爽朗，這不是喝了含咖啡因或酒精的飲料之後的典型反應。只要是在適當的狀況下飲用適量的咖瓦，就可以產生一種極好的、淨化的提神效用。既然如此，咖瓦爲什麼不是世界上最普遍被人飲用的藥物？飲用咖瓦爲什麼始終限於太平洋的島嶼區域？

檳榔是另一個值得注意的例子。將檳榔樹的果實夾熟石灰用檳榔葉包著嚼食，也許始於西元前七千年。如今世界上大約十分之一的人口會吃檳榔。這是一種帶給人快感的興奮劑，效用和菸草差不多。有人問印度裔的英國生物學家霍爾丹（J. B. S. Haldane），嚼檳榔是什麼滋味。爲人風趣的霍爾丹只把兩眼一翻，口裡繼續嚼著。爲什麼嚼檳榔幾乎只限於非洲東部、東亞、東南亞、西太平洋？爲什麼沒有傳播到別的地方？

從歷史的角度看，最根本的理由是：不論是咖瓦、檳榔，或任何其他刺激精神的藥，若要達到全球銷售與東西半球都普遍種植的程度，首先必須能在西歐世界成爲普遍接受的藥品或消遣藥物，或成爲西歐人的貿易商品。在哥倫布發現新大陸以後的四百年中，藥物行銷世界主要是靠葡萄牙、西班牙、荷蘭、英國、法國的商人、殖民者、航海人。因爲這些人有能力有辦法把他們所重視且在使用中的東西傳遍全世界，而且往往傳得相當快，菸草和咖啡就是明顯的例子。他們的船隻、植物培養箱、大農莊、記帳法，都是刺激精神藥物全球革命進展的必要工具。不過，他們爲什麼只喜歡某些藥物植物而不中意別的？

可能是因爲第一次接觸的不適感太強。不論哪一種藥物，都可能使某些服食者產生不舒服的反應。可能只是略有苦味，也可能強烈得難以忍受。初嚼檳榔的人會覺得非常辛辣，初飲咖瓦的人會說味道如同粉筆灰泡在臭汗裡，龍舌蘭球（Mescal button）以及其他可能使人產生幻覺的藥物都會使初嚐者感到反胃。但是，歐洲人普遍接受的藥物也往往令初試者很不喜歡——菸草即是其一。因此，初嚐的反感只是原因之一，不是全盤詳情。

另一個可能的原因是恐怕外表不雅觀。人類是好虛榮的動物，歷史上卻時常低估這個因素。長期飲用咖瓦的人會導致皮膚粗糙或滋生皮屑。嚼古柯葉和檳榔會使腮幫子鼓漲。亞美利哥・維斯甫奇（Amerigo Vespucci）曾於一四九九年寫下他對於嚼古柯葉者的印象，這是歐洲人最早的相關記載。在他眼中，這種人兩頰塞滿奇怪的草藥，反芻般地咀嚼不停，實在是他所見過最醜陋最野蠻的人。嚼檳榔也會把牙齒染黑，使唾液變紅。檳榔中的熟石灰會磨蝕牙齒上的鈣質，只留下牙質樁，而長期發炎與牙齦增生終將使這一截牙質也脫落。歐洲人看了這種人固然會覺得可厭，但是他們自己的老菸槍模樣和酗酒者的大肚皮與紅糟鼻頭也好不到哪裡去。因此，外觀的顧慮也不是歐洲人不接納某些藥物的唯一原因。

後勤運輸條件不利的影響也許更大。古柯葉傳入歐洲的腳步慢，就是受了不便運輸的拖累。由於檳榔必須包著葉片嚼，需要種植與運輸的植物多了一樣，可能也是嚼檳榔遲遲不能傳入歐洲的原因。後勤障礙阻斷傳播的最明顯的例子是咖特。咖特的葉子可以嚼食，也可以泡茶喝。其中所含的一種生物鹼（即 cathinone）與安非他命很類似。歐洲人雖然早在一六〇三年就見過並且記錄了咖特，這種植物的商業性栽培卻一直限於東非與阿拉伯半島境內。咖特幾乎是所有刺激精神的植物之中最不耐久存的，所以經濟價值很容易喪失。直到第二次世界大戰以後，伊索匹亞等生產地區才找到代價頗高的權宜之計：用卡車把連夜採收的咖特葉送到飛機場，再由特早班的貨機運往外地。

經常嚼食咖特也會有後遺症，包括嘔吐殘渣和嚴重的便祕。一九五七年亞丁港禁止輸入咖特，瀉藥的銷售立刻下降了百分之九十。阿拉伯與西方的人士都在說，像羊反芻般嚼咖特是一種「浪費時間的禍害」，對葉門人的危害尤其深，因爲據說他們會把微薄收入的一半花費在咖特上。研究醫藥的人類學家認爲「禍害」之說未必公平，但也勸想要保持大便暢通、牙齒白淨、荷包滿滿的人，以不買這東西爲上策。已經習慣享受咖特的移民和難民當時仍希望能買到，但是進口貨物被扣押，自己種植的人也遭到突襲搜查，所以貨源極少。（只有英國許可空運咖特入境，供給境內的少數索馬利亞居民。）藥物當然可能在警方與海關的層層管制之下照樣行銷全世界，但一般都是海洛英、古柯鹼、大麻菸等濃縮狀態的藥物才值得這麼做。而咖特的體積太大，太不便於走私。

美洲的迷幻藥物（*hallucinogens*）

適當的保存期、運輸上的可行性、價格不太貴，都是藥物之所以能成爲全球性商品的歷史條件。但也不是有了這些條件就夠了。歐洲人如何斷定哪些藥物是否應成爲賺錢的作物與國際性的產品，也曾經受到非物質的考量影響。他們既是基督宗教的信徒，對於藉化學物質轉換意識狀態的做法不免存有疑慮。對於印第安人在儀式中使用的致幻覺藥物尤其不能接受。

美洲原住民普遍有使用致幻覺劑的習俗，也許並非巧合。按一種說法：古時候的亞洲人經由西伯利亞陸橋遷移到美洲之前就已熟悉毒蠅磨菇（fly-agaric，亦稱蛤蟆菌）的用途。他們的巫師薩滿（Shaman；原始信仰的巫者）靠著用它——或許也用其他致幻覺劑——與神靈界相通，在服食後悟得邪祟麻煩的原由，爲身心有病痛的人驅除病根。薩滿原本應該找出各種可以幫他們進入恍惚出神狀態的物質。遷移至美洲落腳的印第安人祖先把弓箭、矛槍、奔犬帶到西半球，也帶來了尋找致幻覺植物的習俗。他們努力的成果十分可觀，一共發現並採用了一百種左右。佩奧特仙人掌、龍舌蘭豆、牽牛花籽、墨西哥眞菌菇（psilocybic mushroom）、黃褥花科卡皮藤（*Banisteriopsis caapi*）只是廣爲人們所知的少數幾例。歐亞大陸的文明社會對於這些植物一無所知，民間通用的致幻覺植物也寥寥無幾，即便歐亞大陸土地比美洲廣闊，居住的歷史也比美洲悠久。

我們會以爲，歐洲人既然誤打誤撞找到了美洲這個精神藥物天堂，理當趁機補足以前荒廢了的知識。按民族植物學研究者福斯特（Peter Furst）的說法，歐洲人之所以沒這麼做，是因爲他們把致幻覺植物視爲魔鬼的工具，認爲這些都是阻礙土著皈依基督教的壞東西。這些植物顯然有超自然的效能，但是印第安人的儀式之中並不見有基督，因此，那些效能只可能是從撒旦而來。這些植物因此應當禁止，不可以出口，更不可以買賣。

菸草顯然不在福斯特此論之列。印第安人也在各種不同的儀式中使用菸草，尤其常用一種耐寒的菸草（*Nicotiana rustica*）。如今這個品種的菸草的尼古丁含量可以高達百分之十六。薩滿們抽、吸、吃、泡飲菸草，吸收的量之多，使他們幻覺恍惚到幾乎因用量過大而致命的地步——有時候也眞的因而喪命。早期批評菸草不可取的英國人都會提及菸草在拜偶信仰之中的重要性，英王詹姆斯一世即是這一派的代表。他還曾不屑地說：何不連印第安人的赤身露體和崇拜魔鬼一併模仿？然而，道德辯駁不會長久居上風。教會人士和他們的盟友百餘年來已經把土著使用的許多致幻覺劑禁止、限制、趕入地下，卻未能把菸草完全消滅。有些教會人士自己也染上菸癮。

菸草成爲例外，部分原因在於它是各地遍栽的植物，而且用途多樣。有些部落除了種菸草之外沒有任何其他農耕活動。殖民者（不論佔了什麼地方爲農莊）、教會、貿易站都不可能完全避開印第安人吸菸的行爲。魁北克的耶穌會修道長勒傑諾（Paul le Jeune）曾在一六三四年寫道：「他們對此種藥草之喜愛簡直到了教人難以置信的地步。他們睡覺也含著蘆葦桿菸斗，有時候半夜起來抽菸；他們行路時經常爲了抽菸而停下來，進了家門的第一件事也是抽菸。」

殖民者看見印第安人把菸草用在儀式中，另外也當作殺蟲的薰劑和治百病的藥方，以及用於巫者以外的，似乎更屬醫療的方面。本來歐洲人從很早以前就從東方輸入藥材，基於文化習性，他們知道珍貴的藥品都來自遙遠的異邦，到美洲來也是要留意有沒有新的、便宜的植物藥材。西班牙來的殖民者更是奉了王命要積極加以尋找。在他們看來，菸草顯然是不錯的藥材，它是「乾燥」作用劑，正符合古時候的四體液（血、黏液、膽汁、憂鬱液）醫學原理，應該有許多療效。

歐洲人也漸漸明白，使用菸草未必會產生幻覺。想引發幻覺的人服食佩奧特仙人掌必定會產生幻覺，吸菸則不一定。歐洲殖民者——他們是信基督的、文明的、理性思考的——對於是否能在恍惚中與神靈界相通沒有多大興趣，卻很重視具有確定而可預測的療效與刺激精神作用的藥物，菸草正合他們的意，作用不那麼強的熱帶品種菸草（*Nicotiana tabacum*）尤其理想。

按這個觀點，近代早期的歐洲人絕不容忍巫者，而且鄙視巫者的致幻覺藥物，只接受作用比較和緩的菸草。這是人類學家和歷史家的傳統見解，也是在外國傳教的基督教教會人士之中仍然顯著存在著的觀感。太平洋的公理會傳教士對咖瓦的印象就不好，倒是天主教人士明顯有較大的包容力，也許是因爲他們在美洲已有長久的傳教經驗。

至少有一位具影響力的學者認爲，當初歐洲人對於強力致幻覺劑的經驗未必一概都反對或完全無知。但他也承認，歐洲人的相關經驗不是宗教性質的。康波雷西（Piero Camporesi）以半意識流的筆法寫成的《夢的麵包》（*Bread of Dreams*）之中，把近代早期的世界描寫爲飢餓與疾病不斷肆虐的地獄般的地方。人人得不到足夠的蛋白質和維他命，此起彼落的是：

> 發燒到神志錯亂、傷口化膿、潰瘍侵蝕著細胞組織，亦步亦趨的壞疽，噁心的淋巴結核，舞蹈症和其他使人胡亂扭動的病症，以及永遠擺脫不盡的寄生蟲和霍亂下痢。他們也受著「下等」麵包的有害作用折磨……那是令人產生幻覺恍惚的狀態，神志不清的人和發瘋的人、精神錯亂的人和癲狂的人，都「昏頭昏腦」而「麻木無知」，長期或一時的酒醉者，因飲了酒或——實在不可思議——吃了麵包而歪歪倒倒，和跛足者、眼盲者、淋巴結核患者、瘻管病患一起，漫無目標地遊蕩，還有患疥癬的、肢殘的、枯瘦的人、甲狀腺腫大、腹痛、水腫的人。

康波雷西的論題是：人們賴以維持生命的麵包已經成了有毒之物。餓壞了的人們把黑麥草（毒麥）和大麻籽等雜質摻入麵粉，吃下腐敗的、有麥角病的硬麵包，因而產生幻覺，大家都糊里糊塗。弔詭的是，不吃麵包也會引起幻覺，因爲飢餓會阻擾酶的製造，而大腦必須靠酶才能夠正常運作。所以，不論吃不到麵包或是吃了摻雜料的麵包，「大批最窮困的人群……活在一個完全不眞實的超越知覺的世界裡。」

以上這種頗不尋常的說法的數字依據不明。我找不到「大批」最下階層人群在陷入幻覺的狀態下胡亂遊晃的證據，倒是偶發的中毒事件可以確信是有的。可能使人產生幻覺、虛弱，甚而致死的麥角病毒可能是無意間中毒的原由之一。不過麥角病後來漸漸變得不常見了。這種病毒在黑麥莊稼上滋生，在特別寒冷的冬季與潮溼的春季之後收成的黑麥中尤其常見。由於歐洲人逐漸用小麥、馬鈴薯、玉米取代易染病的黑麥，一六六〇年以後的天氣模式又是溫暖而乾燥的，發生麥角病的事例就減少了。蒸餾法（可以將染麥角病的穀物去毒）廣爲流傳以後，有助於減少病毒引起的中毒，但也帶來另一種後果較易預測的、意識較不昏亂的乙醇酒精中毒。

康波雷西的論述點明的重要事實是：刺激精神的物質可以幫助農民和勞工在簡直活不下去的日子中苟活下去。歐洲蒸餾製酒的迅速成長，菸草輸入的激增，都在歷史學家所說的「十七世紀全面危機」的時期發生，也許並非湊巧。在一五九〇年出生，於一六六〇年死亡的人（多數歐洲人當然活不到這麼久）經歷的時代所發生的通貨膨漲、失業率、傳染病、惡劣天候、作物欠收、暴亂、屠殺、戰役，只有十四世紀最慘酷的年月可以相提並論。這些人之需要抽菸喝酒是可想而知的。

撇開宗教信仰不談，康波雷西筆下那些表現典型綜合症狀的陷入幻覺的人，對於任何持久的經濟活動而言，幾乎都是無用的。至於只抽菸或喝茶的人，就完全另當別論了。這類藥物能提神解悶，卻不會引發幻覺，對於掌控農工的地主們就來得有利多了。「軟性」的藥物——巧克力、較淡的美洲菸草、東方來的茶葉和咖啡——之所以能打敗谷德曼（Jordan Goodman）所謂的搖搖欲墜的歐洲自種藥物的文化，這也是原因之一：軟性藥物更能配合新興資本主義秩序的需要。不但如此，這些藥物本身就是資本主義下的商品。它們爲商人賺的錢，爲國庫增加的收入，比它們在喝走味啤酒、吃大麻籽麵包的舊秩序下能獲取的可多得多了。

區域性植物藥物的未來

我們探討某些藥物因何故（在何時）能成爲全球性商品，別的藥物卻不能，只能夠籠統地看待。如果要細究，每一件都有無數個原因，包括時間條件、運氣、財力、政治、組織管理、文化傾向、權勢階級的好惡，甚至包括軍事結盟——狂愛巧克力的西班牙哈布斯堡王室與隨即被感染的波旁王室結盟即是一例。

凡是限於區域發展的原因，不論說得多麼詳盡合理，都可以算是言之過早。因爲，即便某種植物至今尚未成爲全球性的作物或商品，並不表示它永遠不會走到那一步。也許檳榔和咖瓦或其他區域性植物藥物將來會像香菸和啤酒一樣通行全世界，由於菸酒有可能危害健康，檳榔和咖瓦等藥物也許會取而代之。目前正在促銷菸酒的公司也有可能銷售它們。一九六九年間，湯普遜公司（J. Walter Thompson Company）組成的新產品專門調查委員會建議「黎格特與麥耶菸草公司」（Liggett and Meyers Tobacco Co.）製造「小口檳榔」，根據的理由是：既然有數以百萬計的人在嚼，其中一定有什麼道理。黎麥公司推出這個案子之後，卻沒有人響應。不過這件事證明，老練且財力充裕的資本主義機制——湯普遜公司當時是全世界最大的廣告公司——時時留意著植物性藥物的發展前景。

此外，近十數年來，原來只限於區域使用的藥物，漸漸在確立的商業勢力範圍之內或附近吸收到愛用者。這都要歸功於都市的市場、賺錢導向的經濟，以及像「咖瓦條」這樣的創新產品。巴布亞新幾內亞的道路興建，使檳榔方便運至首都莫茲比港（Port Moresby）等都市，推動了檳榔的商業化發展。諸如此類的區域內旺盛擴張，加上遠地遷徙作爲橋樑，可能是全球通行的前奏。例如，嚼檳榔在倫敦市的孟加拉社區已經成爲處處可見，美國猶他州的鹽湖城也有玻里尼西亞籍居民在喝咖瓦。猶他州三年前完成第一件服用咖瓦影響駕駛的起訴案。據一位公路巡邏警員說：摩門教傳教士把玻里尼西亞人帶到美國來，他們也帶著自己的文化一起過來。

藥草補充業是觀察區域藥物發展前景的另一個切入點。金絲桃（St. John's Wort）與麻黃屬植物（ephedra）在北美和歐洲的市場上已經成爲普遍可見的藥草。有的業者引據德國的臨床研究結果，將咖瓦和其他「天然」藥方標榜爲鎮定劑「煩寧」的安全而有效的替代品。利用郵購公司、網站，或在健康食品店、生鮮蔬果店、平價藥局，都可以買到咖瓦精。一位行銷的副總裁說：「我們對咖瓦的前景看好。它有條件繼大蒜、銀杏、人參之後成爲最熱門的食品。」另一位促銷者建議用檸檬水服咖瓦，就完全吃不出咖瓦的味道了。把咖瓦調在檸檬萊姆汽水裡再加上糖，還可以用來待客。這是超越純醫藥的使用方式了，令人憶起昔時蔗糖的甜頭調和了苦味的功勞。

環境影響

假使咖瓦或檳榔更進一步商業化，假使這兩種植物在西半球大規模地種植，對於自然環境會造成重大而且幾乎一定是有害的衝擊。全球的藥物作物，包括製成酒精的糖、穀類、水果、塊莖的部分，都對生態系統造成深遠影響。我們習慣從罹患肺癌或酒醉駕車等個人事故的角度來計算藥物所付出的代價，其實最嚴重而長遠的影響也許是在環境方面。刺激精神藥物的革命所造成的森林消失、土壤枯竭與侵蝕、化學廢物的排放、除草劑與農藥的毒害，都已經加速各個地區環境的惡化，也連帶損及生活在這些環境裡的人們的利益。

近來的古柯葉擴大栽種——「席捲熱帶農業的大侵略者」——已經破壞了上百萬畝的森林地，情形與十九世紀巴西大肆栽種咖啡的時候相似。秘魯的栽種者爲了闢出種古柯葉的空地，將森林濫砍後放火燒，使上瓦拉嘉谷（Upper Huallaga）在八、九月裡被濃煙籠罩。這些森林區的土質有很多是「濕沙漠」，土壤底層薄，混入灰燼種植作物後不久就衰竭。種植者於是再闢新的空地。耗盡的土壤沒有森林遮蔽，會被大雨沖蝕。水災愈來愈頻繁；土石流將村莊掩埋；河流淤塞，環境災難接連不斷。東南亞和瓜地馬拉的鴉片田，哥倫比亞和墨西哥的大麻田，都是用砍燒森林的方式耕作，也都發生過同樣的問題。這些地方要重新長出茂密森林，恐怕得等上幾百年。在森林未生長的期間，二氧化碳排放量增多，地球大氣層在增溫。

非法藥物的加工往往就在產地的附近，加工設施是破壞環境的另一個禍首。在安地斯山地區，每將一公頃田的古柯葉製成古柯膏就會製造兩公噸的廢物，包括汽油、煤油、硫酸、氨、碳酸鈉、碳酸鉀，以及浸泡洗刷古柯葉用的石灰。加工者任這些化學廢物滲入地下流入河川，又使水生動植物被毒害。提煉嗎啡也會產生相同的後果。古柯鹼的走私者更是一不做二不休，還兼偷賣雨林中瀕於絕跡的物種，不論死的活的，或當寵物，或賣剝下的獸皮，有的充當催情藥，有的是民間藥材。哥倫比亞卡利（Cali）的走私集團利用整批漁船把非法藥物和珍奇動物經加勒比海地區一起運到美國。

不贊成禁止藥物的人士說，問題不在加工提煉某種生物鹼，而在這種加工被認定爲非法。如果加工合法了，有證照的業者自然會在有適當防範與監督的工廠中進行加工。從今以後再也不會有毒品走私業者在捲著油布的叢林實驗室裡作業，一面把溶液隨便傾倒，一面打量著可以抓來賣錢的巨嘴鳥。這種論點看來有其道理，卻會誤導人。因爲，以往完全合法的藥物種植一樣對環境造成重大傷害。

菸草會將土壤中的鉀鹼、鈣、氮迅速耗竭。維吉尼亞州東部最肥沃的卻薩比克（Chesapeake）田地經過三年耕作就耗竭；此後二十年都不能再種菸草。在每名農工至少負責五十畝的廣大農場上進行輪作，可以支持一段時間，卻薩比克的農場主後來還是把目標指向茂密林地肥沃的、富於腐殖質的黑土地，樹枝於是被他們的僕傭奴隸砍得精光。北美洲東部的原始森林消失許久以後，菸草依舊是許多國家——例如坦尙尼亞——森林濫伐的元兇，因爲燻製菸葉需要大量木材。每燻製一畝田地的菸葉，大約要耗損一畝的森林面積，確實數量因各地菸草庫坊的效率不同而各異。菸草田大量使用化肥和農藥，不但污染水源，還培養出對殺蟲劑有抵抗力的蚊子和蒼蠅，形成熱帶環境中一大麻煩。

耕作科技上的改變也會擾亂生態環境。中南美洲以往一向種植的咖啡灌木都是生長在果樹或其他樹木的蔭庇之下，以防陽光直接照射，遮蔭的果樹又可以收成酪梨等其他經濟作物。這些遮蔭的樹木庇護著多種不同的鳥類，數目僅次於雨林。然而，自一九六〇年代起，業者在哥倫比亞和其他咖啡生產國引入新的品種（即 *Café caturra*），可以不需樹蔭而快速生長，收成量高，但必須使用大量肥料和農藥，並且需要靠除草劑來消滅競爭生長空間的其他草本植物。這種咖啡樹如今栽遍以前栽種糧食的平地與山坡，也栽滿已經砍光果樹與森林的舊咖啡農場。鳥類學家已經發現，「太陽咖啡」的高科技農場裡幾乎不見鳥影，所以在宣導改種符合環境綠化的「樹蔭咖啡」。

因爲種植藥物，必須剷除森林爲農地，必須開路以便運作物到市場。這兩種過程都可能無意中挾帶外地的動植物。農場工人和築路工人每到一地，要帶著種籽土塊、工具、家禽家畜、行李包袱、壓艙物，以及其他方便異物附著或藏匿的東西。英國植物學家瑞德里（Henry Ridley）曾說：「在錫蘭，我得走上好幾哩路才能脫離南美洲野草蔓生的地區。」在美國加州等地，阿根廷螞蟻是侵擾農業與家居生活的害蟲，它們是在一八九一年前後跟著咖啡豆一起經紐奧良進入美國的。

從人類生態學的觀點看，還有一個害處：藥物農作的密集耕作會排擠人口存活所必需的糧食生產。以往的中國特別容易發生這種效應。英美菸草公司（British-American Tobacco

Company）就曾經被指爲強要飢餓的農民種植其招牌的淡色菸草。該公司的官員因而聲明，十分關切農民放棄大豆、穀類以及其他作物而改種菸草的事。就算是在有能力進口糧食的國家及地區，密集種植可獲利的藥物作物，也不免因蟲害或植物病而損失慘重。十九世紀末葉，一種蚜蟲（*Phylloxera vastarix*）幾乎把歐洲的葡萄園摧毀殆盡，後來還是靠著將釀酒葡萄枝嫁接在有抵抗力的美洲植根上，才挽救了釀酒業。

以上這些問題——濫伐森林、污染環境、病蟲害——都是或多或少會發生的。這都是商業性的農耕固有的問題，並不只限於藥物類植物的耕作。然而，刺激精神藥物的革命卻使既有問題更加惡化。植物學者早就注意到，能夠使人產生快感的植物往往比提供主食的植物擴散得更快，擴散幅度也更大。這些植物耗用了土壤的養分，卻供應不了多少的營養價值，甚或完全沒有益處可言。十九世紀的醫生葛里姆蕭（A. H. Grimshaw）反對抽菸種菸草，他指出，數千畝的田地被菸草「耗盡」，連帶使農家破產：「栽種菸草佔去的土地，本來可以用來生產麵包的原料、羊毛、大麻、亞麻，或其他有用之物。」如果不種菸草，美國人就不必進口那麼多東西；他們也不必新闢那麼多田地來種植必要的糧食和棉麻。如果不談菸草農可能掌握的商機，葛里姆蕭從社會與環境的角度所說的道理是很難反駁的。

除非從人口統計學的觀點提出一個——教人不寒而慄的——論點：刺激精神藥物

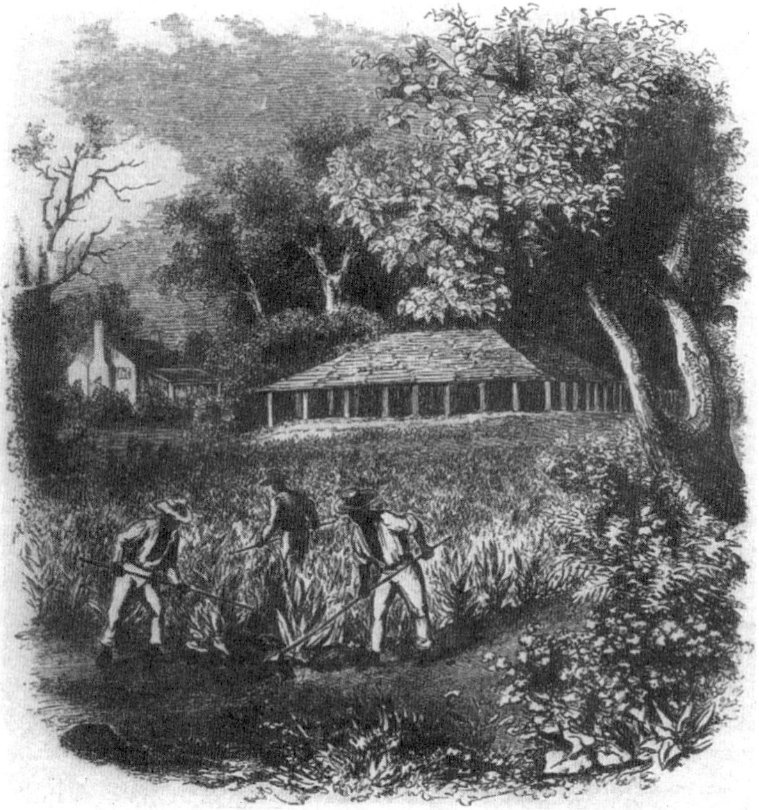

早期的菸草推廣者之一，荷蘭醫生埃弗拉德（Giles Everard）曾說：「菸草愛肥而生氣勃勃的土壤。」肥而生氣勃勃的土壤卻不愛菸草，因為菸草汲取養分的胃口不知饜足。圖中這種美國南方的農地如果不仔細施肥，三年就耗竭了。這幅一八五五年的木刻圖中，菸草種在人力堆高的小丘上，黑奴們正在鋤掉菸草土丘之間冒出的雜草。

的革命可以導致死亡，所以能減輕環境承受的壓力。這個說法聽來離譜，其實不盡然。人口不斷擴張——威爾森（Edward O. Wilson）稱之為「在大地上橫行的妖怪」——乃是農地擴張與天然棲息地消失的最終原因。我們假定過去五百年不曾發生菸草烈酒迅速傳遍全世界的事，死亡率降低的累計效果會導致現今世界人口再多出五億。多出這麼多人，環境承受的額外壓力可想而知。然而，這些都只是揣測。有關藥物如何課稅、管制或是禁止的政策，往往是從社會遭受的衝擊或付出的成本著眼。如果真的要細究藥物種植、加工、使用的確實代價，恐怕很難算得準。

藥物流通的版圖

從植物取得的藥物與含酒精飲品在全世界湧現，就像是一個不斷外擴的連續體，服食的習慣從地方開始，逐漸發展到區域、半球，以至全世界。使用愈普遍，對環境的影響愈大。十七世紀的菸草繁榮盛況，也許是在歷史與生態上衝擊最顯著的一次外擴。除此之外，諸如葡萄酒、烈酒、咖啡、茶、可可、糖、鴉片、大麻、古柯的擴大生產，都符合大致相同的模式，差異只在時機、傳播方向與快慢、初期遭遇反對的程度大小等細節上。

既然是連續體，就表示地理上的版圖也可能從大變小——或是被迫縮小。這種情形不是沒有，只是不常見而已。這足以證明，藥物擴大發展的生物基礎跨越了文化界限，也顯示刺激精神狀態的藥物買賣不會因國際間的管制禁止而萎縮。說起藥物的發展史，其實是一部擴張過程史，其主要推動力來自科技變革與資本家經營。至於藥物的管制，套一句冷戰時期的話，防堵的目的大於眞正予以擊退。

連續體的概念也意味目前的藥物植物資源匯流可能還有後續發展。看來只限於地方、區域或半球範圍使用的藥物，也許只是處於全球化發展的開端。此刻我們會覺得，檳榔汁或咖瓦餅之類的產品遍銷全世界的景況難以想像，但如果完全排除其可能性，就太過武斷而流於族裔文化的自我優越感。

不過，假使檳榔及類似產品要擴大版圖，就必須面對激烈競爭，對手除了天然產品之外還有合成藥物。例如，龍舌蘭的球果必須與「快樂丸」（MDMA）競爭，荳蔻得與甲稀二氧苯丙胺（MDA）競爭，咖特得與安非他命競爭。與植物性藥物競爭的化學成品能產生相同的效果，但從輕便、藥效、成本、味道、貨源無虞的角度評量，化學製品條件更優。這也是某些植物性藥物維持區域版圖的最後一個原因。它們未能走出區域外，是因爲錯過了十五世紀晚期打開的機會之窗。這扇窗子到十九世紀關上了，任何植物性藥物不拘什麼緣故若未能在二十世紀結束前發展到全球種植利用的程度，要在二十一世紀達成這個目標將會愈來愈慢。近百年來，刺激精神的新藥物產品主要來自跨國製藥公司研發的合成藥物，以後的情形仍將是如此。精神病學的生理走向，加上「裝點門面的精神藥理學」（cosmetic psychopharmacology；藉處方藥品「微調」心情並改進工作表現）興起，必定持續引介替代天然藥物的「乾淨的」合成藥品。這些藥物也必定有一部份會流入藥物的下層社會。

藥物與貿易

Drugs and Commerce

魔法師的學徒
The Sorcerer's Apprentices

只有已經在西方社會廣泛被使用的藥物，才會變成全球性的商品。但從未有一種刺激物資，是一出現就在歐洲或北美成爲大衆消費的東西。它們起初都是外地來的稀罕藥品，醫生們會針對其利弊熱烈發表互不相讓的意見。這些同行間的爭論通常不會引起官方注意。要等到藥物開始在非醫療的領域普遍使用，才會引起輿論爭議與政府干預。新問世的植物性藥物被人們接受的經過，純粹合成的藥物發明製造的始末，這些都好像魔法師的學徒只憑半句咒語就指揮掃帚挑水的故事，前景看好的新藥療方每每溜到醫療言論與控制的規範之外。它們溜到可供一般人作樂作惡的更寬闊領域裡去，也挑起國內的與國際的主管當局的回應。

價值極高的藥草

符合科學精神的醫學有這麼一個定理：特定的病症應當以用途已藉統計研究證明功效的特定藥物來治療。不過，這個治療特效性的原則是十九世紀才有的（而且是慢慢成形的）。自古以來的醫生大多只把藥物視爲產生籠統生理作用的工具。昔日的醫生用藥物使脈博加速或調整排泄，藉以幫助身體恢復應有的平衡。限定用某種藥專治某種病的做法是極爲少見的。例如，奎寧就是一種萬用藥，不是專供治療瘧疾的。任何有確切功用的新藥一出，幾乎都立刻成爲醫界打聽議論的目標。

如果新藥物有多種可用之方，引起的討論更是熱烈。西班牙塞維亞（Seville）的醫生摩納德斯（Nicolas Monardes）是專精研究美洲藥物的。他於一五七一年發表一部關於菸草的重要論述，在書中指出，局部施用的菸草可以治癒各種不同的創傷、破口、疼痛；口服有驅蠕蟲的效果；嚼食可以解飢止渴；抽菸則可提神。摩納德斯還說，印第安人以抽菸爲「消遣」，享受抽菸帶來的暈醉與邪惡幻覺。他在這部廣爲翻譯的書中強調不贊成這種消遣的方式。可見得，打從開頭，抽菸行爲就受到道德觀念的約束。

沒有多久，菸草被冠上「可對抗一切毒物與傳染疾病的解藥」的美名。它能澄清空氣，把引起瘟疫的毒「氣」驅散。日記名家皮普斯（Samuel Pepys）曾在一六六五年六月七日寫道：「我於這天在德魯瑞巷無意間看見兩三個人家的大門上劃著紅色十字，還寫著『上帝憐憫我們』。這是我印象中第一次看見這種黑死病的標記。這令我感到不自在，覺得惡氣難忍。所以我不得不去買些菸草捲來嗅聞並咀嚼，這才消除了我的疑慮。」據說，當時倫敦的菸草業者沒有一個染上黑死病。

摩納德斯所說的這個「價值極高的藥草」，所引起的醫界關注討論，在一六〇〇年達到最高峰。醫生們紛紛討論菸草的使用方法，並且一一找出菸草可醫的病症。另一方面，水手、軍人、經常出入逸樂場所的男士們，都把抽菸當成一種享樂，自己抽，也鼓動伙伴們一起抽。菸草供應在十七世紀漸漸擴大，吸菸也日趨普遍，這時候醫生們才開始認爲如此濫用會發生問題。諸多相關論戰之中特別值得一提的是丹麥宮廷御醫兼正統學究包理（Simon Paulli）於一六六五年發表的《評論菸草之濫用……與茶之藥草》（*Commentarius de Abusu Tabaci……et Herbae Theé*）。他在文中承認菸草具有發熱與致乾燥的特性，製成浸劑、糖漿、藥膏也有許多用途。但是如果用鼻嗅聞或點火抽入，會「令人難以忍受，而且非常有害」。抽菸的人會患腦子中毒，會錢包空空。愚蠢的人無節制地抽菸，「也許他的妻小正在家中挨餓。……此乃是部分歐洲人的瘋狂行徑，爲了滿足無聊的吸菸慾望，不惜散盡家財。」

包理是見多識廣的人，有豐富的植物學知識和歐陸的商業人脈，他很清楚，菸草只是傳入歐洲醫藥與商業的諸多新發現的藥物之一。他相信一般所說的飲用巧克力、咖啡、茶有益健康都是事實，但是他指出，只有生活在這些藥物原始產地的人可能獲得這些益處。他引據古代的醫學名言爲證：「任何地域的天然出產物都是最適合當地人體質的。」茶最適合中國人，咖啡最適合波斯人，巧克力最適合印第安人，麥酒和葡萄酒最適合歐洲人。如果違反這個自然法則，把藥物和人弄混了，會導致不能生育等惡果。輸入這些產品既浪費又有害，歐洲人想藉這些東西獲得的效果，其實在歐洲原產的植物中就有了。耗費大筆錢買入不新鮮的、摻了雜質的外地東西，簡直是「染上發瘋的傳染病」。丹麥自己沒有出產藥物的殖民地，尤其不該做這種事。再者，歐洲人豈可模仿卑鄙狡猾的亞洲人，當然也更不該去模仿曾因吃人肉染上梅毒病的——如今又因抽菸惹病上身的——印第安人。包理告誡讀者，「我們歐洲人的理性遠遠優於野蠻人，卻罔顧理性判斷而仿傚野蠻習俗」，實在可恥。

在包理的這本書中，備載了日後各國政府必將對某些藥物的使用加以管制或禁止的主要原因。按他的判斷，這些藥物會使濫用者本人受傷害，使其家人痛苦，使社會陷入危險。這些藥物會耗損個人與國家的資源，它們都是來自邪魔的罪惡。他所說的藥物只宜於原產地卻可能危害不熟知它的社會，也一直是社會科學中的老生常談，但這個論點的根據應來自人類學，與醫藥無關。

他的另一個歷久不衰的論點是，菸草在適當的狀況下偶爾當作藥品用是有益的，養成抽菸惡習卻是有害的。一直到了十九世紀，我們仍可從論述的標題和組織名稱看出這種劃分：「將菸草當作奢侈享受的影響」、「醫療以外使用菸草是對的嗎？」「法蘭西反菸草濫用協會」云云。大家都知道菸草毒性可能致死，但它能治陣發性哮喘等病症卻是不可否認。一八八一年間，西班牙醫生盧伊茲・布拉斯哥（Salvador Ruiz Blasco）接生了一個死嬰，他吸了口雪茄菸，朝嬰兒臉上一噴，本來靜止的嬰兒竟開始抽動，接著臉部一扭，哭出聲來。這嬰兒即是畢卡索（Pablo Picasso）。

甚至到了現在，香菸早已是眾所周知的致癌兇手，尼古丁仍有一些重要的治療功能。研究者注意到，精神分裂症患者高達百分之八十有抽菸習慣。經觀察後確知，尼古丁可以使患者的焦慮不安症狀平靜下來，也可以減輕抗精神病藥物的副作用。萊文（Edward Levin）認爲可以讓患有精神分裂症的吸菸者改用尼古丁貼片，包理大概會贊成這個意見。尼古丁與相關化合物是否可以用於治療老人失智症、巴金森氏症（Parkinson's disease）、憂鬱症、注意力不集中過動症、圖瑞特氏症（Tourette's Syndrome）、潰瘍性結腸炎等，已有許多人在進行研究，其中不乏菸草公司贊助的研究計劃。

酒是良藥

葡萄酒是歷史最久遠的醫藥之一，凡是有釀酒葡萄農業的社會都曾用它來治病。古希臘羅馬的醫生用酒處理傷口、退燒、利尿、補充體力。猶太經典《塔木德》（*Talmud*）上說，「適度地飲葡萄酒可提振胃口且有益健康。……葡萄酒是最佳良藥。」古人也用葡萄酒和啤酒爲沖調其他植物藥物的溶劑，按埃伯斯氏的古埃及紙草（Ebers Papyrus）記載，西元前一五〇〇年就有用酒沖藥的做法。中古時代與近代歐洲幾乎到處都有用酒調藥的方子。一個典型的英國藥酒方子是：「分娩前六週起，每日早晨以三匙甜杏仁油調入半品脫白葡萄酒服下，可保順產。」美國麻州的牧師兼醫生麥瑟（Cotton Mather）建議用研碎的綠龜陰莖調入啤酒或麥酒、白葡萄酒，可迅速治癒腎結石。

十七世紀以前，蒸餾的酒類價格昂貴，通常只在藥鋪有售。它有如「奇蹟」般的起死回生的神效，從要命的瘟疫到精神憂鬱，沒有一種病是不能治的。例如，白蘭地的別稱就是「生命之水」（*Aqua vitae*），威士忌的原文whisky（源自蓋爾語的*uisge beatha*）也是同義。曾有一位醫生說，每天早上服半匙白蘭地的人一輩子不會生病。現代流行病學研究雖然沒有這麼這麼熱烈的措詞，卻也證實烈酒的殺菌功能有助於防止肝炎等經由食物傳播的疾病。

酒精的經歷和菸草一樣，曾經引來醫生們對於其醫療用途的辯論。在十八世紀晚期與十九世紀早期，辯論趨於激烈，但各家說法幾乎都肯定酒精可以當作急救的興奮劑。十九世紀的澳洲醫生彭凱瑟（Julius Berncastle）曾說：「足量酒精似乎是對付蛇咬中毒的最佳特效藥，它能克服心臟麻痺的狀態，迫使心臟迅速恢復自然動作。」他給蛇咬中毒者開的藥方是：每十五分鐘喝一滿酒杯的白蘭地，至祛除蛇毒爲止。一九〇四年的奧運馬拉松賽跑冠軍希克斯（Thomas Hicks）在賽跑中喝下調了番木鱉精（$C_{21}H_{22}N_2O_2$）的白蘭地，才克服疲憊一馬當先。我們可以從希克斯跑全程的時間推知這麼做（當時是不違規不違法的）的利弊。他總共用了三小時二十八分鐘，大約每八分鐘跑一哩（一・六〇九公里）。

爲了消遣娛樂而喝烈酒卻要另當別論了，這種區分早在希克斯藉酒增強體力以前就有了。歷史學者特魯斯蒂（Ann Tlusty）研究了奧格斯堡（Augsburg，在今德國南部）十六、十七世紀的烈酒相關法規，證實主管當局所堅持的醫藥與消遣區分有多麼頑固。一六一四年有這麼一條規定：「白蘭地不可以無節制地飲用，只可爲補充體力或醫療目的而飲。」光顧白蘭地酒舖的人買了白蘭地必須當場立即服下，與三百五十年後服美沙酮（methadone）的病人差不多。在酒館裡或其他休閒娛樂場所喝白蘭地是不准的。杜松子酒（琴酒）既是浪費穀糧釀製的東西，又容易致醉，所以法規約束更嚴，只有四位領有證照的藥劑師可以出售穀類釀烈酒供醫療用。然而，民衆的需求漸漸瓦解了法律規範的基礎。軍人非喝白蘭地不可；寡婦和窮工匠會偷偷地自製琴酒。奧格斯堡市政府眼見違抗規避的事例不斷，終於先後首肯對白蘭地和琴酒的非醫療消費課稅。到一六八三年，這兩種烈酒都是完全合法的了。

琴酒能引顧客上門的原因之一是價格低廉，與啤酒或麥酒的售價相差不多，因此曾在十八世紀早期掀起英國人喝琴酒的風氣。當時的畫家霍嘉斯（William Hogarth，1697-1764）因而有「琴酒巷」與「啤酒街」之作留傳後世。至於史莫萊特（Tobias Smollett）與費爾定（Herry Fielding）這兩位作家（分別具有醫生及法官的身份），都指責琴酒之易醉烈性是空前危險的。史莫萊特不滿地表示，琴酒「售價太便宜，以至於最低下階層的人都可以恣意買醉，導致敗德、懶惰、失序。如今行爲不檢的歪風到了恬不知恥的地步，這毒物的零售者公然撐起彩色招牌，引誘人們花一便士的小錢喝到醉；還向人們保證，兩便士就能醉到醒不過來，吸管奉送。」

以上這段不實的論述在發表後不久就受到質疑，但實在與否尚屬次要，重要的是這件事的政治意涵。縱飲琴酒的風氣令正經人士感到憂慮。費爾定認爲這種行爲乃是犯罪的直接起因。喝琴酒爛醉的人不但沒能力工作，也喪失了恐懼感與羞恥心。其後果即是偷竊搶劫——他審問的這類案件就是接連不斷的。費爾定還問：縱飲琴酒的人孕育的孩子將還會怎樣？「這些倒霉的嬰兒（如果我們假定他們能夠活到成年）會成爲我們未來的水兵、步兵嗎？」包理擔心菸草和含咖啡因的飲品毒害歐洲人，費爾定也有相同的顧慮：恐怕便宜的琴酒會危害英國的前途。英國國會與他所見略同，於一七五一年大幅提高了執照費、增加了申請條件，也把烈酒進口的關稅提高。

苦艾酒的遭遇同樣與國民健康、國家安全的顧慮扯在了一起。這種淺翡翠色的酒是以苦艾溶於酒精、再加大茴香等調味劑製成，裡面含有致幻覺的崖柏酮（thujone）。如今一般人印象中的苦艾酒，只是昔時詩人畫家們特別偏好的烈酒——土魯斯・勞特萊（Henri de Toulouse-Lautrec）還以特製的手杖隨身攜帶，其實此酒在十九世紀趨於大衆化，法國的喜好者格外多，一九一〇年的消耗量達到三千六百萬公升。銷量大的關鍵在於大量生產與廣告宣傳。法國彭塔里耶（Pontarlier）的佩諾酒廠（Pernod）的效率驚人，僅一七〇名員工——半數爲女性，就有每天十二萬五千公升的生產量——都是完成裝瓶、加瓶塞、貼標籤、裝進大柳條箱，準備運往智利的瓦巴萊索（Valparaiso）、美國的舊金山、越南的西貢。然而，禁酒的呼聲激烈，加上懷疑飲苦艾酒可能導致肺結核、癲癇、可遺傳的心智錯亂，以及犯罪行爲，瑞士、美國，以及其他國家都明令禁飲。法國政府也因爲擔心苦艾酒影響軍隊的意願和士氣，而於一九一四年八月發布緊急禁售令。次年，法國衆議

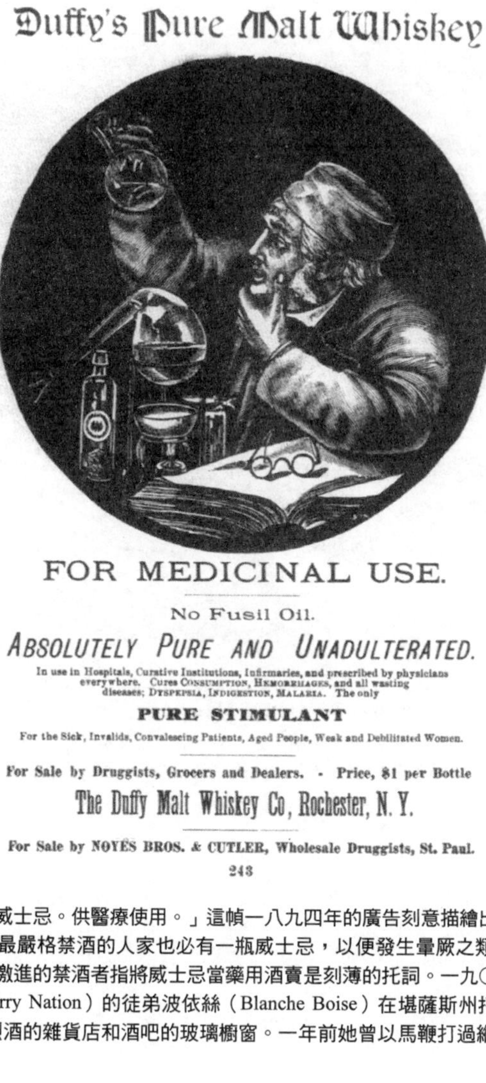
Duffy's Pure Malt Whiskey
FOR MEDICINAL USE.
No Fusil Oil.
ABSOLUTELY PURE AND UNADULTERATED.
In use in Hospitals, Curative Institutions, Infirmaries, and prescribed by physicians everywhere. Cures CONSUMPTION, HEMORRHAGES, and all wasting diseases; DYSPEPSIA, INDIGESTION, MALARIA. The only
PURE STIMULANT
For the Sick, Invalids, Convalescing Patients, Aged People, Weak and Debilitated Women.
For Sale by Druggists, Grocers and Dealers. - Price, $1 per Bottle
The Duffy Malt Whiskey Co, Rochester, N. Y.
For Sale by NOYES BROS. & CUTLER, Wholesale Druggists, St. Paul.
243

「杜菲純麥芽威士忌。供醫療使用。」這幀一八九四年的廣告刻意描繪出酒的寶貴醫療價值。當時連最嚴格禁酒的人家也必有一瓶威士忌，以便發生暈厥之類緊急狀況時使用。但是仍有激進的禁酒者指將威士忌當藥用酒賣是刻薄的托詞。一九〇三年間，禁酒鬥士奈生（Carry Nation）的徒弟波依絲（Blanche Boise）在堪薩斯州托皮卡市（Topeka）專打賣烈酒的雜貨店和酒吧的玻璃櫥窗。一年前她曾以馬鞭打過縱容烈酒買賣的市長。

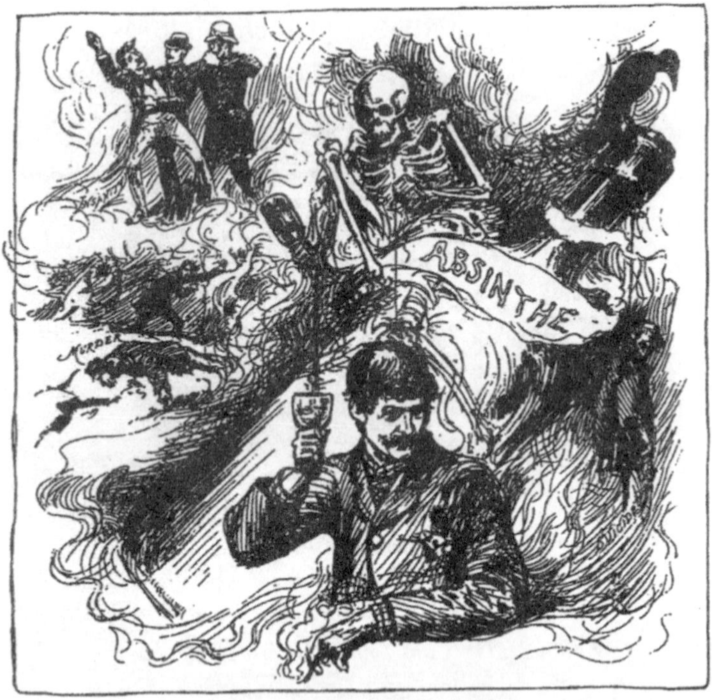

ANOTHER IMPORTED FASHION.

「另一個進口的風尚。」死神一手斟酒，另一手牽住飲苦艾酒的人。這幅一八八三年的美國漫畫將反藥物的三個主題畫在一起：喪失自制、喪失心智、喪失生命。注意苦艾酒被指為外來之物。

院正式公布，苦艾酒之生產、供銷、出售一概均屬違法。

回顧苦艾酒的歷史由來，實況與上述完全不是一回事。古代人的苦艾是一種藥——常與酒一起服用，可以驅除腸內寄生蟲、退燒、治癲癇、醫痛風。有人說，耶穌被釘上十字架之後，有人拿東西給他喝，那不是鴉片而是苦艾。以苦艾調入白葡萄酒再加香料，是古人防止接觸傳染的方子。釀酒者也會在酒中添加苦艾枝以防變味，德文的（*Wermut*）（苦艾）即是英文的 Vermouth（苦艾酒）的字源。乳母若要給孩子斷奶，會在乳頭上塗苦艾油。這種種看法、用法，都不曾有過任何爭議。

安非他命民主風

十九世紀有四項醫學發展不但加速了刺激精神藥物的革命，也使此一革命帶來的社會影響更令人擔憂。四項發展是：嗎啡與古柯鹼等影響精神狀態的生物鹼分離成功並且可作商業性生產；皮下注射醫療之發明；水合氯醛（安眠藥用）等合成藥物之發現與製造；海洛英等半合成衍生物之發現與製造。海洛英算是「半」合成類，因為其基本成份只是嗎啡分子，另外再加兩個小乙酰族，使效能達到三倍，作用的速度也加快。臨床試驗海洛英與其他實驗藥物顯示，分子結構的些微改變可造成藥效上很大的不同。這個原理帶給藥理學重大變革，也為無數新的藥物治療方法——其中不乏具有刺激精神效用者——打開一條路。

多數合成的與半合成的藥物是由德國發明的。德國乃是十九世紀晚期與二十世紀早期的藥品研發中心。單單拜耳公司（Friedrich Bayer & Co.）、特里歐那（Trional，眠碸乙基甲火烷）、維羅那（Veronal，二乙基巴比妥）包辦了各種鎮靜劑及安眠藥的銷售製造，另外還有兩種最著名的產品，即海洛英與阿司匹靈。有藥可用，醫生們當然求之不得，都熱烈購入各種能引人入眠的藥品；有一位加拿大醫生按一批五千片的數量整批地買。然而，大家不久就發現，巴比妥類鎮靜劑和其他藥物可能帶來麻煩。「藥物」一詞在二十世紀早期與毒癮扯上關係，原因之一是醫生們需要一個便利的用詞把激增的濫用問題歸為一類。「藥物習慣」（Drug habit）因而成為指「吸毒成癮」的意思。

第一次世界大戰期間，英、美兩國的德國藥品來源給切斷了，兩國的製藥業也在政府悉心保護下成長。第二次世界大戰過後，美國的製藥業躍升世界第一位。一九四一年至一九六三年間新上市的單一化學品藥物之中，百分之六十一以上來自美國，居第二位的瑞士只佔百分之八，德國佔百分之六，英國百分之五，法國百分之三·五。不論哪一國出產的藥品，都是行銷國際，因為研究的經費龐大，業者只靠國內銷售是賺不回來的。這些藥品如果具有引發快感或輔助性慾的效用，不免又走上以往性質相似的有機藥物的發展路徑，溜到醫療範圍以外的用途上，繼而引來爭議與更加嚴格的管制。海洛英、巴比妥類藥劑、促蛋白合成的類固醇、鎮靜劑、致幻覺劑、度冷丁（Demerol）之類的合成性麻醉劑，都是這麼走過來的。最近的一個實例是威而鋼（Viagra），本來是治療勃起障礙的藥物，一旦變成催情實驗藥，就引來一片爭議之聲。本來不屬於醫療使用的東西——例如汽油、強力膠，一旦被當成致醉藥物使用，也會引爆爭議。因爲工業化的生活環境裡有太多隨處可得的刺激精神的化學品，所以近幾年來漸漸通用「物質濫用」（substance abuse）與「化學品依賴」（chemical dependence）的說法，因爲這樣說比「藥物濫用」和「毒癮」涵蓋的意思更廣。

安非他命（苯而胺）的發展史也有特別值得深究的意義。它本是一群分子結構與腎上腺素類似的相關藥物，能刺激交感神經與中樞神經系統，使服用者反應敏銳、不想睡覺，也不想吃。安非他命與古柯鹼相同的作用是，增加多巴胺（dopamine）的分泌，而多巴胺是重要的神經傳導素，可以啓動大腦的獎賞系統。安非他命是效力強而容易合成的藥物，全世界的非法業者都愛製造，成品包括吞食的與注射的。此外也有人吸食高純度的安非他命結晶粒，俗稱「糖霜」（ice）。與高純度的古柯鹼結晶粒相比，糖霜的效用更長，可超過一、兩小時。長期吸食安非他命會導致精神病，這是非常可怕的藥物。

然而，安非他命最初是當作緩解充血的藥品出售。拜耳藥廠當年推出海洛英這個產品，是當作止咳劑的。安非他命亦然，是美國費城的SKF製藥公司（Smith, Kline & French）行銷的感冒症狀速效藥，是一九三二年推出的無需醫生處方的感冒藥「苯齊巨林」（Benzedrine）吸入劑的基本成份。後來發現，使用者會精神亢奮、失眠、厭食，因而令人想到可以用它來對付疲勞、發作性嗜眠、肥胖等其他病症。按一項統計，一九四六年已知的安非他命適應症有三十九種，包括低血壓、暈船、不斷打嗝、咖啡因上癮等病症。

大學生們也發現，只要服用安非他命，連咖啡都不必喝了。一九三六年間，明尼蘇達大學（University of Minnesota）的學生拿自己當實驗品，立即發現安非他命在徹夜狂歡與考前開夜車時大可派上用場。（一九五〇、六〇年代的親身實驗者又在嘗試墨西哥眞菌致幻覺劑與LSD之後有更大發現。）這種「大腦丸」（brain pill）和「活力丸」（pep pill）有奇效的消息傳到了威斯康辛、哥倫比亞、芝加哥、普度各大學，隨後又有校園以外的人跟進，包括運動員、卡車司機、賽馬訓練師等。美國軍方也不落人後，在第二次世界大戰期間發給轟炸機組員和叢林作戰隊伍的此種藥片藥丸在一億八千萬粒以上。

一九四九年，SKF製藥公司持有的安非他命專利期截止，別的公司也湧入市場。美國的安非他命產量在一九四九年是七千二百多公斤，到一九五八年增爲三萬四千多公斤，等於三十五億粒藥丸。其中有一半或一半以上是非醫療使用的。一九五〇年代（在美國歷史上通常不會與藥物濫用相提並論的年代），一股「安非他命民主風」興起，並且迅速擴散，傳遍了長途貨卡司機、退伍軍人、監獄受刑人、大學生、懵懂青少年，以及尋求刺激的名流。名醫傑考森（Max Jacobson）素有「快感醫生」之稱，他的病人包括影星尤伯連納（Yul Brynner）、詞曲作家兼劇作家萊納（Alan Jay Lerner）、黑人歌星強尼・麥西斯（Johnny Mathis），以及美國前總統約翰・甘迺迪。就在甘迺迪與競選對手尼克森進行具有歷史意義的電視辯論之前，他爲甘迺迪注射了右旋安非他命（Dexedrine）。到一九六〇年代中期，安非他命產量高達每年八十億粒，假造的處方、僞造的批發訂單，以及其他各種手段，助長了欣欣向榮的安非他命次文化。

甚至沒有處方也可以取得安非他命。艾爾羅伊（James Ellroy）的回憶錄中記述自己早年行竊遊蕩時「在好萊塢公立圖書館認識了一個毒癮客，他告訴我萊齊巨林吸入劑是怎麼一回事。」

> 這東西是不用處方就可以買到的減充血劑，用小塑膠管包裝。管子裡有一團棉花，棉花浸過一種叫作六氫脫氧麻黃鹼（propylhexedrine）的東西。你只需要把管子塞到鼻子裡吸上幾下，不要把棉花團吃掉，一下子便可飄飄欲仙十個鐘頭。萊齊巨林吸入劑是合法的。售價六角九分。洛杉磯到處都可以買到。這傢伙說我可以去偷幾個。這倒也不錯，我不必找門路或是醫生處方，想要過

癮可以隨手拿到。我在一家平價雜貨藥品店偷了三支，拿了根汁汽水，蹲下來準備享用。

棉花團長兩吋，直徑和香菸一樣，浸過臭臭的深黃色溶液。我把一個塞進嘴裡，硬忍住才沒把它嘔出來。不到半小時，作用就開始了。

那真是過癮透頂，教人頭頂發暈、下身發熱，簡直欲仙欲死。

我回到我在勞伯朋斯公園的位子，打了一整夜的手槍。藥勁持續了整整八小時，把我弄得又髒又累、昏頭昏腦。雷鳥把勁道沖淡，給我換上新鮮的暢快。

我找到了好東西，這是我想要就有的東西。我就隨自己的意大搞特搞。

這是典型的安非他命濫用的例子：先是從不正當的人得到那個情報，於是把毒品偷來用，開始是噁心不適，繼而是強烈的刺激快感。艾爾羅伊吃下去的量等於二十五粒十毫克的藥片，吃過之後又用另一種藥物把安非他命藥效沖淡。他所說的雷鳥是價格低廉的葡萄酒。他持續服用，耐受性愈來愈高，一次可以服食十至十二個棉花團。服後幻覺可怖，看見鬼怪從馬桶跳出來。艾爾羅伊只得向上帝求助。「我跟上帝說，我不再喝酒了，也不再吃那吸入劑了。我跟他說我不偷竊了。我只求以後頭腦清楚，再也沒有幻覺。」他戒了酒和安非他命，利用服食大麻試驗戒毒治療，之後便參加了「匿名戒酒協會」（Alcoholics Anonymous）。一九七〇年代的西區匿名戒酒會作風極端，會談之後有「泡熱水發燒」，還有裸體的泳池集會，但終究能奏效。艾爾羅伊此後酒毒不沾，成了洛杉磯描寫犯罪題材的知名作家。

SKF 製藥公司當初並沒有打算讓消費者走上這樣一條路。SKF 爲了提防濫用行爲，設計了各種不同的對策。例如，添加苦味酸使棉花條吃起來有噁心的怪味。決心要吃它的人卻不怕味道怪。就算 SKF 與其他業者設計成功不可能被濫用的吸入劑，仍然擋不住安非他命民主風，業者既以那麼多疾病爲目標大力促銷，遲早會讓安非他命流竄到醫療範圍以外。

製藥廠的新藥推銷員不停地往醫院診所送免費的樣品和精美的廣告文宣。有一則新藥宣傳冊上說：「肥胖的人會早死。」附圖即是解剖出來的脂肪過多的心臟和油膩的肝臟。「任何控制體重的飲食療法，都不像使用右旋安非他命類硫酸鹽這麼廣泛、這麼迅速，結果又這麼令人滿意。」德塞美（Dexamyl）是安非他命和巴比妥類的混合體，正適合用來「管理日常的心理及情結方面的困擾」，例如個人的財務問題、家人間的磨擦、擔心變老、親友離喪、一時的挫敗感等等，全部合用。換言之，男女老幼人人可服。甚至到了一九五三年，SKF 對外發行的《右旋安非他命參考手冊》（*Dexedrine Reference Manual*）還在否認有可能上癮，只勉強承認某些病人服用後可能產生心理上「習以爲常」，不過，「喝粉紅水也可能習以爲常。」

醫生如果拿這種打著安全無虞旗幟的強力藥物來治療各種含糊不清的症狀，就是魔法師學徒的行徑。有些病患——當然是少數——認爲自己可以繼續服用醫生開的藥來解決其他問題，反正這藥是不會害人的。不但如此，這些病人還鼓勵親友一起來吃藥。因爲它能幫我解決情緒低落、宿醉、疲勞、體重過重、性生活的問題，應該也能幫你解決問題。繼續服用的人會編出各式各樣的理由請求醫生再開藥，或是向只顧牟利的藥劑師直接購買，或從不法的供應者那兒買來。醫療以外的使用是從確認的醫療使用衍生出來的，是並行的連鎖反應。製藥公司越努力促銷某種藥物，開這種藥物的醫生越多，衍生並行的連鎖反應就越多，這股藥物的民主風也就風行得越快。

下一步就是引來官方的干預。以安非他命爲例，美國聯邦政府警覺到產量的漸增（每年一百二十億粒）以及注射安非他命的次文化逐漸滋長，於一九七一年嚴格限定製造配額。黑市上仍然可以買到藥廠出品的安非他命，但稍不小心就會買到魚目混珠的假貨——咖啡因、麻黃素或其他興奮劑混合的冒牌貨。聯邦法令的強力管制造成的貨源空隙，由非法的安非他命製造者來塡補，他們供給的就全是眞貨了。

一九七一年也是法國政府開始禁止科利德藍（Corydrane）的一年。這是狄拉格朗藥廠（Delagrange Laboratories）行銷的不用醫生處方就可以買賣的成藥，一管二十片，含五十毫克阿司匹靈與一四四毫克外西旋安非他命（racemic amphetamine）。指明的適應症有感冒、鼻炎、疼痛、虛弱無力。科利德藍很快就受到沒感冒、沒有鼻炎的顧客歡迎。男士們吃它來催情；單車騎士藉它來增進活力；學生、畫家、作家用它來激發創作靈感。沙特（Jean-Paul Sartre, 1905-80）寫作《辯證理性批判》（*Critique de la Raison Dialectique, 1960*）的期間，天天不斷服用咖啡、茶、香菸、菸斗、烈酒、巴比妥類鎮靜劑，以及科利德藍，最後一項他是當糖果嚼著吃的。這本書是嘮哩嘮叨的失敗之作。有意思的是，沙特一些比較受推崇的著述的寫作期間，他完全不用合成藥物，只喝熱茶。

日本政府約束藥用安非他命的政策比美、法實施得早很多；所以完全違法的供貨者出現得也早。第二次世界大戰期間，日本軍人和飛機駕駛員都利用安非它命來維持「戰力」。建築工人和軍需品生產工人都服用安非他命，想藉此抵擋燃燒彈空襲與人力愈來愈短缺的壓力。一九四五年間，製藥業者開始出清戰爭剩餘的安瓿存貨，並且打出廣告：「消除睏倦，提振精神。」這些小玻璃瓶的液劑價錢便宜，不用醫生處方就可以買到，而且是在人心渙散、社會秩序瀕臨瓦解的時候推出。

自一九四六年起，日本醫生開始看到安非他命毒癮的病例。上癮者多數爲貧窮區的年輕男性，而且多爲韓裔或華裔。其實上癮者每個社會階層都有，而且，非醫療使用的首要動機也不盡然是無聊消遣。有興奮作用的藥物（包括咖啡因的飲品在內）在日本這樣壓力沈重、工作取向的社會裡，本來就有吸引力。一位長期居住在東京的人士說：「日本社會是需要脫氧麻黃鹼（安非他命）的那一型，因爲人人忙個不停，要靠它來保持不落人後。」有調查結果爲證：一九五五年日本的安非他命使用者僅百分之十四表示是爲了得到快感開始服用，百分之二十六是爲了熬夜工作或讀書，百分之二十六是出於好奇，百分之二十八爲了同儕肯定，百分之五因爲「絕望」。

安非他命流行熱愈傳愈兇之際，日本政府對銷售廣告與取得途徑的管制也漸趨嚴格，非法製造及銷售的刑責都加重了。一九五五年間（當時日本的安非他命服用者有大約兩百萬人），日本政府展開大規模的全國教育運動，藉幻燈片、海報、社區集會警告民眾重視興奮劑的害處。政府實施強制治療，並且大幅增加精神科病床以供應毒癮者戒毒之需。這次掃毒——乃是現代人從多重戰線向毒品宣戰的頭一遭——終止了戰後日本的這一波安非他命濫用。

可惜的是，藥物濫用是一個國家會經常復發的毛病，正如個人的毒癮會一犯再犯。十八世紀英國小說家費爾定說：「老實說，一個國家的惡習，尤其是已經養成了相當長時間的惡習，很難完全戒除。」日本初次掃毒之後，安非他命濫用仍然存在黑社會、卡車司機、勞工階級之中。再過不久，日本的富裕榮景出現，夜生活漸漸興旺，戰後嬰兒潮的一代達到二十歲的年齡層。這批新加入安非他命活動的人——按東京一家報紙所述——不知道「這剛要刮起的安非他命旋風有多麼可怕」。一九七〇與八〇年代的安非他命使用量激增，在一九八四年達到高峰。這時候的貨源全部是非法的。日本黑社會年收入的百分之三十五至五十來自安非他命的非法買賣，貨源是走私南韓的地下工廠產品，稍後又有台灣和中國大陸的產品加入。

瑞典的安非他命起初都是合法的製藥廠產品。一九三八年引進之後，一九三九年就規定必須憑醫生處方買賣。但是醫生開處方很隨便：以一九四二年計，瑞典百分之三的人口得到安非他命處方。其中絕大多數——二十萬以上的病人——只在加班或情緒沮喪時服用。卻也有三千人養成每天或幾乎每天服用的習慣，其中有些人的耐受性強到二十四小時之內服下一百粒。這些早期的安非他命上癮者有極少數也有嗎啡癮，他們學會將藥片溶解後注射。這套技術於一九五〇年代初期遺傳到了文化界放蕩不羈的圈子。這時候，安非他命也在不法之徒中間流行起來，據說是由畫家的模特兒們傳入的，因爲這些人一腳踩在畫室裡，另一腳踩在街頭。按精神科醫生貝葉羅（Nils Bejerot）指出，從一九四九年到一九六五年間，服食安非他命與苯甲嗎啉（phenmetrazine）之類的相關興奮劑上癮的人數每三十個月增加一倍。從一九六五年到一九六七年間進行了短期的藥物維持劑量的醫療實驗——由政府負擔醫師開給退癮者的安非他命費用，結果人數在一年之內就增加了一倍。瑞典政府於是又改回原來的禁用政策。自一九六八年起，開立興奮劑處方必須取得特別許可。這一年內全國總計只發出三百四十三次許可。

貝葉羅縱觀藥物流行病學史，將這種現象比爲傳染病。他認爲，其中最重要的特點是：受到已經愛用卻還不知藥物長遠害處的年輕男性的勸誘而使用。醫生也可能引發這種流行熱，或加速已經成形的流行熱發展——貝葉羅稱一九六〇年代中期的那次實驗是瑞典醫療史上最大的醜聞。眞正的關鍵還是口耳相傳。斯德哥爾摩一名毒癮者說：「假如你去了一家不錯的飯館，吃得很滿意，你就會介紹朋友也去。這不算是招攬行爲。你介紹朋友去是因爲你希望他也吃得滿意。我們吸安非他命也是這種心態。」

貝葉羅認爲，只有靠政府的果斷行動——包括強制隔離毒癮者——才能夠遏止藥物流行熱呈自然的幾何級數進展。他很讚許日本政府掃蕩興奮劑的措施，以及中國共產黨對付鴉片類產品的方式。在他看來，歷史已經告訴我們，大批人濫用藥物不是「神祕不可解的天然災害，而是社會崩解的一種形態，是可以理解的，甚至是可以控制的。」

但不是可以完全消滅的，醫生處方的管制加上其他立法的對策，把瑞典的安非他命買賣迫明爲暗，繼續供應最可靠的顧客群——社會邊緣人和行爲偏差者。有一部分非法的貨源是瑞典境內自產，但大部分是從德國、西班牙，以及其他歐洲國家走私來的。冷戰結束後，前蘇聯的衛星國與加盟共和國也成爲走私貨源地。《共青團眞理報》（*Komsomolskaya Pravda*）歎稱蘇聯已經變成 Narcostan（毒品之邦）了。

瑞典的情況和別處是一樣的，吸毒的次文化教人難堪。憔悴的打針吸毒者無所事事地藏在報廢的公寓裡，室內到處扔著針頭，吸毒者除了注射之外，就是在吃安眠藥或喝甜酒，爲的是要「重新點燃」或是「熄一下火」。一文不名的毒癮者會造假支票，或出賣自己的身體；有被害妄想的人會持刀襲擊警察或路人；街頭毒品交易隨時可能變成暴力衝突。皮特遜（Christer Pettersson）既有酒癮也有安非他命毒癮，因一九八六年謀殺了總理巴爾莫（Olof Palme）而被判無期徒刑。他曾經承認，在一九七〇至一九七七年間連續犯下六百件搶劫案，其中大多數的被害人都是在賣安非他命的人。

流行病學家包爾（John Ball）認爲，諸如安非他命之類的合成藥物被發現、商品化、普及，乃是第二次世界大戰以後藥物領域的重要變革。他於一九七五年間寫道：「這些新藥已經被醫藥界全面接納，憑醫師處方使用也已普遍，以歐美地區爲最。然而，伴隨正當醫療用途而來的是迅速發展的非法買賣與廣泛的濫用。」醫療用途是否全屬「正當」，尚有值得爭辯之處，包爾的論點要旨卻是事實：製藥學方面的革新使得可能被濫用的藥物與可能濫用藥物的人都大大增加。西方國家的年輕人的確學會用多種不同的藥物消遣，濫用多種藥物的人也激增。這種風氣向外傳播，瓜地馬拉、奈及利亞、菲律賓，以及其他開發中國家都有愈來愈多的人濫用安非他命與其他合成類藥物。一九八〇至一九九四年間，全世界製造安非他命與相關興奮劑的地下工廠增加了六倍。網際網路的爆炸性成長，使空前多的人衆可以輕易取得空前詳細的藥物相關資訊，這又使非法製造藥物更趨簡便。

醫療的兩難

各種類型的影響精神狀態的藥物都從醫療使用物搖身變成大衆消耗品，植物的、生物鹼的、半合成的、合成的，無一例外。多年來，爲此耽憂的醫生們發表了大量的勸誡著述，這都是爲「傻瓜笨蛋」而寫。欠揍的傻瓜自然就是求診的病人們，他們會吸菸或飲酒喝到超過自己的體質所能負荷，喝茶時放糖過多，喝太多咖啡，胡亂吃藥，濫用那些適時適量服用本來效用極佳的藥品。這些傻瓜如果不理會醫生們發表的告誡，有些醫生還會親自動手。受後世推崇的奧斯勒爵士（Sir William Osler）是人們心目中的科學化醫學的倡導者。他爲人看診的大部分時候都是勸病人在抽菸、喝酒、運動、飲食方面多注意。有一次他一不做二不休，把不准病人吃的糖果撒在這病人的床上以示警告。

醫生們也經常彼此警告某些藥物會有多強的效用，禁忌症狀是什麼，有哪些副作用，被濫用的可能性有多大。醫生們也相互提供安全小秘訣：不要告訴病人開給他的是什麼藥；不要把注射針筒放在病人床旁。這一類的意見常常發表在期刊的文章上或教科書裡，也在比較不正式的場合——會診中、醫院巡房時、講堂上——交流，連私人信函中也會提及。一位達拉斯市的醫生在一九六二年的一封信中提醒同行：「順便提一下，我最近幾個月看過並且治療了一個吃眠而通（Milltown）上癮的病人，很多人以爲這種安眠藥是沒害處的，吃多了也不礙事，於是竟拿它當花生米來吃。」

這樣的抱怨數量既多，內容又重複，可見醫界存在著相當嚴重的衝突。以往，醫生得知某種刺激精神的藥物已有引起中毒、被轉往他用，或是上癮的事例，幾乎都不會因此就將此藥棄之不用。身爲醫生的泰伯（Stephen Tabor）就曾說，假如要他與同業放棄所有曾因人們濫用而引起不良後果的每一種藥，結果會是無藥可用。不過，醫生們對於可能被濫用的藥物終究變得比以前謹慎多了，即便這樣保守的態度往往需要幾年的磨練才會出現。有時候還得靠政府強迫，如日本和瑞典的安非他命經歷，醫生們才會有實際行動。

醫界腳步慢的原因之一是利益上有衝突。自從古希臘希波克拉底（Hippocrates）行醫的時候起，醫生們就知道，他們能爲大多數病人做的只是預測病症後來會有什麼結果，然後就順其自然了。但病人和病人家屬卻期望醫生把病治好，起碼要把症狀減輕。醫生如果能達到這種期望，就可以在財務上得到豐收；否則就會流失上門的病人。在這種情況下，能給予快感的、能減輕疼痛的、能消除憂鬱的、能恢復精力的、能幫助入眠的藥物都是上選。但是，應該如何權衡這些藥物被濫用的可能，以及人道與財務考量上的利害均衡點？該由誰來負責權衡，又該以什麼資訊爲權衡的標準？

後面這個問題非常重要。在一八八〇年代，有職業道德的製藥業者（作爲廣告對象的只限於醫生和藥師，不包括一般大衆）開始改變行銷態度。他們不再跟著醫療模式的變遷而行動，他們要藉主動出擊的手段來左右醫生對新藥品的需求。手段之一是：找來有利新藥行銷的論述加以大量重印。帕克戴維斯藥廠曾於一八九二年印製了《新藥藥理學》（*The Pharmacology of the Newer Materia Medica*），以二百四十頁的篇幅評論古柯葉與古柯鹼——後者是該藥廠當時的首要產品，其中只有三頁講到古柯鹼的一些已有充分證據的害處。歷史學者史畢藍（Joseph Spillane）不客氣地說，如此不成比例「顯而易見是主編者對於負面效果持有偏見」。近一百多年來，醫生們一直受到藥廠對他們發出的疲勞轟炸，這種聽來頗有科學根據的宣傳會誇大藥品的優點，卻把可能有的害處壓到最低。每次有主張保守用藥的意見出現，都是逆著廣告風潮走。最近的廣告潮流變得更強勢了，製藥公司不再擺出只與醫界專家打交道的姿態，開始宣傳憑處方供應藥物的品牌。「百憂解」（Prozac）的訊息廣告都在凌晨清早和週末播放，正是沮喪憂鬱的人常在看電視的時間。看過廣告的人會要求醫生給他開廣告上的藥品，如果醫生拒絕，他會去找別的醫生開。

藥劑業的歷史中也同樣有這種營收損失與專業自制的衝突。一百年前的職業道德重大課題是：藥師售藥是否應當「一視同仁」——賣給毒品上癮者、花大把錢買藥卻會害了他自己和家人的顧客。一位作風前進的紐約藥劑師的回答是，建議正派的藥局掛出顯眼的告示：「貪婪作惡的藥師會賣嗎啡或古柯鹼給你；本局不售。」但是做起來不像說得那麼容易。另有一位著名的紐約藥師曾經寫過一篇文章，直接了當譴責賣麻醉藥品給毒癮者的行爲。某日，助手卻看見這位仁兄把一筆鴉片拿給一個明顯是吸毒成癮的人。遭到言行不一的質問時，他竟辯稱這位買主是唯一的例外，他已經供給此人鴉片二十五年了，「如果現在拒絕賣給他，等於把一位老顧客趕到別家藥鋪去。」

從這個例子可以看出藥物管制的難處。只想賺錢的藥師、幫病人開上癮藥物處方的醫生、不負責任的製藥業者，都是藥物管制規定上的漏洞。藥物只供應正當醫療用途是二十世紀中逐漸形成的國際藥物政策主旨。各國的藥物管理法雖有細節上的差異——例如毒癮者治療期間的維持劑量多寡，但基本處理方式都一樣：盯住藥物從製造者到服用者手上的層層關卡，辦法包括規定業者配額、憑證照製造配售、憑醫師處方購買、以三聯單保留買賣記錄等等。愈是危險性高的藥物，規定愈嚴格，這個理念可以從法規和國際條約上附載的不同「進程」、管制藥物目錄等看出來。這樣「掐緊出入口」的用意在於減少合法製造的藥物總量與偏離正當用途的可能性，同時也維持醫師處方與研究用途的足夠流量。

這套管制系統由何而來，香菸等爲何得以豁免於此，後文將有詳述。藥物管制上最明顯可見的難題就是強效的合成藥物種類愈來愈多。第二次世界大戰以前，管制的藥物大致只有三類：鴉片類、古柯類、大麻類。設計管制辦法的人想像不到會有上百種新的合成藥物出現，他們也想不到某些新型合成藥物——例如羥戊甲嗎啡（etorphine）——的強度會是嗎啡的一千多倍。他們更沒料到，新的合成藥物溜出醫療規範之後會有數以百萬計的非醫療使用者出現。

多位人士看出這種情形與核武發展的相同之處。心理學家艾文斯（Wayne Evans）曾在一九七一年指出，藥物研發者面對的道德上的兩難，與曼哈頓計劃（Manhattan Project，美國軍方於一九四二年展開之原子彈研製計劃）的那些物理學家們遭遇的相同。新型的合成藥物與核能一樣，同時具有造福與作惡的強大潛能。救人命、打垮侵略者，是研發新藥與核武有力的正當理由。萬一有人將新發現用到不正當的方面又該如何呢？既傑出又兼具爭議性的美國學者克藍（Nathan Kline）——在精神藥理學界的地位如同泰勒（Edward Teller，美國的「氫彈之父」）——的說法簡單扼要。他認爲，問題的重點不在如何造出影響行爲與情緒狀態的新藥。製造並不怎麼難，難的是「確認該由誰來決定藥應當什麼時候用、給誰用、由誰來給藥。」

身份地位具有影響力的人不肯服從傳統權威，使藥物管制的難題更加複雜。第二章提過的「以惡癖爲企業」的人士之一李瑞，爲了捍衛迷幻劑體驗運動，捨棄了大有可爲的學術生涯（他說「LSD 比哈佛重要」），甚至放棄自由，過了幾年牢獄生活。他到瑞士尋求政治庇護，遇見了當初在一九四三年發現 LSD 的霍夫曼（Albert Hoffmann）。一九七一年九月的某一天，LSD 之父霍夫曼與 LSD 的頭號倡導者李瑞在共享魚與白葡萄酒的一餐上討論各自不同的觀點。曾經希望 LSD 有益精神病醫療的霍夫曼，態度由衷而坦白，他認爲 LSD 對年輕人特別不宜，李瑞卻引誘年輕人來服食，太不像話。霍夫曼說，李瑞應該避免大肆宣揚，只在學術的環境背景中默默從事科學性的探索。

李瑞具備眞正的革命份子不可或缺的三項特質：不屑於謹愼、不在乎造成傷害、精於顚倒是非的狡辯。他反駁霍夫曼說，那些因他唆使開始吸食、跟上迷幻潮流、輟學的十來歲的美國年輕人，會成熟得相當早。他們懂得這麼多，有這麼多人生經驗，程度和歐洲的成年人差不多！至於大肆宣揚，乃是他達成重要歷史任務所必需的。李瑞認爲，傳播 LSD 這大好消息的正面效果太大了，任何傷害損失——不論多麼值得遺憾——都只是一點小小的代價。霍夫曼雖然相信李瑞心中懷有理想，卻覺得這理想是嚴重誤導的。他在回憶錄中寫道：「錯誤不當的使用，導致 LSD 成爲給我惹麻煩的孩子。」

醫界的論述素有正當使用與濫用的二分法，遇上麻醉藥品與其他極易上癮的藥物，區別尤其分明。李瑞反對這樣二分，貝葉羅卻斷然說：「對於可能上癮的藥劑只有在確切病變狀況下使用，才是醫學上理由正當的，而且此種使用必然要有嚴格而有效的管制。除此之外，此類藥劑的其他使用均應視為濫用。」人類學家也許會質疑，為抵抗地區性疾病而服鴉片的自我醫療習俗，不是在「嚴格」而「有效」的管制下實行，算不算是濫用？儘管諸如此類的古老習俗的確存在，自從刺激精神藥物的革命之始，就有了醫療使用與消遣使用的區分。在猶太教的、基督教的、伊斯蘭教的、佛教的，甚至印度教的文化，都一直有這樣的區分；這種區分強化到成為國際管理制度的中心道德理由。凡是溜到醫療系統掌控之外的藥物——不分天然的或合成的，都引起關注與要求管制的呼聲——連魔法師的學徒也明白茲事體大。

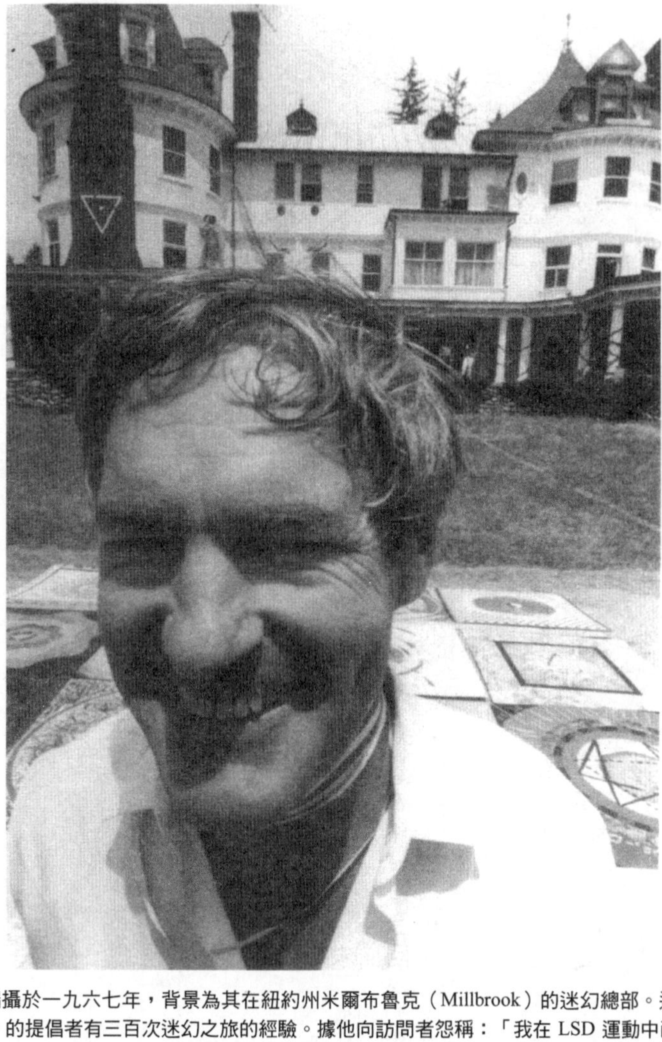

李瑞攝於一九六七年，背景為其在紐約州米爾布魯克（Millbrook）的迷幻總部。這位LSD 的提倡者有三百次迷幻之旅的經驗。據他向訪問者怨稱：「我在 LSD 運動中已經算過時了。披頭四取代了我的地位。他們那張新專輯完全是在頌揚 LSD！」

享樂的陷阱
A Trap Baited with Pleasure

藥物大多屬於危險物質，最好是在醫生監督下限量使用。這已經是官方確認藥物的社會角色所採取的立場。但這並不是唯一的立場。商人、資本家，以及向商人和資本家征稅的政治大權在握的執政者很早就發現，藥物是誘人的產品，也是豐厚稅收的來源。由於賺錢的機會和健康的顧慮不能協調一致，刺激精神物資的貿易歷史中便處處可見因此產生的道德與政治的衝突。自始至終，財政的考量都與醫藥的考量勢均力敵。有些藥物的發展中，財政考量根本重於醫療。我們首先還是要問，藥物爲什麼會引起這麼大的需求？爲什麼——這也是包理在三百多年前就在研究的——有人爲取得藥物而不惜犧牲一切？

進化的矛盾

藥物是毒。具有刺激精神作用的植物為防衛草食動物而進化出生物鹼。昆蟲與鳥獸吃了這些植物，會暈眩、辨不清方向，或產生幻覺。然而，有些動物仍然會吃令自己昏醉的植物和發酵的果實，甚至不在乎自己的求生能力因而大打折扣。按進化的理論，「意外」吃醉的行為可能是有益的，因為這可以警告誤食者不應再吃這植物。至於「故意」的行為，不但無益，而且是矛盾的。這樣做顯然是與自然淘汰的道理背道而馳。

比較合理的說法是：食用致麻醉物可以滿足某種基本需求。魏爾（Andrew Weil）認為，每個人與生俱來有一種想要轉換自己正常意識的衝動。兒童遊戲中會故意自己轉圈到發暈的程度；修行的人會在冥想打坐中忘卻自我。撤除以自我為中心的意識乃是人類固有的慾望。但是，為達到這個目的而採取的手段，有些是相當危險的。藉藥物這強有力的工具來轉換精神狀態，是走捷徑的做法。轉換成功的是什麼狀態，並不是全憑藥物決定的。最終的狀態乃是藥物與服用者的心態、服用者的實際環境及社會處境交互作用的產物，但作用的關鍵仍在於藥物。利用藥物滿足轉換精神狀態的衝動，是不惜接受毒害以得到又強又快的效果。

雖然魏爾假設這種衝動是生來就有的，衝動的強弱卻與社會環境大有關係。日子過得無聊痛苦的人比忙碌滿足的人容易想要轉換精神狀態。被囚禁的動物也遠比野外自由的動物容易去食用致痲醉物。其實，文明社會也可以算是一種囚禁狀態。人類本來是小群人結隊狩獵採集過著居無定所的生活。進入新石器時代以後，多數人從事農耕，生活在擁擠的、受壓迫的、疾病不斷的社群裡。近代早期百分之九十的人口陷於痛苦貧窮之際，正是菸草等新興藥物成爲大衆消耗品的重要原因。這些東西是對抗難堪處境的意想不到的利器，是逃離現實桎梏的新手段。克藍認爲：「如此逃避『過得太辛苦的自我』，不惜代價換取解脫重負的幸福感——那怕只是一時的體驗。再也沒有比從這方面著眼，更能深刻了解歷史演進的了。」

幸福感與解脫感都是化學分子湊巧產生的結果。只有少數有毒的分子（如果這些分子能順利進入循環系統並且穿越從血液到大腦的障礙）能夠模擬或影響腦部的獎賞與痛苦的控制中樞之內的神經傳導素。身體機能在快感方面很是吝嗇。誘發幸福感的神經傳導素分配得非常儉省，而且大都發給對於求生或繁衍後代有益的表現。藥物會矇騙這個發送系統，促使這些誘發快感的神經傳導素暫時增多。

近三十年來的科學新知雖然激增，研究者仍未完全摸清腦部對各種刺激精神藥物究竟如何反應。有些藥物會影響多個神經系統，引起「雜亂」的反應，酒精即是明顯的例子。但各種藥物似乎都有一個起碼的共同點：會影響中間邊緣多巴胺系統（mesolimbic dopamine system），影響可能是直接或間接的，也有強弱的不同。這種原始的神經基質系統是快感的主要傳送通路，我們決定做或不做某事的動機也是由此而來。藥物會刺激這個系統——可能也刺激其他尚未確認的系統，藉快感發出「這就對了」的訊號。即使像咖啡這樣致麻醉力輕微的藥物，也能通過這個系統使人興奮起來。有一項針對護士們喝咖啡的習慣所作的嚴謹研究發現，每天喝二至三杯咖啡的人自殺率僅有完全不喝咖啡者的三分之一。這是極有意思的發現，足以證明藥物的確是幫助人應對生活的工具。

不過，續杯之前你要記住：反覆服用含咖啡因或他類的藥物也會改變腦內本來的化學作用，以致有損健康。腦部不斷吸收外來化學物質的同時，會調整內部分泌相同物質或接受器的數量，從而對外來的供應產生依賴。這外來的供應一旦中斷，就會有不舒服的感覺。鴉片癮斷毒時引發的多種症狀尤其明顯，包括毛躁、冒汗、極度焦慮、沮喪、易怒、心慌、失眠、發熱、發冷、乾嘔、猛烈腹瀉、類似感冒的渾身酸痛。重重痛苦折磨使許多毒癮者但求一死了事，以下的戈林（Hermann Göring）一九二五年病史即是一例。

> 病因：嗎啡與優可達（Eukodal，二氫羥基可待因酮）濫用；嚴重的斷毒症狀。
>
> ……病人為德國「希特勒黨」要員，參與希特勒發動的暴動期間受傷住院；

據說從醫院逃至奧地利，醫生施給嗎啡後染上毒癮。進入阿斯普登療養院之後，出現激烈斷毒症狀（雖然護理人員給他加量服嗎啡）。期間他變得有攻擊性，行為暴烈，不能持續留院休養。曾揚言要自殺，要「死得像個男子漢」、要切腹等等。

曾經獲得「藍徽勳章」（Blu Max）的戈林會落得如此，會斷斷續續服用嗎啡達二十年之久，會在德國空軍參謀會議上打瞌睡，都證明鴉片類藥物對人體的影響是多麼強。作家柏若茲（William S. Burroughs）於一九五四年從北非的丹吉爾（Tangier）寫信給詩人金斯堡說：「藥房那個人賣了我每天用量的一盒優可達安瓿，他的一臉奸笑彷彿是我吃了陷阱上的餌似的。艾倫，我以前從沒有過這樣的癮頭，每二十小時打一次。也許因為打的是優可達，這東西是半合成的。要做什麼害死人的東西，誰也比不上德國人。」

凡主要是刺激精神的藥物的產品，只要養成經常服用的習慣，斷癮時就會出現一些生理與心理的症狀。連含咖啡因飲品之類不那麼強效的藥物也不例外。一九八九年間，倫敦的哈默史密斯醫院（Hammersmith Hospital）的醫生們發現，病人手術後常見的頭疼症狀並不是手術中麻醉引起的，而是因為手術之前與期間不能再喝含咖啡因飲料所致。除了頭疼之外，常見的症狀還有情緒低落、睏倦、打不起精神。斷癮症狀雖然不等於上癮，研究者卻在其中發現「咖啡因成癮症狀」的確鑿證據。例如，病人爲了喝到咖啡會無所不用其極，會在危險有害的情況下照喝不誤，會罔顧損害健康的後果與醫生的警告而繼續喝。巴爾札克（Honor' de Balzac）即是個典型的例子，他因堅持不改酷嗜咖啡的習慣，致使死於心臟病的後果提早到來。

人們明知這種行爲對健康有害，爲什麼不願停止？藉「效用逆轉」的觀念可以看出箇中端倪。服用藥物而上癮的人——如柏若茲所說——是掉進了以快感爲餌的陷阱。既然是爲了感覺舒服而服用，就恐怕停止服用會感覺不舒服。如果上癮形同劫持人體自然的強化鼓勵機制，斷癮症狀就是抵住腦袋的那把槍。曾經上癮的人就算徹底解毒——古柯鹼之類的藥物完全戒除乾淨可能需要好幾個月時間，也會變了一個人。大腦會記得達到快感的化學藥物捷徑，生活環境中的細微線索——例如常去的酒館招牌——都可能挑起強烈的渴望。藥物上癮實在是一種慢性的、好復發的腦部疾病。

接觸的機會

人爲什麼會不由自主地服食藥物？藥物上癮的根本原因在於腦細胞一再有機會接觸藥物嗎？抑或是因爲上癮的人自己的基因、心理、社會、文化、道德上本來就有問題？

這個議題與理解藥物發展史和執行有效的藥物管制政策都大有關係。

諸多論點之中的一個極端是精神科醫師貝葉羅的一派。他認爲，藥物就像病原體，可藉人爲的手段誘發任何人的破壞性衝動：「不必有異常人格或潛在的社會問題，人就可以對藥物上癮。」關鍵只在有沒有機會接觸到藥物。這個論點可以解釋德、美等國醫生染上毒癮的比率爲什麼從來都高達一般大衆的一百倍。曾任美國麻醉毒品管理局長的安林傑說過：「我們簡直沒見過律師搞這些東西。我可不相信這是因爲律師比醫生護士更有道德，或是因爲律師比較有辦法躲掉這種麻煩。這是躲不掉的。只要有機會接觸到，總有人會想試一下。」唯一的解決之道在於管制貨源。

另一個極端是皮爾（Stanton Peele）的一派。他認爲，藥物上癮的問題是人的問題，不是藥物的問題。上癮和藥物或藥物的化學特性無關，賭博等活動也一樣會有人上癮。按這個論點，上癮者基本上是能力不濟或誤入歧途的人，他們會一而再、再而三地服食藥物，爲的是要「安然沈緬於一種把一切人生難題的意識都泯除的感受」，是個人的價值觀在決定要不要服用、是否持續服用、是否成癮、該不該戒除？而個人價值觀是受文化價值影響的。假如文化本身是容忍醉酒的，是讓酒有能力左右人的行爲的，會發生酗酒問題的比率就一定高於反對醉酒、要求個人爲自己行爲負責的文化。因此，愛爾蘭和義大利的國民平均酒類消費量雖然都高，愛爾蘭的酗酒案例卻比義大利普遍。可見癥結不在貨源，是個人與文化的價值在影響需求與習慣。

我個人的看法（也是多數的藥物製造者、銷售者、廣告促銷者的看法）是，以上兩個似乎互相牴觸的觀點都言之有理，但先決條件是能夠受接觸到的藥物影響。不論何種藥物，使用過的人不一定都會上癮。香菸是可能使人上癮的藥物中影響力最強者之一，但試吸過的年輕人只有大約三分之一會有香菸癮，有不少人天生就有對某些藥物免疫的特性。例如哲學家波普（Karl Popper），因為對香菸的煙過敏而變成幾乎與世人隔離的隱士；而美國前總統柯林頓（Bill Clinton）年輕時之所以沒有吸大麻，是因為肺裡不能容忍煙進入，即便朋友們一再教他抽，他也沒學會這牛津大學學生的基本功夫。對某種藥物始終會有強烈不適反應的人，等於對上癮免疫了。超我意志力強的人，謹守宗教戒規的人，也比較不易去嘗試。與上述各類相反的人，愛找刺激的反社會人格者，試用而上癮的可能性就大得多。皮爾認為關鍵在個人是有道理的，但集體的行為也是重要的，例如，土耳其人強烈忌諱吸鴉片（但不反對輸出鴉片），因而沒有嚴重的鴉片癮問題。中國文化把幻覺行為等同精神病，所以LSD始終未在中國普及。反觀日本人，因為對豪飲採取放任態度，使得半數人口基因裡帶來的喝酒潮紅反應也失去原有的保護作用。

至於和藥物近水樓台的關係有多大影響，也可以從歷史中找到證據。十九世紀的後半期中，伊朗的鴉片生產迅速擴大，當時的絲織業正趨於衰退，鴉片的世界需求量卻在漸增，伊朗人因而視鴉片爲理想的出口作物。後來鴉片出口也衰退了，許多伊朗人爲了排解經濟困頓之苦而抽起自種的鴉片。伊朗國王巴勒維（Reza Shah Pahlavi）政府在一九五〇年代中期實施掃除鴉片生產的政策，當時估計國內吸鴉片上癮的人數約爲二百八十萬。實施掃毒的結果可以預期，毒癮者減少了，一九六八年估計約在二十五萬到五十萬之間。但吸食走私海洛英的人數增加了。繼巴勒維之後執政的宗教領袖們，想盡辦法要消弭鄰國走私進來的海洛英。然而，即便發起了反毒運動，吊死了數十名販售毒品者，卻仍堵不住從阿富汗和巴基斯坦流入的海洛英。對於誘使伊朗人使用並買賣藥物的嚴重失業率，伊朗政府也束手無策。

古巴人曾經有過消耗掉古巴雪茄總產量三成的紀錄，亞洲種植並銷售鴉片的地區內，抽鴉片上癮者，一向都高於不種、不賣的地區，迦納與奈及利亞等非洲轉運點都有嚴重的海洛英與古柯鹼毒癮問題，美國肯德基州的肺癌比率特別高，這些現象都顯示，鄰近藥物，熟悉且容易取得藥物，都造成一定的影響。但是影響有多大呢？白瑞頓（Philip Baridon）匯集了三十三個國家官方調查的藥物上癮人口比例進行研究，於一九七三年發表。他在研究中作了多重回歸分析（估計相對原因權數的統計學方法），將上癮比率與社會、經濟、地理各方面十二種獨立因素對照（包括都市化狀況、平均國民所得、與鴉片或古柯鹼產地鄰近與否等等）。結果發現，鄰近產地比任何其他因素的影響都大，百分之四十五的差異與鄰近產地與否相關。白瑞頓因而認定：「在諸多複雜的心理與社會的解釋紛爭之中，藥物濫用的最根本的事實往往被忽略了。那即是，如果不能取得藥物，就不會有濫用的行爲。」

藥物發展過程的背景中充滿白白贈送的促銷手法，正是基於這個原因。尖峰時刻送香菸、短程快速賽車中贈送無煙菸草、過剩的巴西咖啡免運費送到日本，都是實例。一百年前的美國工人酒館換了一個方式：午餐免費，啤酒要付錢。曾有一位芝加哥市的業務員向同事表示，他漸漸發現自己不是爲了免費午餐去那家酒館，而是爲了啤酒，所以必須戒掉再去的習慣了。這些贈送手段背後的用意是要給可能成爲終生顧客的人更多接觸的機會，尤其要抓住消費習慣仍有可塑性的年輕人。受影響度排行榜第一的是年輕、單身、人際活動偏少、欠缺體質上或文化背景上的防範機制、已經在使用其他藥物的都市男性，這一類人最有可能試用新的藥物，而且試用後會上癮。貝葉羅強調，並非僅有這一類人會成爲欲罷不能的使用者，只要假以時日與充分的接觸機會，就可能有數以百萬計的人走上同樣的路。一九一五年間，美國吸香菸的人口大多只限於撞球館和街頭路邊的範圍，到了一九五五年，美國二十五歲到六十四歲之間的男性有三分之二是老菸槍，其中絕大多數是吸香菸。

上癮、耐受性、需求

一旦上了癮，需求量就固定不可少了，常有人說，上癮者是不在乎價錢的。其實他們和一般消費者一樣會考慮價錢，如果藥物售價漲得太高，上癮者會去找替代物，或是減量使用，或索性戒掉。不過，鴉片或咖特等物質畢竟和大麥、燕麥不同，上癮的人甘願爲了能夠持續服食而多作一點犧牲，放棄他們比較不渴望的東西。尤其是短期內因斷癮而正在受苦的人特別會作這種犧牲。

英國作家兼書商侯恩（William Hone）曾與散文家蘭姆（Charles Lamb）於某個夏日傍晚一同在倫敦北區的野地上散步，兩人決定都要戒掉吸鼻菸的習慣，在一時衝動之下雙雙把自己的鼻菸盒從坡頂上扔進有刺的灌木叢裡，得意地揚長而去。事後侯恩寫道：「於是我開始覺得很不舒服，整夜都不好過。第二天早上我又走在那小山坡上，只見蘭姆在下面的灌木叢裡找東西。他抬頭對我笑著說：『喲，你也是來找鼻菸盒嗎？』『我才不是！』我答道，一面從我的背心口袋掏出紙包撚起一撮鼻菸，『我在第一家開門的鋪子買了半便士。』」

類似侯恩這種經驗——吸菸者大清早到處找可以買到菸的鋪子、酗酒者在寒風中瑟瑟發抖等著酒舖開大門、睡眼惺忪的通勤上班族掏著口袋裡的零錢準備買早起的第一杯咖啡，都將成爲工業化都市生活中常見的景象。數以百萬計的消費者那種「不吃不可」的感覺，將藥物隔絕在商業榮枯循環的影響之外。經濟史學家賴夫（Alfred Rive）曾經研究一八六〇年至一九〇〇年的四十年期間英國人的菸草消費，據他發現，失業率從百分之二上升到十，菸草消耗量只減了百分之一左右，足以證明這是無彈性需求。至於國際間的表現，菸草業在經濟「大蕭條」期間還不只守住既有的版圖，「英美菸草公司」甚至寫下銷售新紀錄，盈利比以往還高。在美國，一九二八年的經濟繁榮期到一九三二年的衰退期之間菸草類的零售量只有平均每人一美元的下降率，從二六・二三元減到二五・二九元。《華爾街日報》（*Wall Street Journal*）的老闆巴隆（C. W. Barron）過世後，他的繼承人班克勞夫（Hugh Bancroft）曾經私下對人說，一九二九年美國股市崩盤後，他只買了三種股票：通用汽車（General Motors）、派拉蒙電影公司（Paramount Pictures）、美國菸草公司（American Tobacco）。他說出這麼做的道理：美國人即便負擔不起車子也要開車，不該看電影的時候也照樣上電影院，爲了買香菸幾乎什麼都可以不要。他說過：「假如你想賺錢，要挑一個可靠的壞習慣。人在年頭不好的時候會放棄很多必需品，卻絕不會想到要戒掉自己的壞習慣。」

藥物也不受流行風影響。這說法違反我們的直覺，需要詳解一下。藥物的某些品牌和使用模式——例如一○一毫米長的香菸、古柯鹼吸食隨身包——會流行一陣而後消失，但藥物本身一旦被普遍接受，都會持續很多世代，藥物是耐得住時間考驗的。水獺皮帽、篷篷裙，以及其他曾經風行一時的東西早已進了博物館或被人拋諸腦後，藥物仍在人們的生活中流竄。自古以來，時尚便是從社會上層往下傳布，一方面在追逐，另一方面又要甩脫。社會地位較差的人急於獲得地位的符號，就抄襲上流社會的衣著、裝潢、行爲的模式。高居社會頂層的人很有警覺，自己的社會地位特徵一旦被侵犯，就把庸俗化了的作風棄之不用，另外去找別的，這新找到的以後又會被中下階層抄襲，時尚因此永遠在變，如德國社會學家西梅爾（Georg Simmel）所說：「時尚一旦風行起來，也就逐步走向它的末日。」（西梅爾的理論不一定適用於現今所有社會階層同時受媒體傳播新流行趨勢影響的情形。但二十世紀以前，西方社會的時尚大致都是由上而下的走勢。）

咖啡、茶、巧克力在歐洲起初都是上流社會的流行飲品，後來才推展到一般大眾。但是，家家戶戶老百姓都開始喝茶以後，貴族仕紳們並沒有把他們的銀壺銀杯束諸高閣，原因何在？答案之一是：這些飲品（以及加在飲品裡的糖）具有提振精神與使人上癮的特性，上一季流行過的服飾卻沒有。英國貴族儘管用鑲金邊的杯子和高雅的禮儀凸顯他們不凡的地位，卻不會放棄平民百姓也在喝的茶。

除了以上之外，茶商還有其他優勢，包括茶的重量輕，而且容易摻假。大多數以為以假為眞是黑市買賣才有的事，其實二十世紀以前世界各地的合法藥物買賣中摻假與冒牌都是十分普遍的。賣方為了多賺一點錢，葡萄酒、烈酒、菸草、巧克力、咖啡、茶、鴉片、大麻，都不免有兌水、摻假、加味、貼假商標的情事，在茶葉上動手腳更是屢見不鮮，倫敦茶舖老闆會讓華人服務員站在櫃檯後面以免被懷疑摻入黑刺李的葉子。消費者明知茶葉摻假，仍舊照買不誤，可見茶癮不小，這也是無彈性需求的又一證明。像侯恩那樣受了一夜的斷癮煎熬之後又去買鼻菸的人，是不大可能在品質上多所挑剔的。

消費者並不是人人都像侯恩有這麼大的癮，不過，人人都會對買來使用的藥物量產生耐受性。持續使用相同劑量卻出現效用遞減的情形，或是必須增加劑量才能維持原有的效用，都表示耐受性產生了。經常上酒館買醉的人發現自己得比以前多喝兩杯才有醉醺醺的快感，就是對酒精有了耐受性。這是固有的利潤促進機制，能增進需求卻不增加顧客。多數慣飲的人後來會達到中毒的高耐受量。酒癮最大的人通常不會超過每天十盎斯純酒精的耐受量，吸菸則以兩包（四十支香菸）為限。但也有人超過這個限度，羅斯福總統每天抽到四包，著名電影製片人賽茲尼克（David O. Selznick）是五包，演員約翰韋恩（John Wayne）更高達六包，終於因為變黑的左肺裡有個雞蛋大的腫瘤上了手術台，這時候他抽掉的香菸早已超過一百萬支。

藥物是理想商品的另一個原因是：刺激精神的作用短暫。點燃吸入的藥物迅速經由肺部進入心臟和大腦，作用又快又強。吃喝下去的藥物——例如酒與鴉片丸——是逐步進入體內的，作用時間較長。除了LSD、口服美沙酮、脫氧麻黃鹼，以及其他少數幾種藥物之外，明顯轉換意識狀態的作用幾乎都不超過五、六小時。

藥物的情況和耐久商品是相反的。生產過剩雖然會導致售價下降，卻不必擔心需求會突然消失。藥物這類產品本質上就會促使消費者不斷掏出錢來，對作用短暫的藥物上癮的人更是如此。比約翰韋恩略遜的一天兩包的菸槍，每年大約要吸十五萬口菸，抽掉一萬五千多支香菸，花費——按目前的價格算——一千五百美元。從事投資而成傳奇人物的柏費特（Warren Buffet）曾說：「告訴你我爲什麼喜歡香菸業？製造只用一分錢，賣出去可以賣一塊錢。抽菸的人會上癮，而且有非常強的品牌忠誠度。」

如今的香菸商人如果還說自己不知道這些事實，那可是在騙人。但早期的菸草業者是否理解藥物的經濟邏輯？他們是否只顧作買賣而不知他們供應的是什麼性質的需求？其實歐洲和以外地區普遍有人講過用了菸草欲罷不能的情形，菸草商當然不會沒聽過。英國哲學家培根（Francis Bacon, 1561-1626）在《生命與死亡之歷史》（*Historia Vitae et Mortis*）中寫道：「在這時代變得這麼普遍的菸草」帶給人們「如許的暗喜與滿足，所以一旦吸食了，簡直割捨不下。」古人也發現，長期使用鴉片的人可以輕輕鬆鬆服下可以使初次服用者喪命的劑量。葡萄牙藥劑師皮列斯（Tomé Pires）於一五一六年在印度的科欽（Cochin）寫給國王的信上說：「這是絕佳的商品。經常吃它的人會昏睡糊塗，他們兩眼發紅，喪失理智。他們吃它是因爲它激起淫蕩心。……這是好商品，消耗量大，價值很高。」早在路許（Benjamin Rush）和特羅特（Thomas Trotter）說出酗酒是病的觀念的一百五十年前，十七世紀的歐洲就已經知道，長期習慣性的飲酒可能「把樂事變成必需」。醫生們確知藥物上癮是一群相關的神經疾病（如嗎啡癮、古柯鹼癮、咖啡因癮等等）乃是十九世紀晚期的事，但走過刺激精神藥物革命早期的人們至少已經初步發現，欲罷不能的使用與耐受性的可能性，以及相關的經濟重要性。

性交與生意

近代早期的使用者購買藥物不僅僅是爲了平息個人的苦惱或滿足私下對快感的需求，即便這兩種需要也很迫切。他們同樣重視藥物在政治應酬、社交、性交方面的用處，這也是藥物很快從無趣的醫療範圍向外流的另一個原因。例如，近東地區的咖啡館供給男人們一個外出的最佳藉口，讓他們在明顯缺乏男性宴飲同樂習俗的社會裡，有機會和其他男人往來。十六世紀的神職人員會反對喝咖啡，不是因爲咖啡會引起（*marqaha*）

咖啡興奮症，而是因爲疑心咖啡館是招引男性聚集做壞事的地方。

咖啡館在歐洲也曾經發揮類似的解放作用，中產階級漸漸興起之際，咖啡館成爲供人們閒聊、交換意見、談政治、評論藝術的場所。意見的隔閡與社會階級的界限在咖啡館裡都可以打破，性別的界限卻是難以踰越的：十七、八世紀的咖啡館裡幾乎看不見女性顧客。德國倒有「咖啡集會」（Kaffeekränzchen），這是婦女們自組的談話機制，集會中可以討論時事和時尚，這卻引來古板人士的撻伐。

大麻和鴉片雖然對於歐洲的「啓蒙運動」（the Enlightenment）無甚貢獻，卻仍是男性群集休閒之中的要角，和抽菸斗、雪茄相似，香菸更是不分時地、便利交際的工具。在中國大陸，男人們標準的打招呼方式是說：「抽菸嗎？」同時一手遞過香菸包來。敬菸和請人上酒館或喝咖啡一樣，會增加接觸藥物的機會、增加消耗量，終至增加上癮的人口。折中主義的醫生兼藥學專家洛伊德（John Uri Lloyd）也廣泛研究藥物的歷史，他認爲，導致「放蕩行爲」的往往不是藥物本身，而是藉藥物交往的關係。

簡言之，藥物的吸引力不但在於能刺激腦內的獎賞作用，也在於社交方面的用處。文化影響藥物使用，藥物使用也影響文化，許多社會習俗——例如舉杯祝飲、上班時喝咖啡的休息時間——的形成是從藥物得來的靈感。第二次世界大戰過後，美國婦女發現香菸不只是輸送藥物的媒介，而且是件有用的道具。剛開始想向外宣示自己的女性魅力，可以用含意多樣的香菸來凸顯自己的獨立、可接受追求、友善，以及把香菸在菸灰缸中用力按熄表示自己的憤怒或不屑。香菸融入二十世紀的群居生活非常徹底，有人會把香菸描述成人的替身。一位在丈夫離家時抽香菸的女士說：「我覺得它就像是個伙伴。」一位打獵時獨自在樹林裡抽香菸的男士形容自己的感受是：「好像有人陪伴。」

到了二十世紀中葉，尼古丁氣味成爲浪漫的氣息，抽菸也成爲男女歡愛行爲的一個附件，酒精亦復如是，自古酒就是性愛的助興物。「你一旦喝醉了，『不』的意思就變得特別曖昧複雜了。」奈普（Caroline Knapp）作過這樣的概括，她在酗酒期間打定主意不和喝酒有節制的男人約會。不過，酒精對做愛前戲比較有用，對最終的成其好事卻未必有益。莎翁戲劇《馬克白》（*Macbeth*）中的守門人對麥克鐸夫（Macduff）說的好：「它會激起慾望，卻教表現凸捶。」

許多男人用藥助興是爲了把高潮的時間延後，過早射精在許多文化之中都是令男性覺得丟臉挫折的毛病。一五六三年間，葡萄牙屬地果阿的一位皈依基督教的醫生奧爾塔（García d'Orta）——死後被宗教法庭判爲暗中信奉猶太教——發表了一部有關印度出產藥物的著作，其中包括將大麻、曼陀羅花、鴉片當作致幻覺劑與催情劑使用的論述。鴉片乃是「到處都有大量需求的商品」，人們買來收藏著，小量地食用以排解平常的不適，但也常有人在行房之前服用它。（呼應皮列斯所說的「激起淫蕩心」。）奧爾塔認爲這種做法令人費解，因爲所有專家都證明經常服用會導致陽萎，爲什麼還有這麼多人不明白事理？「這不是很體面的話題，更何況我們是以葡萄牙文討論它。」他這麼表示之後，又接著用紆迴文辭細談同步性高潮，「這時候服鴉片就有幫助。它……可輔助較從容地完成性交行爲。」

嗎啡和古柯鹼也曾被用來製造這種延緩效果。瑞典人稱爲「性幫浦」的安非他命也曾被用於達成同樣目的（瑞典語中的藥物俚語十分豐富多彩），有些抗憂鬱藥也曾經誤打誤撞成了催情藥。一位醫生開了氯米帕明（clomipramine）給憂鬱症病人服用之後寫道：「附帶提一下，他的夫人——一位高大的影星型女子——希望他繼續服藥，因爲他維持勃起的時間比從前以來都久得多了。」這又是一個以快感爲餌的陷阱。長時間服用延緩射精的藥物（使用菸草亦然）通常既會導致陽萎又會上癮。男性企圖調整一種自然的衝動慾望，用了不自然的，而且價格昂貴的東西，卻把原來的本能趕跑了。

比較不易上癮的致幻覺藥物也經常被當作催情劑。李瑞曾經叱罵不服用迷幻藥的人說：「拿你一向做愛的情形和服了 LSD 來做相比，不管你以爲你那樣做的快感多麼銷魂，都像是和百貨公司櫥窗裡的假人做愛。……在細心安排的情愛 LSD 體驗過程中，女性能有好幾百次的高潮。」古代和現代文化中普遍當作催情藥使用的大麻，效用比這個溫和得多，但愛用者是一樣踴躍的。大麻能解除抑制、增強敏感度，還能扭曲時間感，使高潮顯得更持久——這種效用可能因服食者的期望而加強。一九八〇至一九八一年間，蓋伊醫生（George Gay，在 Haight-Ashbury Free Medical Clinic 工作）與同事作了一項獨特的研究，對象是一百二十名酷嗜藥物與熱中性愛的人。研究者與這些人一一對談，要他們說出各自的偏好有哪些？那是舊金山尚未爆發愛滋病的年代，這些人所說內容可謂無所不包。令人意外的是，這些經驗老到的人選出能增進性交快感的藥物冠軍是大麻，領先 MDA（此爲男同性戀普遍使用）、古柯鹼、LSD 諸項。

大麻也能增強享用食物與音樂時的快感。曾有一名二十一歲的學生說：「男生愛女生，性最妙。哈了草『駭』（high）起來，什麼都最妙。」大麻這麼全面的快感促進功能，不是每一種藥物都具備的，但是別的藥物也發展出不一樣的加乘搭檔：葡萄酒配飯菜、咖啡配甜點、喝啤酒配擲飛鏢。藥物商人賣的不只是一時的「駭」（high）或一解斷藥之苦，他們賣的是可以增進各式各樣快感的產品，性愛與口腹之慾只是其中之二。

現代的廣告會刻意宣傳藥物——合法售賣的藥物——的這類功能，但增進某種快感的功能並不是廣告率先說的，也不是廣告裡一定會說到的，比廣告更古老、更有效的是口耳相傳：酒館裡的私語、牆角撒尿處的塗鴉，都可以一傳十、十傳百。在偏離正軌的享樂次文化之中，藥物有助取樂的訊息傳得更快。例如，海洛英可延長性交的說法，最初是在美國東北部各都市中常逛風化區的年輕男性之間傳開的。

有人第一次試用藥物就會愛上。卡羅爾（Jim Carroll）在《籃球日記》（*The Basket Diary*）之中說：「什麼也比不上那第一次的快感。那就像十次的性高潮。」但是，比較常見的初試反應是不喜歡或噁心不適。有時候噁心之中也夾雜著快感，有時候則無。對於苦味、辛辣的菸，有作嘔感都是人體自然的抗拒，也是藥物暢銷上的最大障礙。據說英國女王伊莉莎白一世（Elizabeth I）只試吸了一次菸草就戒菸了，許多嘗試藥物的人也和她一樣，只有第一次，沒有第二次。他們都遵守了人類進化過程中對毒性生物鹼警覺避開的原則。

但也有人吃了苦頭不立刻學乖。這種人會一試再試，主要是因爲同儕的鼓動和壓力：沒關係，每個人第一次都會噁心，下一次你就會知道其中妙處了，要是你老不開竅，可就太遜了。二十世紀初期的俄羅斯工人若是竟然不會喝酒，會被夥伴們譏笑爲*krasnaia devista*（紅丫頭）、*mokraia kuritsa*（軟腳母雞）、*baba*（鄉下女人）——全是陰性名詞。真正的男人要會喝酒，也要會抽菸。麥克考特（Frank McCourt）在回憶錄裡寫到愛爾蘭少年時代的同伴們：「他們不信我不會抽菸。他們以爲是因爲我的眼睛不好，要不然就是我有肺病。不會抽菸的人哪能交上女朋友？」和他同時期的美國小說家厄普戴克（John Updike, 1932-）也有同感：「在一九四〇年代晚期，不會抽菸的高中學生會到處碰壁。」他初次抽菸雖然感覺不好，卻強忍著難受繼續抽，此後一直抽了三十多年。

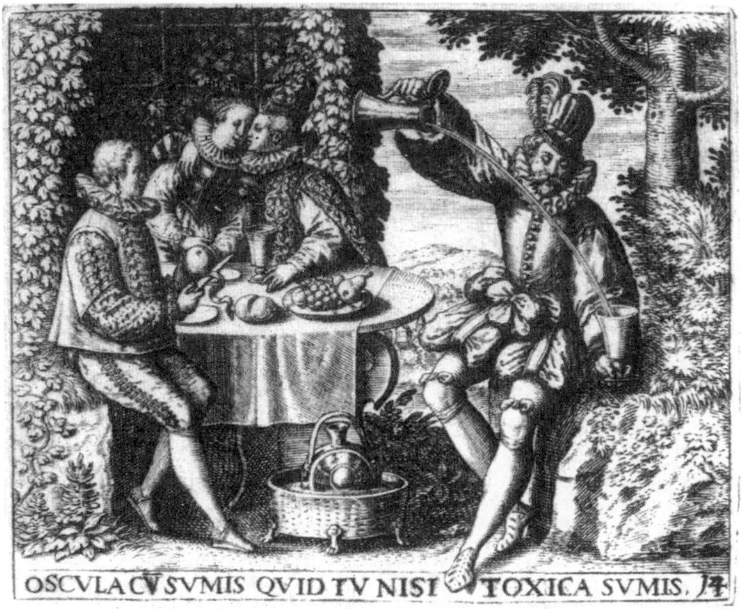
OSCVLA CV SVMIS QVID TV NISI TOXICA SVMIS. 14

飲酒與戀情（本圖中是不當的戀情）是繪畫與文學中時常並列的主題。其實酒類只在求愛的初期很有用，而且只限於適度地飲用。但是，什麼時候該止杯是很難拿捏的，因為喝下肚的酒不斷被吸收，喝完最後一杯之後，血液的酒精濃度仍繼續上升。如果要在上床前再來一杯，實在是不智之舉。本圖取自狄布萊（Theodor De Bry）所著的《貴族浮雕……》（*Emblemata Nobilitati*……, 1592）。

問題導致獲利

新出現的藥物和藥物產品往往要分佔既有的藥物產品市場。例如，十七世紀的琴酒競爭、十八世紀的咖啡因飲品問世，都曾使荷蘭的釀酒業者承受很長的衰退期。在拉丁美洲，大麻被傳爲帶來陶醉的便宜方法之後，烈酒也曾進入辛苦的競爭期。在奈及利亞，廉價琴酒一旦上市，就取代了價格昂貴的傳統待客品可樂果。香菸出現以後更是菸草市場上的一枝獨秀。以一九〇〇年的美國吸菸者計算，平均每吸兩支雪茄才吸一支香菸；到了一九四九年，比數變成香菸六十五，雪茄一。一八九九年上市暢銷的阿司匹靈是鴉片類劑的安全替代品，在一九一四年已經成爲全世界使用最普遍的鎮痛劑之一，醫生用藥導致的嗎啡上癮也因而減少了。在此同期，諾弗柯因（novocaine）與其他藥物合成的麻醉藥，幾乎完全接收了危險性較高的古柯鹼原來佔有的市場。

藥物市場並不是論較輸贏、你死我活的賭局。新出現的藥物添加到既有的藥物之中而加強其作用的例子比比皆是。有了可樂類飲料以後，喝私釀酒的人可以用它加味，嚼食咖特的人可以用它解酒。鎮定劑和巴比妥酸鹽可以加強酒精的作用，尼古丁可以加強大麻和咖特的效果。注射海洛英若是加上古柯鹼，刺激力更強，瑞士人稱之爲「雞尾酒」，美國人叫它「快速球」（speedball）。酒精本來是多功能的醫藥用品，加上新研發的合成物質，又成了新藥，在攙有麻醉劑的成藥與萜海洛英（Terp-Heroin，呼吸系統的抗痙攣劑）之類的醫師處方藥之中都少不了。製藥公司發現，減肥藥和其他安非他命類產品加入巴比妥酸鹽，作用可以增強；服了添加巴比妥酸鹽的產品會覺得心情更愉快放鬆。

菸草類和大麻菸很適合互相搭配。凡是已經盛行吸菸與吸大麻的文化之中，都有人將兩者合用，在摩洛哥叫作（*kif*）（昏倦），在牙買加叫作spliffs（大麻煙捲），在美國是blunts（鈍器）。菸草產品是大麻走上發達之路的大門，如果沒有香菸革命在先，美國的大麻菸文化情結不會興起那麼快、傳播那麼廣。反主流文化的老生常談雖然說大麻菸是烈酒的良性替代品，酒癮大的人卻很可能兼有大麻癮。總之，抽香菸與飲酒已經使大麻菸和其他藥物的需求增加了，並沒有使之減少。

藥物常可用於抵消其他藥物的作用。巴比妥酸鹽類和古柯酒都可以減輕鴉片類的斷藥症狀。鎮靜劑、鴉片類製劑、烈酒都可以緩和古柯鹼的藥力。咖啡豆和可樂果都可以用來解酒。嗎啡和海洛英亦然：進入二十世紀以後，仍有許多鴉片類劑的上癮者起初是爲了消除宿醉而開始使用。無酒精飲料的業者也會把其產品當作良性的另類選擇來促銷。第二次世界大戰過後，西德的報紙上有這樣的廣告：「宿醉難消嗎？來喝可口可樂。」日本三井製藥廠推出的「康復」是一種含咖啡因和維他命的口服液，目標瞄準的也是清酒灌多了的人士。

這些都是經濟學家所說的「外在事物」：出乎預期的效果，這些效果產生的損失與利潤都不是藥物本身包含的。藥物的傷害性所引發的外在事物向來很多，例如意外事故、中毒致死等等。因此藥物在十九、二十世紀受到的管制愈來愈嚴。然而，刺激精神藥物的革命也製造了許多帶來利益的外在事物。各種藥物問世之後，接踵而來的是精製菸斗、鑲寶石的鼻菸盒、細瓷茶杯、藝術茶匙、大麻菸槍、加味捲菸紙等不勝枚舉的相關產品。（美國藥物加強管理局（Drug Enforcement Administration）在一九七〇年代中期開始只按香菸紙銷售量來估算國內的大麻菸消耗量。）藥物的確能引發人們的巧思，以往賣荔枝乾和煤炭球的人曾經生意興隆，因爲荔枝乾可以用來揉鴉片團，炭球便利點燃鴉片菸槍。一八七六年間，單是倫敦這一個都市，就有三十家製造並進口海泡石菸斗的商店。在歐陸的君士坦丁堡，貴婦名媛們流行佩戴遮掩袖珍型皮下注射器的珠寶。一百年後的美國愛好者喜歡戴安眠酮藥片（Quaalude）形狀的金墜子和耳環。

「外在事物」往往以「問題導致獲利」的形態出現，例如藥物濫用引來的問題可以轉變成爲提供治療的業者獲利的機會。在一九三〇年代，「消化汽水」（Bromo-Seltzer，含溴化鉀、乙醯苯胺、咖啡因、檸檬酸，無需醫師處方可買到）的行銷者發現，買主大多數是想要解除宿醉的低收入男性，因而立刻收掉廣告，改用星期天的報紙漫畫版來促銷，因爲星期日是「消化汽水使用量最多的日子。」行銷「鹼性汽水」（Alka-Seltzer）的對手商家不甘示弱，也針對又抽菸又愛喝過量的男性設計了漫畫廣告。止咳含片業者的廣告印在紙板火柴包上：「使你喉嚨舒爽，口氣清香。」

意外收穫最大的是調理藥物濫用後果與幫助正在努力戒藥者的醫療系統，後者在美國的獲利之大尤其居全世界之冠。十九世紀晚期開始成形的戒藥輔助業，只是五花八門的郵購療方和一些私人開設的療養院（上流社會俚語稱這種地方是「浸泡坊」），到二十世紀晚期已經發展成爲化學品依賴現象的龐大綜合體。美國一九九二年治療酒精及其他藥物濫用的花費已經超過六十億美元，另外還有三十億美元耗費在預防、人員訓練、研究、保險事務各方面。二十年前我認識了一位在物質濫用管理部紐約州分處（New York State Division of Substance Abuse Services）工作的人士，他在研究曾經有過藥物癮的案例。我對他講起我要撰寫美國市井階層的麻醉藥物服用歷史，並且要從記錄年長的美沙酮病人案例著手，他說我的計劃很好，不過有一點很可惜，因爲我漏掉了眞正的主戲——藥物癮治療產業。

這產業商機之大，連他也始料未及。其實問題導致獲利並不是藥物發展中獨特的現象，凡是利用人類本能衝動而起家的企業中所在都有。人類始祖的進化本來是爲了適應脂肪和糖類都稀少的非洲大草原生活。誰若是能在難得一見的機會大量攝取脂肪的時候大量飽餐，才有可能在遇上饑荒時保住小命。我們這些後代子孫仍然保留種種此類本能衝動，即便在如今的速食社會裡，這種本能已經變成健康上的劣勢，卻還是容易被利用的弱點。自從哥倫布來到新大陸，新食品的匯集與口味發展都與藥物的經歷有相似之處。如果沒有與新大陸的接觸，現在也不會有巧克力糖、比薩醬、爆玉米、炸薯條（美國境內的馬鈴薯每三個之中就有一個成了炸薯條）。到了一九九七年，美國食品加工業每年運到國外的薯條重達三十八萬六千公噸，麥當勞（每天餵飽美國百分之七的人口）在一〇五個國家設立的分店達到一萬家，單單日本境內就有兩千家。麥當勞的大麥克漢堡，從遠在北極圈稍南的芬蘭的羅凡尼米（Rovaniemi）一直到紐西蘭最南的英佛卡基爾（Invercargill）都可以買到（兩地相距兩萬多公里）。同時期「肯德基炸雞」（Kentucky Fried Chicken）的生意也做到了埃及人面獅身像的腳下，肯德雞炸雞在十年前——一九八七年——已經在天安門廣場毛澤東長眠之處的對面開設了全世界最大的一家分店。

這些通俗事物到處長驅直入，是有其超越文化界線的生物性基礎的。甜而多油的食物是人人皆愛的。有些肥胖的人使這種「天生」的吸引力變本加厲，他們用甜而油的食物來排遣無聊、挫折、憤怒、憂鬱、不安、失望，正如容易染上使用藥物習慣的人。歷史學者史碧克（Susan Speaker）認爲：「資本主義和醫藥界獲利並不只因爲我們原本有嗜好高熱量食品與刺激精神藥物的生理傾向，也因爲人類各式各樣的身、心、靈苦惱是無所不在的。」人類爲這些獲利付出的代價各有不同。天生就有旺盛的儲存脂肪基因的人，或生活在運動貧乏的自動化環境中的人，如果飲食過量，往往招致糖尿病之類的麻煩疾病。美國人可以從平均體重的數字看出來，管住自己不吃過量的食物是很難的，我們本能的口腹慾望之外，還有商家廣告的火上加油，使我們的理智判斷和意志力敗下陣來。進化論醫藥專家尼斯（Randolph Nesse）和威廉斯（George Williams）說：「人類千百年來努力要創造一個眞正流出蜜與奶的環境，結果卻發現許多現代病和過早死亡都該歸咎於這個創造出來的成果。眞是莫大的反諷。」

雖然反諷，也讓胰島素、動脈引流、抽脂手術、減肥藥丸、跑步機、減肥餐的供應者賺到了錢。現代資本主義特有的偕吐天才是：能教我們爲了某一類產品或服務而違背自己的理智判斷，然後再賣給我們另一批東西來應付已經造成的傷害，以便我們能夠回過頭來消費更多造成最初傷害的那些商品。評論家克萊恩（Richard Klein）刻薄地說，減肥是最爐火純青的消費行爲。

藥物製造者當然也把握了藉脂肪賺錢的機會。時裝模特兒很早就發現安非他命可以幫人變瘦，英國模特兒陶奈（Jean Dawnay）說，一九五〇年代的紐約模特兒除了苯齊巨林、右旋安非他命、不加糖與牛奶的咖啡之外，什麼都不吃：「她們苗條得不可思議，教我自嘆弗如。」數以百萬計的婦女爲了模仿高級時尚界那種幽靈似的形象，以香菸爲抵抗體重的秘密武器，藉抽菸來抑制對甜食的慾望。女星安蒂麥道威爾（Andie MacDowell）從影前曾是模特兒，靠服食減肥藥丸和古柯鹼保持身材細瘦，她說：「你如果查字典就知道，『模特兒』（model）的意思是範例。少女們爲了要像模特兒那麼瘦，什麼方法都會試，一天到晚只喝健怡可樂、抽菸。」還有比這樣更糟的。男影星小勞伯道尼（Robert Downey, Jr.）說：「有些實際面的問題是海洛英和古柯鹼可以解決的，例如體重過重，或是注意力不能集中。」他是過來人，說得應該沒錯。

超級市場出口結帳處擺著教你減肥的書。爲了凸顯男子氣慨要抽香菸，爲了治療菸抽多了造成的勃起障礙，又得服用威而剛。這些顯然都矛盾得近乎荒唐，但這只是從公共衛生的觀點看來如此。從獲利最大化與充分就業的觀點看來卻很合理，甚至是不可避免的。有問題才會有獲利，是成熟的資本主義的一個定義特徵。發展成熟的資本主義要不斷成長，不能只靠埋頭製造平淡無奇的產品和耐久商品了。大豆和乾衣機能帶動的經濟活動量就只有那麼多。藥物卻能輻射出「外在事物」，製造更多的經濟活動。藥物就像一種永恆運動的機器，提供穩定的工作機會給所有人，農民、律師、藥物史研究者都從中受惠。

莫頓修士（Thomas Merton）在一九四八年間就說過：「我們生活在其中的這個社會

裡，整個方針就是要激動人體內的每根神經，並且讓它們維持在最高度的人爲的緊繃狀態，要把人類的每個慾望逼到極限，並且盡量製造更多新的慾望與人造的渴求，爲的是要用我們的工廠、出版社、電影公司以及所有其他業者製造的產品來滿足這些慾望和渴求。」這話說得完全對。藥物業者與多巴胺的關係就如同色情業者與睪丸素酮、食品業者與味蕾、整形外科醫師與異性追求的美麗外表的關係。這些人都以利益爲目標，都能藉科技之助啓動人體內在的獎賞系統和調節系統。這些系統是在與現今完全不同的環境條件下完成進化的，如此被圖利者利用，顯然對生理上有害，在道德上也是一種顛覆。如何處理「問題導致獲利」，是出現過多次的政治上的兩難，在全世界逐漸連線之際，問題也更趨迫切。

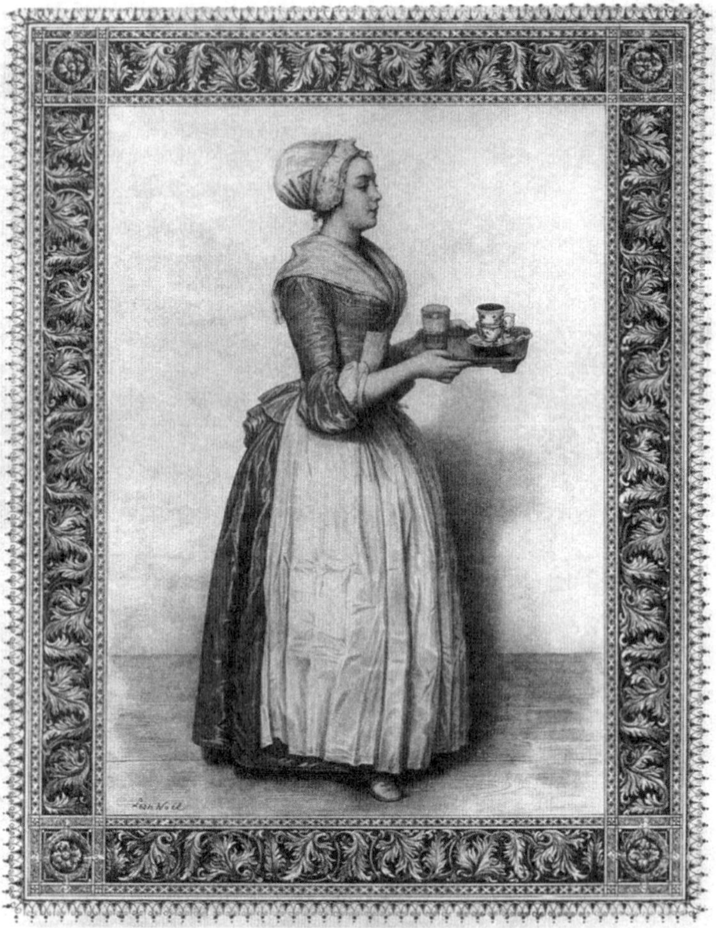

十七、八世紀的咖啡因飲品盛行也引來了許多新產品，多以華麗的形式呈現，供富裕的消費者享用。這幅粉彩畫是仿一七四三年的「美麗的巧克力女郎」之作。原作出自李歐塔（Jean-Etienne Liotard）之手，模特兒是早上為他端來巧克力的女僕，乃是巧克力主題繪畫之中的「蒙娜麗莎」。圖中女僕的托盤上放著德國麥森細瓷（Meissen）杯子，杯上有侯羅特式（Hörolot）繪飾。

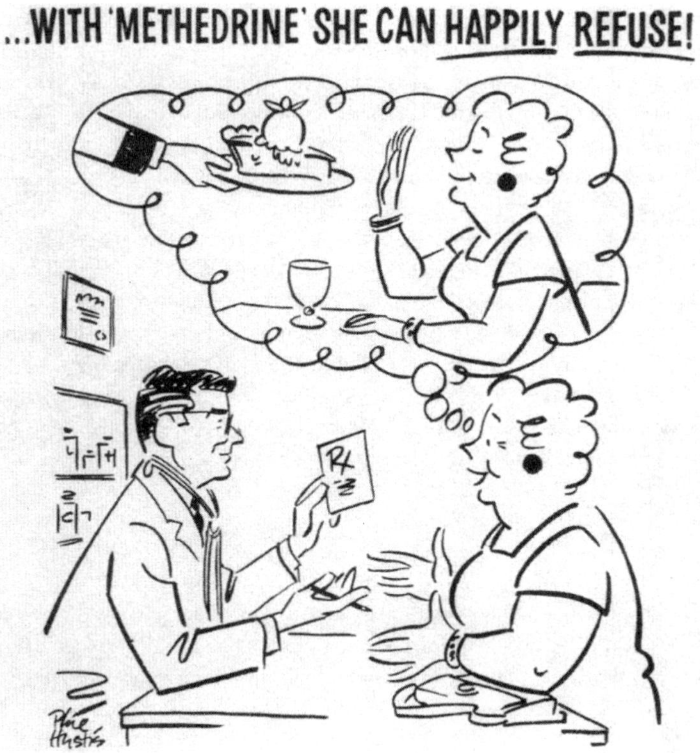

「……有了梅太德林（鹽酸脫氧麻黃鹼）她可以欣然拒絕！」消費導向的社會既重健康又要享樂，簡直像追著自己尾巴跑的狗。一個新款產品會引來對另一個產品的需求——以及努力的製藥公司的利潤。如圖的廣告刊登在一九五〇年代的一些美國醫學期刊上。設計者的目的是要製造醫生們的「反應習慣」，使醫生見了某種病人群就立即開出這個商標的藥。

逃離商品煉獄

Escape from Commodity Hell

一九九七年間，國家藥物管制政策局（Office of National Drug Control Policy）局長麥卡弗瑞將軍（Barry McCaffrey）從歷史觀點就藥物問題發表了重要演說，這是頗不尋常的作爲，因爲美國藥物事務方面的重量級人物大多沒有從事藥物問題歷史省思的癖好。總之，麥卡弗瑞切中了問題的要害：「非法藥物是工業化社會的一項副產品，這種社會使我們——不問後果好壞地——胡亂篡改了人體的內在環境。」合法藥物當然也是工業化社會的副產品。香菸尤其是工業的產品，是用機械的方式生產，由許許多多已經調整自己在機械時代生活習慣的吸菸者以機械化速率加以消耗掉。

以工業產品而言，香菸佔有許多優勢，包括易上癮、易有耐受性、效用短暫、便利社交與增添性感、能控制體重。另外也有一個不可輕忽的劣勢，這是大量生產的物品都免不了的。香菸是商品，是諸多競爭者製造的產品可以取而代之的，經由拆掉商標的產品測試屢屢證明，香菸都是大同小異的。一九四〇年代早期，因爲「美國菸草公司」（American Tobacoo Company）作了一則廣告——「有書面宣誓詞爲證：菸草行家中最中意於『幸福』牌者是其他品牌的兩倍」，聯邦貿易委員會（Federal Trade Commission）對此進行了調查，結果當然證明這根本是不實的廣告。有大約兩百位菸葉農、菸葉倉庫業者、菸葉拍賣者、菸葉採購者一致作證，所有標準品牌香菸都是用同一類的菸草製造的。菸葉農在同樣的土壤中種植、使用同樣的肥料、以同樣方式採收燻製、送到公開拍賣場上、賣給採購同樣品質菸葉的香菸業者。

這項事實是放諸所有商業藥物類而皆準的。一箱箱的蘭姆酒、一束束的可樂果、一塊塊的鴉片磚、一斤斤的古柯鹼，都是一批批的商品。在商品買賣的這一行裡——也有人稱之爲「商品地獄」，要想多佔一點市場，唯一的法子就是降價。競爭不斷把利潤幅度向下壓，藥物生產業的初期成本比較小，新的競爭者又持續出現，所以降價的壓力特別大。

逃離商品地獄的辦法有幾個，製造者可以透過卡特爾、托辣斯，或其他壟斷方式來控制產量並穩定售價，如果這個辦法不成功，可以從廣告上著手。經業者打造成功而具有吸引力的品牌就能多賺一點錢，因爲消費者甘願爲中意的品牌和產品多付一點錢。還有一個方法——也是用得著廣告的，即是改革產品，削減成本，例如，設計更佳的茶袋，再以比原來低的價錢賣出。但是創新有一個缺點——競爭對手後來會有樣學樣；起初雖然有專利，但這只是暫時的優勢。此外，業者如果能打開原先關閉的或先前對其產品反應冷淡的新市場，這樣就不必降價了，有人肯免費運咖啡到地球的另一端，就是這個道理。

藥物發展史裡面有各式各樣逃出商品地獄的妙招：古柯鹼製造者的卡特爾、加味咖啡和加味烈酒、在色情雜誌裡刊登硝酸鹽廣告。本章專談香菸的製造與促銷。香菸製造者創造了龐大的、利潤獨大的全球性企業，他們在作廣告、科技革新、開拓新市場等各方面的成功，也爲其他刺激精神藥物產品開創了時運。許多藥物在香菸業的順流中乘勢得利，例如，慣吸香菸的人可能濫用安非他命的機率是不吸菸者的四倍（年齡、性別、婚姻狀況、是否飲酒等因素均列入考量），吸菸者的烈酒消耗量也比較大。二十世紀早期的藥癮研究專家湯斯（Charles Towns）甚至公開聲稱吸菸是所有藥物上癮之中最糟的。吸菸的立即影響雖然傷害性較小，卻進而導致酗酒、吸毒，帶來一連串不堪設想的後果。湯斯指出，因爲抽菸是可以公然做的，且是被許可的，所以使這種「自我毒害」的行徑可以堂而皇之。

小說家亞契（Jeffrey Archer, 1940-）曾說：「人們會把精力低估了。有一種天賦加上幹勁，你能稱王；有幹勁而沒天賦，你可以稱侯；有一種天賦而沒幹勁，你可以做窮光蛋。」杜克（James Buchanan Duke）這個人物正像是從亞契的小說走出來的，既有經營生意的天賦，又有用之不竭的幹勁。據他自己說：「我最愛做的就是忙生意，我以前是從清早工作到深夜的。」他三十幾歲的時候就成爲公認的菸草製造業之王，也是香菸革命的主要推手，說他是整個刺激精神藥物商業史上最重要的一位人物，也不爲過。

杜克的父親是南北戰爭中南軍的砲兵，在北卡羅萊納州的農莊於一八六五年遭到北軍劫奪。長大後身材魁梧的杜克辛勤地工作，想要掙回家產，後來成爲父親收購的德倫郡（Durham，美國菸草主要產地）一家菸草工廠的正牌股東，菸草工廠的競爭非常激烈，著名的「大號德倫菸草」（Bull Durham，由 John Green 與 William T. Blackwell 主持經售）尤其是小菸草廠望塵莫及的。大號德倫供應的是「自己動手捲」香菸的菸絲，已經捲成支的香菸尚不在其產品項目之列。杜克父子於是集中力量專攻香菸現貨市場。

這個策略很明智，用烤乾的淺色菸草製造的香菸有許多優於其他菸草類產品的長處。消費者認爲，香菸比菸斗和雪茄來得輕便，也比較可口，而「快抽」的特點十分可取。抽一支捲好的香菸只需五到七分鐘，比慢吞吞半小時抽完一支的雪茄更適合都市工業化生活的節奏。有一家報紙的社論說：「短小、味濃、易點燃、易抽完，沒抽完要扔掉也一樣方便，香菸正是機器時代的象徵。這種時代的基本嵌齒、轉輪、槓桿乃是人的神經。」

通往神經的路要先經過肺部。吸菸者深深吸入，可以把很強劑量的尼古丁輸送到自己的血管裡。菸草業有了香菸，就好像鴉片類藥劑業有了皮下注射器，都是革命性的技術，能使生物鹼對大腦的獎賞系統更快產生作用，帶來的效果也更強。十九世紀晚期的人雖然不知道腦內有這種系統，卻知道香菸的確有誘惑人的、近乎麻醉的力量。香菸在美國引起的爭議特別多，也贏得「麻藥棍」（dope stick）的渾名，有不少疑心業者在裡面加了鴉片或大麻、古柯鹼之類的東西。

這種猜疑是沒根據的。單憑尼古丁的力量就足以使人上癮。無政府主義者戈德曼（Emma Goldman）本來有一天抽四十支香菸的習慣，被監禁期間無菸可抽，據她說那是「幾乎教人痛不欲生的折磨」。在政府掃黃行動中遭拘禁的妓女們也有菸癮難耐的現象，她們搖撼鐵窗，咒罵，高呼「要藥要菸」。不論哪個社會階層裡，抽香菸的人——和注射麻醉藥物的人一樣——都比較容易上癮。如果與抽雪茄、抽菸斗、嚼菸草、吸鼻菸的人相比，抽香菸者每人平均的消耗量也都比較大。

杜克父子在一八八一年開始經營免捲的現成香菸時，面臨的不利條件是價格。內戰時期餘留下來的聯邦稅很高，僱用手工捲菸者的成本也高，製造香菸的百分之九十的成本都在人工上。一八八三年間，政府大幅削減香菸稅，次年杜克就順利取得「彭薩克」（Bonsack）香菸機的使用權，有了彭薩克，十小時一班的工人可以製造出十二萬支香菸。這神奇機器的製造者屢遭其他業者回絕——因爲認爲機器不可靠——之後，同意杜克可以比未來任何競爭者支付的買價起碼少付百分之二十五，杜克則同意盡量多買機器，只要自己有能力維持機器運轉。

技師們一旦把機器的小毛病修正完畢，彭薩克便開始讓杜克既能降價又能賺回厚利。不過，免捲香菸當時仍是新鮮東西，市場很有限，杜克本人就不抽——他辦公室裡仍擺著沾有吐菸草汁痕的痰盂，他這一代的男性也大多不愛。他既然能把這麼大量的香菸傾瀉到尚不知情的人群之中，就必須想出好好處置這些香菸的法子。

香菸廣告業似乎才是杜克的發明。小說家史蒂文生（Robert Louis Stevenson）於一八七九年搭火車旅行美國中西部，一路上看見的是沿著望不見盡頭的鐵軌而築的圍欄上只貼著兩類廣告，不是菸類的就是治瘧疾的藥方。杜克的手法卻與眾不同，他把空前大量的資源投入促銷與廣告，單是一八八九年的花費就高達八十萬美元。他與業務部門在廣告和香菸卡上起用女演員和穿著緊身衣的模特兒，性感形象有助促銷，對都市裡的年輕單身男性尤其管用。而這個人口群向來是有益新型藥物成長的沃土。

杜克在開拓新市場上積極下功夫，派出旅行推銷員到全國各地，在棒球比賽中散布杜克品牌的香菸，僱了街頭遊童在菸品店門外分送樣品。一八八四年間，杜克親征紐約市，在萊文頓街（Rivington Street）開了一家小型的用彭薩克機作業的工廠，但不久就得挪到大地方去了。他派了背著大袋子的外勤人員去迎接來到紐約的移民（這些人之中不乏已經會抽香菸的），朝每個下船的男性移民手裡遞上一包。杜克說出這麼做的理由：「這些人會把我們的香菸帶到全國各地。這可是不得了的廣告。」

杜克知道，大規模的機器生產香菸及其他菸品，不免導致菸品企業集中。他的四大對手在他毫不留情的削價與大手筆廣告攻勢之下正節節敗退，他們當然也知道會有這個結果。一八八九年間，各方同意共組「美國菸草公司」，集資二千五百萬美元，由杜克擔任總裁。杜克的第一步棋就是買下彭薩克機器的獨家使用權，以確保機械化香菸生產的主控權；他也開始收購其他公司與工廠，在他的總裁生涯中，共收購了二百五十家。到一九〇〇年，他的壟斷企業掌控全美香菸產量的百分之九十三，以及鼻菸、嚼食菸草、菸斗菸草產量的大部分——以防仍然具有爭議性的香菸事業遭到改革運動者抵制成功。此時杜克的地位已是不可動搖，連零售利潤幅度和農人的菸葉售價都是他說了算數（農人的菸葉收成與磅售價賤到只有三美分）。

杜克仍然持續努力再壓低成本，製造錫箔包裝紙、摺疊贈券，以及其他上百種的作業，都裝設了專門功能的機器來做。丹麥裔的美國社會改革者黎斯（jACOB a. rIIS）於一九一〇年六月間參觀了北卡羅萊納州一家菸草工廠。

> 我站在一架機器旁，切好的菸草從一個溜槽傾入這機器，再送出來的就是我們慣見的小包香菸，可以直接擺上商店的櫃檯了。小包香菸往外送的途中，某處有一對鋼爪伸下來，不知從哪兒抓來一枚印花稅票，往香菸包上一貼，再伸出去抓另一枚。那真是機械技能的極致。小包香菸運送的出口處坐著一個黑人男孩，他攔下送出來的一包包香菸，只是一扭就用兩條細繩把它們捆起。他每秒鐘捆一次，什麼別的也不做，就做這個，日復一日，年復一年。

黎斯以這段敘述證明，裝配線上的工作會把童工變成不用頭腦的機器人。他卻也——間接地——證明了專用的機械裝置的效率多麼好。這些機器再改進一番，差不多就可以包辦全部的製造與包裝作業，從而使菸草產品的售價再降低。杜克真正想做到的是讓那個黑人男孩從作業線上消失。

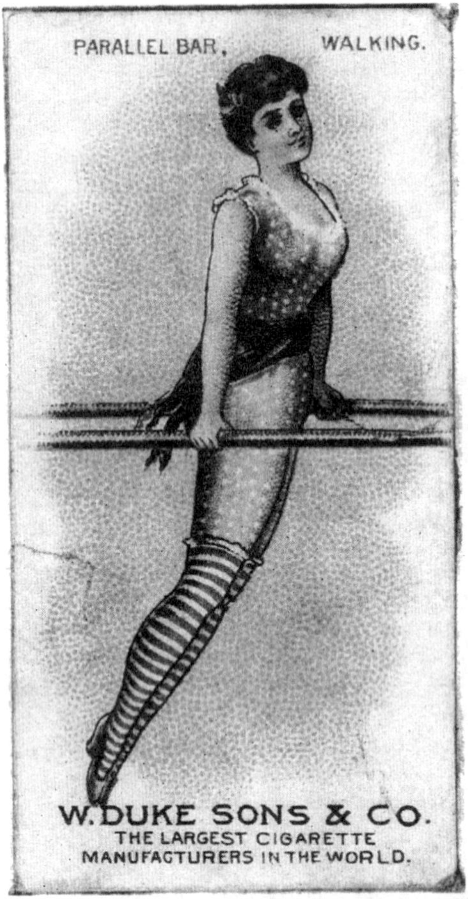

一八七八年首創的香菸畫卡，可供收藏，也是香菸戰之中的妙招。曾經創造了一種新的嗜好，叫作「香菸畫卡收集」（cartophily），集卡簿、畫卡販子、畫卡拍賣會一應俱全。畫卡以名人、異國風情、陽剛冒險、活力體魄、性感為主題。本圖在杜克開始經營美國菸草公司之後發行的「運動女郎」之中算是文靜的。吸菸客拿七十五張贈品券可以換一疊「藝術畫片」，畫的都是穿著後宮妃嬪衣飾的豐滿女郎，一面抽著菸，一面作出挑逗姿態。

杜克的洛克斐勒式作風終於激起了報復。破了產的競爭對手只能謀到在他公司店面的櫃檯工作，卻竊取帳務的現金。蒙面的菸葉農半夜放火燒了公司的倉庫。報紙社論嚴詞猛批。司法部提出反托辣斯訴訟。幾年纏訟之後，最高法院於一九一一年下令美國菸草公司解散。這時候杜克卻形成了更具野心的事業——英美菸草公司（簡稱ＢＡＴ）。

ＢＡＴ是侵略行動下誕生的。杜克原先在一九〇一年買下英國利物浦的奧格登公司（Ogden Ltd.），打算從這個據點達到控制英國香菸業的目的，最終目標是控制歐洲的香菸業。他的對手公司們便聯合組成了帝國菸草公司（Imperial Tobacco Company），唯一宗旨即是阻擋杜克侵略，因爲杜克在英國現身已經引起同業的恐慌。雙方對峙到一九〇二年，終於達成一項重大交易。帝國的董事們買下奧格登，並保留英國境內市場的控制權。美國菸草不在英國自行銷售其產品，帝國不在美國銷售產品。另外由第三者——即BAT去開拓所有外國市場，僅政府公賣的法國及西班牙市場除外。新成立的ＢＡＴ由杜克主持；其股權三分之二屬於美國菸草公司。爲杜克寫傳的作者說，縱觀所有產業，BAT可以算是最接近在全世界壟斷經營的一項壯舉。

杜克用BAT輸出香菸，也輸出技術、組織管理、廣告技巧。他的輸出最成功的是在中國，當時他在中國已有規模不小的事業了。據說，杜克剛知道有彭薩克製菸機，就要人拿一本世界地圖給他看。他一頁頁翻著，不看地圖，只看人口數字。翻到中國這一頁，看見「人口：四億三千萬」，他便說：「那就是我們要去賣香菸的地方。」

一九〇五年，杜克找了北卡羅萊納州同鄉湯瑪斯（James Thomas）來主持他在中國的業務。湯瑪斯自稱是香菸的「宣教士」，爲杜克效力到一九二二年，成爲亞洲最高薪的外來商人，他以幹勁、決心結合非凡的同理心與手腕。他的美國南方式作風在中國很吃得開。一開始他就聘用了年方二十歲的中國青年吳廷昇（譯音），吳是大學畢業，英語說得非常好。吳本來認爲兜售香菸是丟臉的事，湯瑪斯並不與他辯解，反而把《聖經》上芥菜種子的比喻講給他聽。吳廷昇明白其中所說的大事業須從卑微處做起的道理，改變了原先的想法，開始向人兜售香菸，後來做到了BAT的首席買辦。

有了像吳廷昇這樣的人們幫忙，杜克和湯瑪斯在中國創造了與已經在美國應運而生的大量生產、大量銷售相似的一個整體系統。這個系統涵蓋菸葉田——耕作者可以免費取得淡色菸草的種子、現代化工廠、橫越戈壁沙漠的駱駝隊伍等等。湯瑪斯凡事都考慮得非常周密，據他招聘的一位人員事後說，他認爲只有初出茅蘆而好冒險的年輕人會傻呼呼地去做他和董事會提出的點子，所以他招募了一批單身漢來接受推銷員培訓。他教那些能堅持到受訓完畢的人去學中文，還要學會講各自負責的區域的方言。凡是通過ＢＡＴ語文考試的人可以得到五百美元的獎金。他另外還僱了一批中國人爲「老師」，這些人的任務是到處示範點菸抽菸，以免拿到免費贈送樣品的農民再用牙齒咬香菸。

ＢＡＴ的成功大大倚重中國商人、買辦、菸農、菸廠工人——其中不乏女性——的配合。由於外國人撰寫的廣告詞往往鬧出諧音或雙關語的笑話，整個廣告作業是由中國人負責的。ＢＡＴ的人士引進了最新式的印刷設備，進行趕製有響亮口號的搶眼海報到處張貼，這些漂亮的廣告甚至成爲人們家中的裝飾品。其中有一件是在上海架設起來的三色鐘形標誌，這促銷「紅寶天后」（Ruby Queen）香菸的廣告高約四十公尺，每個霓虹燈字大約〇・九平方公尺，乃是中國境內最大的、耗錢最多的一個廣告。ＢＡＴ自己的電影廠也攝製了宣傳紅寶天后、海盜牌等該公司品牌香菸的影片。

ＢＡＴ的經營成功也靠售價。湯瑪斯曾說：「我們知道我們的菸好，並且盡一切力量以最經濟的價格銷售，以便購買力最小的人也能享用。」一個中國銅板——約合半美分——就可以買到五支香菸。湯瑪斯又說：「每當我看見本地人吸菸，我常想，他以同樣代價買來的任何其他東西都不可能給他這麼大的快感和享受。我們的營業量就是證據。」ＢＡＴ的年度股息也是，一九〇二年只有百分之六，一九二四年提升至百分之二六・五。

杜克顯然希望BAT的香菸在中國能取代鴉片的地位。自二十世紀之初，吸鴉片在中國就受到傳教士、國民黨人，以及其他改革運動人士愈來愈嚴厲的抨擊。杜克於一九二五年逝世後，一位BAT官員宣稱，杜氏已經憑著「教導中國人抽北卡羅萊納香菸而使他們戒了鴉片，這是結合商業經營與博愛精神的作爲。」這究竟是不是博愛精神，又達到多少戒鴉片的功效，都是還有討論餘地的。可以確知的是，BAT香菸的中國銷售量在一九一六年已經接近百億支——有些估計是早已超過百億，這時候中國不論哪個社會階層和年齡層都普遍有人吸菸，連兒童也不例外。BAT在中國的業務在一九二〇與三〇年代持續擴大，其間歷經民族主義者的抵制、中國香菸業者的競爭、內戰、第二次世界大戰，都順利挺過。直到一九五二年，毛澤東——本人就有很大菸癮——正式將BAT轉移給中共政府，營業才結束。

杜克的事業並不是在亞洲處處順利。在日本，他爲了迴避不利的關稅條件，買下了日本一家菸草公司——「村井兄弟」，又派了斯文高雅的前南軍政府官員派瑞許（Edward Parrish）來監督營運與擴張。派瑞許深曉杜克作風的竅門，安排軍樂隊在偏遠山村招搖而過，讓穿制服的女孩在一九〇三年大阪博覽會的香菸贈送站旁邊發送村井香菸。結果和在英國一樣，侵略式手段激起民族主義情緒的反應。對手公司打出富於愛國情操的廣告：「天國香菸苦戰!!外來企業殘暴兇猛!!」日本政府已經仔細研究過歐洲的菸類公賣

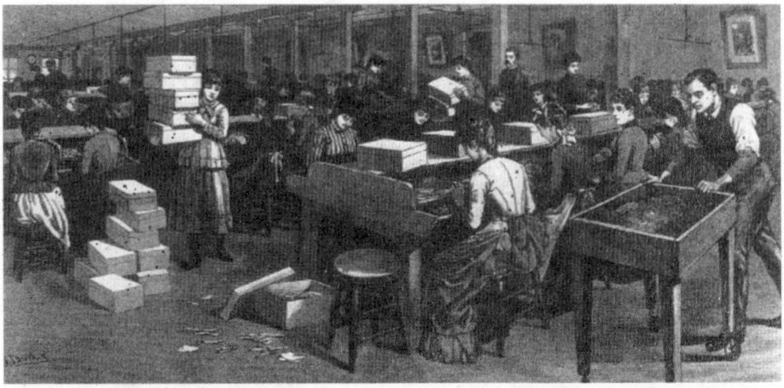

一八八七年的維吉尼亞州李奇蒙（Richmond）的香菸工廠。杜克的機械化製菸不久就讓這種勞力密集的工廠關門大吉。

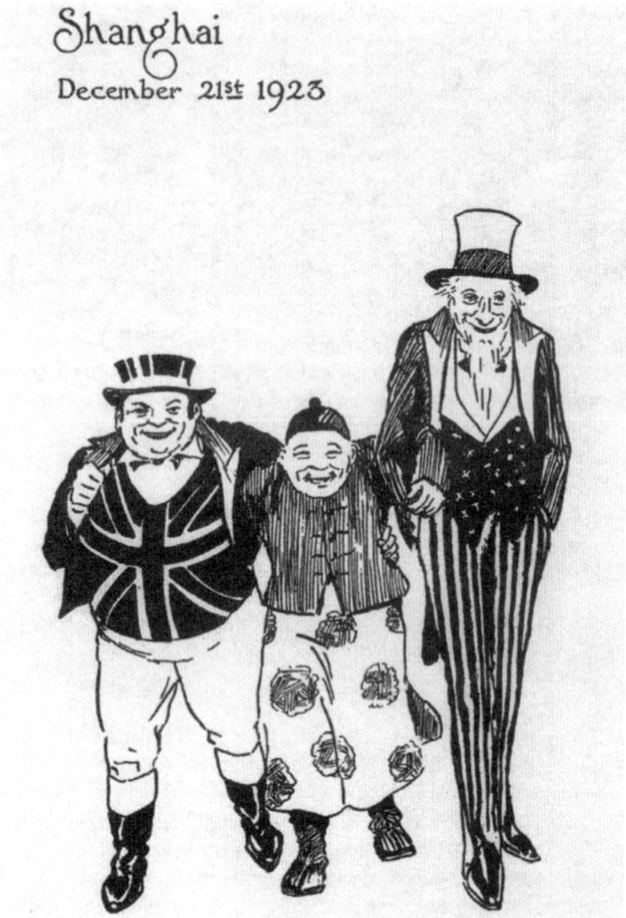

「上海，一九二三年十二月二十一日」英美菸草公司同仁餐會的節目表封面，餐會是為造訪中國的康里夫歐文爵士（Hugo Cunliffe-Owen）及夫人而舉行。杜克於一九二三年卸下英美董事職位後即由康氏接任。餐會節目包括四道肉食的大菜，以及猜謎遊戲。猜的是公司裡胖胖的中國董事們的身高與體重。（「可以附加賭注打賭」）康氏返回倫敦後宣布當年的獲利又破了紀錄。

經營方式，所以胸有竹成。一九〇四年，日本政府便將香菸收爲國營。經過派瑞許的交涉，杜克拿到了可能爭取到的最高補償便撤資了。此後杜克只安於中國、印度、緬甸等國的市場，憑ＢＡＴ的經營手段拉到新一代的吸菸者，使市場持續成長。

廣告公司的能耐

沒有誰能再像杜克在二十世紀最初十年間這樣稱霸於菸草界了。雖然偶或有些公司共謀決定售價與瓜分市場——例如菲利普摩里斯（Philip Morris）和ＢＡＴ據說曾於一九八〇年在拉丁美洲有此行爲，但整個菸草業早已形成競爭性的跨國寡頭賣主壟斷模式，亦即是由少數幾家大公司相互爭奪國內與國外的市場佔有率。眞正壟斷而能存活者只有國營的公司了。中共的國營菸草公司有政府對進口品牌施以重關稅的保護，在一九八八年達到佔有全世界五兆多支香菸的三分之一的產量，貢獻政府歲入整整百分之十二。

美國的公司——美國菸草、雷諾茲菸草公司（R. J. Reynolds Tobacco Co.）、黎格特麥耶菸草公司、羅里拉公司（Lorillard）等等（都是杜克菸草王國經法院裁定解散後成立的）——卻沒有這種關稅保護的優勢，只能靠自己力拚。倒是高度發展的廣告業和公關公司幫了他們不少忙，這些代價不菲的幫助使各個菸草公司能建立消費者的品牌認知與忠誠度，並吸收數以百萬計的新一批吸菸者，改進產品，對抗負面的健康報導，進而拓展全球的香菸市場。

一九二〇年代香菸業者投入廣告的資金量大得空前。林白（Charles Lindbergh）駕駛「聖路易精神」完成飛越大西洋的劃時代航行後，香菸公司以五萬美元的代價請他公開爲其品牌背書，遭到林白拒絕。達萊頓（Tareyton）的運氣比較好，陸軍的三發動機飛機「問號」在一九二九年一月間完成一項大肆宣傳的耐力飛行實驗，在空中持續停留近一週的期間，飛機上的組員欣然接受了由加油飛機送來的一千支達萊頓。廣告公司的人考慮要在所有南美洲客機上配備達萊頓：「只要有一回特別危險的翻山越嶺之行，就能成爲大新聞。」BAT在智利的業務部門想到用飛機以降落傘投下「好朋友」（Compadre）香菸，同時用擴音器放送廣告。美國菸草公司的促銷者發現另一種利用飛機的方法：出每天一千元的高價請首創以飛機煙霧在空中劃字的薩維奇少校（Jack Savage）在紐約與其他都市上空劃出「點好運」（Lucky Strike）香菸的字樣。

一九四八年，「點好運」的廣告業務（已暴增至一千二百萬美元）交給了「白頓・巴登・杜斯汀・奧斯本公司」（Batten, Barton, Durstine & Osborn）。該公司老闆巴登（Bruce Barton）曾任共和黨眾議員，是暢銷書作者，也是美國最成功的廣告人之一。他接下案子後立即開始挖空心思找促銷的新策略。從他的信函可以看出促銷香菸的智謀有多麼精明，美國廣告業多麼清楚香菸既是刺激精神藥物又是社交產品的雙重本質。

巴登對於與銷售量成長密切相關的女性吸菸者用心頗多。他想到請社交禮儀作家波絲特（Emily Post, 1873-1960）來爲一系列以女性吸菸禮儀爲題的廣告背書，（例如：「在辦公室記錄上司口授信函時不可吸菸。」）也想到吸菸易瘦的健康取向廣告：「何不留下最後幾口菜別吃，來點上一支好運道？」巴登的另一則備忘錄寫道：「緊張使人命短、緊張使人老得快。感受到自己的緊張時便最好點上一支好運道……阿摩斯與安迪（Amos & Andy）自創了unlax（放鬆）這個字，我們可不可以自創一個un-tense（不緊張）？聽來可笑，但是L. S./M. F. T.當初提出來難道聽來不好笑？」

L. S./M. F. T.是Lucky Strike means fine tobacco（點好運就是優質菸的意思）的簡寫，從一九四四年起就是這個品牌的簡化廣告語。巴登覺得優質菸這個重點可以加以發揮：「你只活一次，爲何不活得像百萬富翁一樣？」據他解釋，這句話的道理是：「你買不起勞斯萊斯汽車，你買不起第五街的房子，你沒錢到新港去避暑，但是，老天有眼，有一件事上你可以和全美國最富的人一樣。你可以抽最優質的菸。點一支好運道，體會一下百萬富豪的感覺。」

這種「小老百姓當大王」的賣點如果能找到眞正的國王來，效果一定更佳。巴登覺得不妨一試。一九四九年十一月某日，他與胡佛先生——不確定是美國前總統胡佛（Herbert Hoover）或是當時的聯邦調查局局長胡佛（J. Edgar Hoover），但應以前者較合乎巴氏的頂級交往圈——在華爾道夫飯店進餐時得到靈感。他環顧四周，發覺華爾道夫快要變成缺錢的皇室成員的避難所了。何不聘請溫莎公爵（Duke of Windsor）之流來讚美美國香菸，就說：「這菸非常好，非常受人喜愛，在許多國家、地方甚至可以當現錢用。我到此以來試過貴國的各種牌子，最喜歡的還是點好運。」巴登指示部屬進行任務之前提醒他們，找皇室的人作廣告手段要很細膩，宣傳部門的人可做不來。「我們該找艾斯特夫人（Mrs. Astor）或某個想要賺一點錢的頂尖社交名流去遊說。」結果溫莎公爵沒有作這個廣告。但是巴登對於他的財務狀況所料不差，公爵夫婦後來遷離美國，到生活花費較不昂貴的法國定居。

爲雷諾茲公司作廣告的業者爲了促銷「駱駝」（Camel）香菸，使出了比較無情的手段。多年來，雷諾茲一直散播的說法是：抽駱駝牌的醫生比抽其他牌子香菸的醫生都多。這個說法勉強算得上是有觀察依據的。廣告公司派了一批訪問者到紐約市一家飯店外面，飯店裡在舉行醫學會議。訪問者對走出來的醫生們提出一連串例行的問題：您是開車來還是搭飛機來？有沒有家人同行？在這些看似無害的問卷題之中卻藏著以下的問題：「請問您抽菸嗎？」如果醫生的回答是肯定的，接著就問抽什麼牌子，現在身上帶著的是不是這個牌子，結果發現，比例相當大的人數身上帶著駱駝牌。該公司一份機密文件上對此作了解釋：「看到以此說法為依據的廣告的人們所不知道的是，訪問者於醫生們抵達飯店時先在他們的房間裡放了一條駱駝牌香菸。醫生們很可能在抵達時已將隨身帶的香菸抽完，所以就隨手拿起一包駱駝放進口袋了。」

到了一九六〇年代，大規模的廣告公司不但能提供全面服務，而且積極涉入產品的技術改進。在此以前，香菸業者也一直在東改西改。他們實驗過不同口味的混合菸絲；學會用菸草的莖、碎屑、灰來製造還原菸「紙」；起用了濾嘴和不易壓扁的菸包；開始在香菸中加味。立普摩里斯公司於一九六五年開始採用加氨的菸草，這樣可釋出更多尼古丁供肺部吸收，這也是萬寶路香菸的致勝化學密訣。這些不屬於商業機密的修改都被廣告公司拿來強力宣揚，例如，鼓勵關心自己健康的人抽三重濾嘴的香菸、提醒怕口臭喉乾的人改抽薄荷菸。此外，廣告公司也主動從細微處了解消費者的動機，並且向業者提出改進建議。

一九六九年間，湯普遜廣告公司組成一個公司內部的任務小組，以向黎格特麥耶菸草公司推薦可獲利的新產品為目標。小組成員一一檢討了市場調查、心態與形象研究、科學研究報告、廣告分析，以及重點團體的意見，作成的結論是：多數人吸菸是習慣動作，在某些狀況下會不經思索而點起菸來。香菸可算是一個萬用道具，人們藉著它可以暫緩言行，整理思緒，放下工作小歇一會。香菸能給人觸覺的與口腔的快感，摸起來更舒服、更柔滑的紙質可能增加香菸的吸引力。「軟的、柔韌的、比現有濾嘴更易吸而好咬的濾嘴」也可以有這種效用。乳頭狀的濾嘴「能更舒服地含在嘴裡，與嘴唇的接觸點也更多」，也可能有益香菸的吸引力，但最重要的還是尼古丁。組員們指出：「唯有具備能起作用的藥性成份的植物才會被大量人口長期地習慣性使用。」例如咖啡、茶、檳榔、大麻、咖特、鴉片，均屬與菸草同性質的植物。既然尼古丁是主要成份，何不將它添入不冒煙的產品——例如糖錠？或是將它濃縮在焦油含量低的香菸裡促銷給關心健康的消費者？

繼續哈下去

這眞是有先見之明的意見。一九八二年到一九九一年間，美國香菸的平均尼古丁含量增高了百分之十以上，其中增高最多的就是低焦油的品牌。尼古丁濃的低焦油香菸問世，乃是消費者擔心香菸有損健康引起的諸多回應之一。抽菸影響健康無疑是香菸業在二十世紀後五十年中遭遇的主要問題。這個問題第一次達到「臨界點」是在一九五〇年代初期，當時有多篇研究報告指吸菸可能導致肺癌與其他癌症。

香菸公司的老闆們痛恨這些早期的癌症研究者，除了因爲他們傷害公司的利益，也恨他們傷人感情，破壞了人們從抽菸得到的「無邪」樂趣。一九五〇年代的美國是吸菸者的樂園。紐約遠近馳名的夜總會「鳥域」（Birdland）裡面菸霧太濃，以至於開張不過幾星期，吧檯後面的金絲雀就被燻死了。社會習俗和連續多年投下的數百萬元廣告資金，共同造就了抽菸的理想心態，反正大家都在享受人生，何不放鬆身心來點上一支？癌症的陰影卻毀掉這教人舒適的假象，也連帶毀掉了香菸業最得意的合理化解釋，菸草公司的老闆們喜歡自認公司雖然在賺錢卻也是在做好事。湯瑪斯看見中國人抽菸時的感想——抽菸者絕不可能花同樣代價買到這樣的快感與舒適——其實就是香菸業的道德基礎之一，另外兩個是製造就業機會、貢獻政府稅收。奧克斯納（Alton Ochsner）、溫德（Ernst Wynder）以及其他穿著白色實驗衣的惡耗使者把這個道德基礎徹底摧毀了。他們把抽菸和特定的致命疾病關聯起來，把一種可以排除焦慮的產品變成會大量製造焦慮的產品，而且使醫界變得明確反對吸菸。醫生們紛紛戒菸，並且勸告病人也戒掉。

香菸業起初對癌症之說採取否認與推卸責任的回應方式。電視節目主持人高德弗瑞（Arthur Godfrey）於一九五二年九月安撫觀眾：「你們一天到晚聽人說香菸對這個那個什麼的有害，」其實根本不必擔心，因爲「卻斯特菲」（Chesterfield）對你們的鼻子、喉嚨，以及「附屬性的器官」都不會有害，某某負責任的諮詢機構和某某合格的醫學專家都已經擔保了。美國菸草公司的漢恩（Paul Hahn）以及其他香菸業領袖都知道，各個品牌單打獨鬥必敗無疑。許多牌子各自跑出來說唬弄人的話，只會增加一般大眾對癌症問題的注意。（只有呆子才不知道「附屬性的器官」是肺的委婉表述法。）菸草業必須組成聯合陣線。一九五三年十二月，漢恩和菸業領袖們在紐約市豪華的「廣場飯店」（Plaza Hotel）會晤，決議創立「菸草企業調查委員會」（Tobacco Industry Research Committee，簡稱ＴＩＲＣ）。

ＴＩＲＣ有錢，有人才，也有手段。委員會的捐款來自各家老闆自願從每一千支香菸抽出四分之一美分的會費，另外再視需要而撥款。ＴＩＲＣ每天的作業由「希爾與諾爾頓」（Hill & Knowlton）主持。希爾與諾爾頓是赫赫有名的公關公司，總部設在帝國大廈，在他們的協助下，ＴＩＲＣ很快就變成一個平穩運轉的假情報散播機構。ＴＩＲＣ在多家（公正可靠的）報紙上刊登全版廣告，否認香菸引起肺癌的證據；發送宣傳小冊，引用否認抽菸與惡性腫瘤有關的權威言語；糾正報章上有關香菸與健康的「不實報導」；搜集對反菸人士可能造成傷害的資訊；資助實驗所與流行病研究以營造香菸業急於追求事實的印象。資助研究的行動也暗示，只要研究發現香菸之中含有致癌物質，香菸公司就會立即將此物質排除，還給消費者完整無缺的樂趣與享受。短期之內，這些策略奏效了。抽菸與癌症有無關係的爭議在一九五五年雖然持續存在，而且有廣泛的報導，原先那種危機意識已經緩和了，香菸銷售量又漸漸上升了。

TIRC的調查人員也監控著國外的發展。歐陸的比利時、法國等國都有肺癌死亡病例明顯增加的現象，但歐洲的吸菸者，比美國的冷靜。例如，巴黎香菸業者能覺察到的唯一影響就是有濾嘴的香菸銷售量增加了。至於英國來的消息，也很令同業鼓舞。英國大菸草公司在一九五六年成立了英國版的TIRC，叫作「菸草製造業常務委員會」（Tobacco Manufacturer's Standing Committee，簡稱TMSC）。由於他們運作的背景中有不一樣的制度的與文化的約束——例如「英國醫生們對所有外界資助抱持的極端敏感且保留的態度」，所以行動必須更加謹慎。不過，TMSC也效法TIRC，採取許多同樣混淆視聽與轉移話題的策略。他們質疑純粹統計式查詢結果的可信度，宣揚香菸業慷慨資助肺癌研究的行爲，針對某些科學家不符香菸業利益的研究結果加以駁斥。

TMSC的作業不止限於傳播誤導情報。由於英國政府和「醫藥研究審議會」（Medical Research Council）已有反菸的宣傳，TMSC急於知道效果如何，便自行調查了一般大眾與醫界對抽菸及健康的看法。結果以好消息居多。一次調查的結論是：「民眾似乎相當滿於現狀。他們知道專家們正在作癌症研究，確定的答案遲早會出來；而香菸業正在資助這些研究。結果未知之前，就繼續抽菸吧！」TMSC的公關顧問坎伯強生（Alan Campbell-Johnson）私下提出更直截了當的評估：「惰性與癮頭的力量仍然比損失與危險的陰影強。」英國和美國的情形一樣，香菸業與公關公司合力打贏了癌症戰的第一回合。

但是醫學證據愈來愈多：心臟病、肺氣腫、嬰兒出生體重低，都與抽菸有關。美國衛生局長於一九六四年發表了反菸的報告與電視公益宣告之後，美國的香菸消費量終於開始下降。從一九六〇年代中期的成人平均每天半包，逐步下降到一九九〇年代初期的三分之一包。這時候美國人平均每年有多達五十萬人因與吸菸相關的疾病過早死亡，有一百萬人在戒菸，有一千五百萬人打算戒菸。

香菸業有兩種對策，兩者都倚重廣告業。第一個是：吸收十來歲的年輕人抽菸，以遞補已經死掉或戒掉的抽菸者。基於法律考量，香菸業者堅決否認有這些意圖。但只需仔細看看他們內部機密的文書往返，就知道事實正相反。雷諾茲公司一九七五年的備忘錄上說：「為確保駱駝濾嘴香菸持續及長期成長，必須加強滲透十四至二十四歲年齡層，這個年齡層另有一套比較自由的價值觀，他們也代表香菸事業的明天。」布朗威廉遜菸草公司（Brown and Williamson Tobacco Co.）一位心懷年輕人的顧問在一九七五年提出的妙策是：「盡你所能（在慮及某些法律束縛的情況下）多講香菸與大麻、酒、啤酒、性愛等等的關係。不要提健康或相關的話題。」湯普遜公司為據稱菸草較濃的「卻斯特菲」香菸打出「量濃可以少抽」的口號，一位主管不以為然，在公文的空白處批下：「不合年輕人的口味，就是要危險才刺激。」

不論哪兒的廣告人都知道，要想吸收年輕的吸菸群，就得把香菸塑造成解決年輕人心理困惑與社會焦慮的東西。那時候的年輕人買菸並不是爲了享受尼古丁，而是爲了裝點自我的門面。在他們看來，香菸象徵獨立、性感、不服從權威。（曾有一種日本香菸品牌是以代表叛逆青年的美國影星詹姆斯狄恩命名的。）爲了擺出姿態而吸上菸的後果如何，十幾歲的年輕人不會去看，即便看了，也是透過一知半解的模糊眼鏡去看。他們正是拉風的品牌最理想的推銷目標。業務人員瞄準了速食餐館、錄影帶店、便利商店，這些都是尼古丁、酒精、咖啡因、糖、油脂、鹽的袖珍市集，也是青少年下午消磨時間的主要去處。業務人員在最靠近初、高中的商店裡佈滿額外贈品與促銷手法：折扣價、免費打火機、附贈鮮麗的T恤。雷諾茲公司駐佛羅里達州的業務代表蘇利文（Terence Sullivan）坦承：「我們把青少年當作目標。那時候我說這樣做不道德，而且可能是違法的。人家卻告訴我，這是公司的政策。」

公司政策也強調更進一步擴張國外市場，這是維持或擴大顧客基礎的第二途徑。一九七〇年代結束時，香菸已經是美國經濟結構之中廣告量最大的產品，香菸業者同時又往國外促銷上投注了數以十億計的廣告費。國外的規定不及美國境內的嚴，例如，日本香菸包上的警告語只是「爲保健康吸菸勿過量」。於是，塞班島上出現了「雲斯頓」（Winston），土魯克群島有駱駝牌大抽獎，塞內加爾看得見L & M的大看板，萬寶路男子漢的形象更是無所不在。挪威的中間偏左國會聯盟通過全面禁止香菸廣告的決議，這是個特例，後來卻也成爲慣例。一九七五年這項法規正式實施以後，本來持續成長的十三至十五歲吸菸人口群開始減少，成年人的菸類消耗量也減少了。

一九九六年，世界衛生組織公布一項全世界健康緊急狀況報告，可見香菸業者以國外收益抵消國內損失的策略奏效了。當時全球成年人每人平均香菸消耗量維持不衰，全世界的香菸市場在人口增加的支持下卻有每年大約百分之一的成長率。領先英國香菸出口的BAT，正在開發中國家和前共黨政權國家之中大肆擴張。（鐵幕消失以後，BAT的希喜爵士（Patrick Sheehy）興奮地表示：「這是我在香菸業四十年來所見最令人振奮的時刻。」）美國各大公司的業務在國際作得愈來愈多。菲立普摩里斯公司是最積極經營出口的，在美國境內每賣一支香菸，就在國外賣兩支，甚且在雷根（Ronald Reagan）政府的貿易施壓的助力之下攻陷了日本市場，算是完成了當年杜克未酬的壯志。一九九四年間，日本境內每售出八支香菸就有一支是菲立普摩里斯的。這是不得了的成績，因爲日本男性有三分之二（日本醫生有將近一半）是吸菸者。相形之下，美國成年人口只有大約四分之一吸菸，教育程度最高的人口群等於完全不吸了。在一九六〇年代晚期哈佛與其合併學校萊德克里夫（Radcliffe）的學生是不講究戒菸的，但以一九七〇年畢業的這一屆學生計，到一九九五年只有百分之六是吸菸者了。相對而言，全世界效率最佳的香菸公司的故鄉美國，差不多已經成爲芸芸吸菸者汪洋中的不吸菸孤島了。

歷史學者稱這種情況爲內向同化（internalist）。香菸業擴張的故事講的是內行人和創新者如何應變解圍，他們爲了不傷利潤而增加市場佔有量、平撫大衆的恐懼，想出各式各樣組織上的、技術上的、媒體宣傳上的因應對策。競爭對手也會依樣畫葫蘆，否則就只有死路一條。大家集體努力的結果是，世界上更多地方更多的人吸掉更多效用更強的香菸，這些香菸還附有精力與健康的符咒。

其他藥物發展史中也有類似的向內同化情節。烈酒釀造業經歷兩個世紀的酵母選樣、發酵槽與蒸餾機作業磨練，早已成爲高效率的企業經營，能不斷大量推出包裝美觀品質一貫的產品。健康意識愈來愈強的已開發國家，出現成年人每人平均消耗量不上升或甚而下降的狀況以來，業者就展開了雙陣線的行動。一方面用甜的、添加水果味的、含酒精的飲品抓住剛開始喝酒的年輕一代，另一方面用華麗的廣告在馬來西亞、辛巴威等開發中國家擴張銷路——這是把萬寶路手段搬到伏特加酒的世界裡來用了。銷售非法藥物的人自有另一套創意，例如，海洛英販子慣用「F—16」或「氫彈」之類的品牌名稱來強調自己賣的不是街角交易的摻假貨。

科技與廣告從「外在事物」也有相輔相成的功勞。某種產業以外的創新發明的影響之大，往往不輸這個產業內部處心積慮創新的結果。回想到古代的一大突破——人類能駕馭火種，看似不相關，卻是藥物之所以能普遍使用的最主要原因。如果沒有火，根本不可能有古羅馬的長頸盛酒瓶、菸斗、茶、泡水加熱的碎麥芽（釀酒用）、提煉的鴉片，以及其他。控制自如的火乃是刺激精神藥物的革命所仰賴的原始科技。而且，隨著時光推演，控制與攜帶火種的方式也更趨便利。摩擦火柴之發明，是十九世紀吸菸者莫大的福音。從此他們自己愛抽的方頭雪茄便擺脫了種種不便的限制。如果沒有摩擦火柴以及後來的安全火柴，香菸革命說不定不會發生——也許要一直等到有人發明了打火機以後。

鐵路與公路闢建以後，不但降低合法藥物的運輸成本，也幫非法的藥物販子省掉了不少麻煩。以印度一九二〇年到三〇年代的古柯鹼供銷為例，大部分是先走私進入加爾各答，再沿著兩條西北向的鐵路幹線穿越聯合省區進入旁遮普以及更遠的目的地。（鐵路幹線沿途的都市都成為藥物毒癮最嚴重的地區，可謂意料中事。）再看美國，十九世紀的私酒業者必須用騾子拖的滑橇從山路運貨到市場；二十世紀的徒子徒孫們都是用加強馬力的汽車跑碎石子路了。有了飛機運輸，世界各地的藥物供銷速度更快。阿拉斯加州的首位商業飛行員於一九二三年在阿州東南起飛，此人乃是「希爾斯兄弟咖啡」（Hills

Brothers Coffee）的業務員。飛行家林白曾說：「民航飛機使世界上沒有一個地方能躲過商業的蹂躪。」

林白並不因爲自己締造了航空史上的重要記錄而得意忘形，反而擔心「快速交通可能帶來極惡劣的標準劃一發展。」他恐怕未來會是一個被北美洲消費常模操控的同質化世界，這套獨霸的常模不容忍地域風俗，會顛覆部落固有傳統，會破壞環境。作家巴柏（Benjamin Barber）將林白害怕成眞的狀況命名爲「麥克世界」（McWorld）。思維敏感的人會對麥克世界的狀況憂心忡忡，正急於打開新市場的西方國家藥物業者卻額手稱慶。這也許是科技發展無心插柳使他們蒙利的典型實例。

回顧一下百事可樂當年的國際廣告攻勢敗北的經過，就可以看出其中的道理。一九六三年間，百事可樂爲了要追上可口可樂的業績，在全世界都打出同樣的廣告——「活起來，你是百事新世代。」用同一個畫面，同一個聲音，在全世界的百事裝瓶公司使用同樣的意象和主題，結果效用不大。在某些文化裡，十幾歲的年輕人並不自認是特殊的非成人群體，強調世代自主的口號對他們沒有什麼意義。當時的德、日社會都是由成年人控制可以用來買汽水的錢，小孩子無權過問。百事可樂這個廣告詞譯成英文以外的許多語言都是講不通的。國際廣告事務專家史特里茲堡（Albert Stridsberg）認爲，百事公司忽視了國際行銷既定的策略，買產品的人和產品銷售都在各國當地的市場之中。國際行銷的成功要訣就是適應當地市場的需求，廣告手法、飲料甜度、容器大小、定價，都要視國情而變。推銷新產品的人總不免要走過文化的地雷區。昔日BAT起用當地人來賣香煙，才有驚無險走過去。百事可樂一步走錯就炸得遍體鱗傷。

好在有媒體推波助瀾促成了麥克世界的興起，又有美式英語和青少年文化伴隨著流傳，穿越地雷區漸漸變得容易，藥物產品的國際促銷流程也簡化了。最早看出這種趨勢的人士之一也是史特里茲堡。在一九六〇年代晚期，他已經在描述國際性廣告事業如何可在紐約、倫敦、巴黎設總部而營運。他強調，各國市場雖然還不是一模一樣，卻因爲經濟富裕、旅行、電晶體收音機、衛星傳播、商業電視都便利西方文化的傳播，彼此愈來愈相似了。以上的條件加上電子方面的其他進步（史特里茲堡預言「衛星轉播、同軸電纜、記憶庫」將聯合組成一個全球性的聲音影像網，果不其然），又爲西方的影像與世界性產品的優勢舖了路。配合年輕人主題的國際廣告，在習慣MTV節奏的世界裡更易產生效果。非法藥物的促銷雖不能這麼大張旗鼓來作，道理卻是一樣的，例如，辛巴威的中小學生的西方文化取向愈強，就愈有可能嘗試大麻和其他吸入類藥物。

羅茲（Richard Rhodes）有史詩氣魄的作品《原子彈之造就》（*The Making of the Atomic Bomb*），其中論及單一民族國家據應用科學與工業技術爲己用而製造毀滅性武器。這些國家爲了保衛自己，爲了逞其野心，在二十世紀的戰爭中造成上億人死亡，其中又以一九一四年至一九四五年間死亡者佔多數。核子戰爭是從法國馬爾恩（Marne；一次世界大戰激烈戰役地點）到日本長崎的機械化毀滅過程的最高潮。羅茲認爲，一九四五年以後的傷亡規模變小並非湊巧。因爲軍事破壞力太大了，是否發動全面戰爭必然成爲需要謹慎評估的政治問題，強國的領袖終於體認到這無異是集體自殺。

藥物發展史上不乏相似之處，製造藥物的大公司與卡特爾因爲本國政府著眼稅收與出口而獲得縱容，得以利用應用科學與工業科技來保護利益與擴張市場。他們也和軍事部門一樣，既研發自己的技術，也利用別的領域的發明。藥物製造業在二十世紀造成一億以上的人過早死亡，單是吸煙致死的就有八千萬。（世界衛生組織估計，一九九〇年一年之內酒精導致的死亡人數比防止致死的人數多出七十五萬，其中多數發生在開發中國家。若將人口增加與科技進步〔機械、汽車增多〕的因素納入考量，二十世紀以酒精相關原因導致過早死亡的人數最少也有二千五百萬。二十世紀因煙酒以外藥物致死的人數應亦以百萬計。）如此的殺傷力已經引起全世界公共衛生界對烈酒採取積極對策——對於菸類產品更不在話下。改革人士更期盼烈酒也能納入管制藥物之列，一併歸入禁止作廣告的項目。

改革人士目前尚未達成這個目標。合法藥物導致人命損失的數目仍持續增加。這種情形存在的原因，追根究底，還是爲了錢與權。

藥物與權力

Drugs and Power

人民的鴉片

Opiates of the People

我開始爲撰寫本書搜集資料以前，曾嚴重低估了三項事實：咖啡因類藥物使用與上癮之廣泛；醫療以外使用菸類早期遭反對之激烈；藥物用於安撫、控制、剝削勞力（不分是牲畜或人類的勞力）的方法種類之多。馬克思（Karl Marx）的著名比喻——宗教是人民的鴉片——若改爲酒精或菸草，其實一樣貼切。對權勢階級而言，藥物帶來利潤和稅收，還能藉它控制勞工，本來都是只有利而無害的，直到十九、二十世紀部分人士開始重新思考藥物的影響，情況才有所改觀。

苦工無了時

鴉片幫勞工消愁解悶的用途是最廣爲人知的，其中又以十九世紀到海外的華工使用得最普遍。華工的典型處境是：在異鄉做著教人精神麻木的苦力、無聊、想家、沒有家長監督。於是他照家鄉的船伕、轎夫排解愁悶的方法，有樣學樣抽起鴉片來。這並不妨礙他的工作，至少一開始是沒有影響的。曾有一位英國官員說：「抽鴉片的苦力也許是世界上最可靠的工人了。」但是這種工人經常有債務在身，如果是離家鄉很遠的，更是經常寅吃卯糧。只要債沒還清，他就不可能回中國老家去。因爲經常得花錢買鴉片，加上單身漢都免不了的賭與嫖，他就永遠背著還不清的債，所以只得像推磨的騾子般無休止地做下去。爲數不少的華工終於因爲生病或絕望而停止推磨，最終使他們停下來的也是鴉片——是一次吸食劑量過大的鴉片。

種植鴉片的國家都有暴利可得。統治者——多半是殖民母國的官員——會把鴉片專賣權拍賣給出價最高者——通常都是由武力不弱的幫會支持的華商集團買去。這些幫會不讓競爭對手侵犯他們獨佔的利益。華商們供給華工的鴉片是按壟斷的定價，往往要扣掉他們半數甚至三分之二的工資。拍賣鴉片的政府可以坐收源源不斷的厚利。據歷史學者特勞基（Carl Trocki）指出，新加坡等於是靠嗜抽鴉片的華人苦力在贍養，殖民政府十九世紀的總收入有一半來自鴉片。

中國工人不是唯一的受害者。據一九三〇年代初期一位在埃及工作的醫生記載，上了癮的埃及粗工把工資的大部分花在買藥物上。以每天可賺五個輔幣（piaster）的工人爲例，通常是花一個吃飯、花一個買菸、花三個在鴉片類製品上。有一個地主因爲癮頭太大，連送妻子回娘家探親的費用都挪來買藥物。還有一家尼羅河運輸公司的包商是有海洛英癮的，他索性只給裝卸工人臭腐的飯食吃，拿剋扣下來的錢買每天兩包的海洛英。後來警方搜查他的帳簿，才發現他還以藥物代替工資發給工人，藉此多賺百分之三十的利潤。這種做法至今仍存在泰國的大型漁船上，據傳這種船上的漁工有百分之二十或以上是有海洛英毒癮的。

在牙買加的印度大麻田裡，除草的青少年工人有時候是發給大麻爲工資的，所以他們工作中處於「駭」的狀態也是頗爲常見的。凡是有印度大麻文化情結的地區，農工們普遍服用大麻。每逢收割季節，旁遮普省的消耗量會增加一半。哥倫比亞農民宣稱，大麻可以消除疲勞，可以提振體力和精神；服了大麻的人打拚不會累。這跟批評美國大麻文化情結的人士所說的恰好相反：大麻使人渾身無力、欠缺動機、虛脫疲憊，所以根本無益。人服食藥物之後會出現什麼樣的舉止？這既是藥物學的問題，也是社會及文化背景的問題。爲了撐過甘蔗田裡整天的勞苦而學會吸大麻是一回事，爲了在搖滾演唱會中熬夜狂歡而學會吸大麻則是另一回事。狀況不同，服食藥物後的反應也就不同。

在農業尚未機械化的時代，烈酒在歐洲與北美曾經扮演過與大麻菸類似的角色。加緊趕工的收成期要喝酒，收成完畢慶功時要喝酒，爲了排遣農村生活的勞累與無聊也要喝酒。但是烈酒比大麻的價錢貴，經常豪飲的農民一定會成爲窮光蛋。在東歐地區，除了小鎮社區的猶太人（*shtetl* **Jews**）和區區幾個戒律嚴謹的少數宗教團體之外，農民把錢耗在飲酒上是常見的。有些農民把馬鈴薯和穀類送進地主的釀酒廠，直接換回伏特加酒。擔任翻譯的塔拉索夫（Juvenale Ivanovitch Tarasov）回憶自己故鄉俄羅斯村莊在一八八〇年代的情形：

> 我還是小孩子的時候，村裡半數的農民時常一醉就是好幾天。……一瓶伏特加酒漸漸成為一種幣值的標準單位。如果詢問農民做什麼活需要付他多少工資，他的回答不是以盧布算，而是以幾瓶伏特加來算。如果商店裡沒有伏特加的現貨，農民就不肯幹活；等到店裡進足了貨，就會有農民蜂湧而至搶工作要賺錢去買酒。有商人整車運來一箱箱的伏特加，近似瘋狂的人們就拿著工資、家裡的牛、一切財物去換酒。……我還記得，那時候會看見身上總共只有一

件襯衫可穿的男人，他們所有的其他衣物都當了。衣不蔽體的女人也不算稀罕的景象。能換酒的東西全都換光了。

為逃避現實而飲酒在歐洲慣用藥物的貧民區也很常見。社會改革者認為這要歸咎於工人的生活單調，生活環境不舒適。左拉（Émile Zola）曾在一八六八年的作品中指出：「工作需要有休閒。如果錢不夠多，未來又無可展望，人就會把握眼前能得到的快感。」

以下一則歐洲移民在美國的實例即是證明。一八五五年間，一群愛爾蘭籍的鐵道工人——個個都是道道地地的「無產階級流氓」——來到中西部一個城鎮的一家德國旅店。一位路人把這旅店的功能解釋給他們聽之後，他們大呼小叫起來，把大姆指放進嘴裡做出模擬酒瓶塞子拔掉的聲音。旁觀的一位挪威人在家信中表示反感地寫道：「這德國人〔旅店老闆〕立刻拉大嗓門推開店門，開始口吐不成句的破英文，手忙著開威士忌酒。他就要成為資本家了，因為這些傢伙酒量驚人，一口嚥下一夸脫的烈酒，眼皮也不眨一下。」

好酒貪杯的工人——例如富蘭克林（Benjamin Franklin）在倫敦遇見的豪飲啤酒的年輕印刷工、恩格斯（Friedrich Engels）看見的在曼徹斯特街頭醉得東倒西歪的無產階級、完成長途趕牛任務的美國西部牛仔們、南美洲酒館裡的山地牧童們、任何國籍獲假上岸的水手——都毫不吝惜地把工資花在買醉上，如果沒有在爛醉之前就被警察帶進拘留所。他們總要喝到自己頭疼欲裂、錢包空空，之後就不得不回去再爲僱主賣命。富蘭克林很看不慣「這些不知振作的人就這樣永遠把自己搞得昏頭昏腦」。酒精使這些人無休止地出賣勞力，正如鴉片使中國苦力的苦工永遠做不完。

菸草亦復如此，只是比烈酒和鴉片的作用程度略遜一籌。曾有一首年代不明的梵文詩中說：「一個人不論多麼窮，也不會捨棄菸草不抽。」英國醫生羅藍德（John Rowland）曾於一六五九年間這樣寫道：「農夫、拖犁的人、扛運工人，以及幾乎所有賣勞力的人都請求發給菸草，口稱這東西讓他們精神煥發。許多人爲了得到菸草，連必需的糧食也甘願不要。」菸草生產擴大以後，價格降低了，爲買菸草而使子女挨餓、拿財物換取「這少量迷惑人的無用東西」的事仍然時有所聞。英國經濟學家派蒂爵士（Sir William Petty）曾經估計，十七世紀愛爾蘭農民的食品開銷的七分之二是用在菸草上。這項統計頗奇特，卻也很有意思，因爲派蒂把食品和菸草同列入攝取營養的基本項目類。總之，菸草類產品一直到二十世紀仍是低收入工人的一項重要開銷。美國進入經濟大蕭條時期之際，喬治亞州的黑人佃農仍將現金收入的百分之六花費在買菸上。按經濟學家高瑟根（Jack Gottsegen）在一九四〇年的研究，其他低收入群的人們的日常零花幾乎全部用在買菸上——遠高於用在閱讀、自身照顧、教育上的比率。

縱觀以上，可見藥物一向都是人們上進之路上的一種阻礙，存錢、購地、受教育、成家、立業的目標都可能因藥物而遙不可及。這並不是什麼人爲的大陰謀。事實上，藉藥物提神解悶的行爲可以說是人類文明的副產品。人類本來是集結成群遊獵爲生的，後來演化成定居農耕的社會，這種生活方式不如以前遊獵狀態那麼多變、那麼令人身心滿足，也比較不平等、不利健康。遊獵生活的人群也重視藥物的價值，但多在巫醫儀式中使用，不常用來應付從早到晚勞動的辛苦。藉服食藥物排遣日常生活的單調苦悶（或治療伴隨定居生活而來的腸胃病與寄生蟲病）都是文明化生活才有的。用藥物使嬰兒安靜昏睡，以免打擾忙碌的父母或照顧者，也是文明的副產品。二十世紀初期以前的勞動階級中，使用鴉片或大麻安撫幼兒是常見的，許多開發中地區至今仍存在這種習慣。這都是迫於社會環境不得已而爲之的，顯然違背了人類的本性。

畜牲與軍人

被人類馴養的動物的經歷也相同。有許多動物在野生狀態中會找致醉的植物來吃，卻遠不如在被囚禁的狀況下攝取到的那麼多，而且是不得不攝取。人類會爲他們準備藥物。動物園裡的動物在搬遷過程中、在必須適應新環境的狀況下，照例都要施予麻醉劑或鎮靜劑。動物一旦表現得神經質，或是持續一成不變的動作，就是給藥的時候了。在展示區裡來回不停踱步的北極熊，需要的是一劑百憂解。

實驗室裡的動物如果「在籠內有健康狀況衰退的情形」或健康無礙卻不肯適應新環境，比較可能接受安樂死，因爲用鎮靜劑維持其存活會影響其實驗價值。家養的寵物如果表現神經質，自然另當別論。小型寵物獸醫如今會開一些抑制神經細胞吸收化學物質的特效血清素，這類藥物在香港的市場特佳，因爲香港的寵物主人往往整個白天扔下寵物在擁擠的公寓裡獨處，百分之二十以上的香港家犬患有分離焦慮症——主人不在時吠個不停、在地板上拉屎撒尿、撕咬家具，需要藉藥物改善。

人類也經常給動物服用藥物以便利役使。西藏人給騾馬喝大壺大壺的茶，以增加牲口在高海拔地區勞役的能力。養雞場的農戶會在雞飼料中添加安非他命，以增加雞蛋產量。鬥雞的主人用大麻混合洋蔥餵公雞，以加強其好鬥性。馴養的大象只要把搬運工作做好，訓象伕就可能餵牠鴉片球，這和表演的海豚得到訓練師獎賞的魚差不多，訓象伕手捧鴉片，大象嗅出味道，就像吃花生一樣地把它送入嘴裡。

馴象伕也用鴉片來對付成年公象狂暴的發情期。睪丸素酮分泌量極高的發情「瘋」象可能造成很大損害，甚至導致死亡，所以會被拴上鐐梏，被格斃或絞死，大象既然不聽從文明的指揮，只好用文明社會的手段加以處置。但是，勞役用的大象是價值很高的資產，馴象伕為了避免囚禁或格斃大象造成的損失，就餵大象重劑量的鴉片使牠平靜下來，但劑量也不能太重，否則會導致嗜睡。曾有泰國大象因為吃了太多鴉片在獵虎的半途中躺下來，結果不免挨一頓毒打。

人類餵馬吃鴉片至少可以上溯到十七世紀。印度馬販會先餵馬鴉片再讓買主來看馬，因為吃了鴉片的馬兒會顯得比較溫順。土耳其的旅行者會在踏上辛苦的旅程之前餵馬或其他坐騎牲口吃鴉片，劑量多達兩公克。印度北部武士種姓的拉哲普人（Rajputs）每次執行沙漠偵巡任務之前，一定會拿出鴉片與自己的馬兒和駱駝分食。

拉哲普人自己本來就好服食鴉片。世間各種職業類別之中，軍旅生涯也許是最易助長服用鴉片習慣的。多數人想到軍人服食鴉片，腦中自然（或受電影的影響）浮現為上戰場壯膽而服食鴉片的畫面。其實軍人吸鴉片大多是為了排遣軍旅生涯必然有的煩悶與疲憊，例如，在一九二〇與三〇年代，南非營中無仗可打的兵士、美國駐紮在巴拿馬運河區的軍隊，以吸鴉片為消遣的事並不罕見。西班牙獨裁者佛朗哥（Francisco Franco）曾以大麻菸當作部分薪餉發給北非柏柏爾人（Berber）部隊。不過，在軍中最盛行的藥物當然還是烈酒和菸類。

自從特洛伊城被圍的時代，甚至更古以前，葡萄酒就是出征的軍隊必不可少的軍需品。亞歷山大大帝和他麾下的軍官都好飲酒。據傳有一次飲酒比賽導致三十五人死亡，其中一人是喝下十二夸脫（約六・三公升）的勝利者。羅馬人已知道節制飲酒之必要，卻也擔心被侵略國的水質不良，所以出征時總帶著葡萄酒。由於葡萄酒的攜帶量太大，蒸餾術問世以後，軍旅酒品就改爲烈酒。十八世紀歐洲的陸軍海軍的常用酒都是烈酒。英美的海軍每人每天可配給半品脫（約〇・一三公升）的蘭姆酒。美國第二任總統亞當斯（John Adams）是「大陸海軍」規章的撰寫人，明智地許可在作戰或執行額外任務時增加配給量，軍中稱之爲 splice the main brace（字面意思是：加緊主桅轉桁索）。陸軍的行事方式也差不多。一次交戰中，殖民地的「大陸」軍有一小隊人拾回了英軍打來的砲彈，把它們裝進發射三十二磅砲彈的大砲裡，變本加厲回敬英軍，因而獲得蘭姆酒的獎勵。至於英軍這邊，除了固定每個月一加侖蘭姆酒的配給，還在戰役前後加發半品脫。

十八世紀英國陸軍中飲用烈酒並不是未經思考或無人質疑的事。一七六一年駐守蒙特里爾附近的一位中校曾這樣寫道：「我確信蘭姆酒是給英國陸軍惹麻煩之物。希望我們駐守此地期間不要讓它流入。」其他軍官雖然也承認飲酒對於健康、士氣、軍紀可能都有害，卻認爲這是必要之惡。適度飲用的蘭姆酒有醫療與澄淨水質的功效，至於用在鼓勵勞動方面更是不可或缺，有些兵士非要有酒喝才肯做工。軍官可以利用額外配給的「勞動蘭姆」賄賂想喝酒的兵士做粗重工役。擔任魁北克遠征司令的英國將軍沃爾夫

（James Wolfe）不諱言地表示，軍中的摻水蘭姆酒是「讓人工作的最廉價酬勞」。

直到十九世紀，軍中仍以烈酒酬傭勞役。路易斯（Meriwether Lewis）和克拉克（William Clark）率領陸軍探險隊執行任務期間（一八〇四至一八〇六年），每天辛苦的工作完畢後都發給人員威士忌——直到補給耗盡爲止。社會改革人士雖然力主以咖啡和糖取代烈酒，南北戰爭期間仍舊有烈酒配給制。雙方的軍人都不會在戰役之前豪飲，但是如果要做類似在深及腰際的冷水中搭橋的工作，事前的確都有威士忌可飲。戍守邊塞的部隊也有這種酒餉可領。七十五名士兵在南北普拉特河（Platte）交會處修築高登伍德堡（Fort Cottonwood）期間喝掉了八大桶威士忌（每桶容量三十一加侖有餘）。

在南北戰爭與十九世紀其他戰爭期間，最能幫人解除焦慮的應屬菸草。醫生路許在十八世紀時就看得出：「恐懼使人想用菸草。所以軍人、水手以及其他類階層的人都大量使用它。兵士在守衛和放哨的時候，水手在暴風雨天氣中，使用最爲頻繁。」他們焦慮的長官也一樣。路易拿破崙（Louis Napoleon）於一八五九年與奧國軍隊在索菲里諾（Solferino）交戰期間，抽香菸是一支接一支的——都由副官爲他仔細捲好。至於一般軍人要抽捲好的香菸，得等到杜克的香菸革命以後了。

第一次世界大戰終於敲定了軍人與抽菸的關係。歷史學家泰特（Cassandra Tate）指出，各軍種的軍官都把菸類——尤其是香菸——視爲強化士氣與軍紀的重要助力。人人相信抽菸的部隊比較好控制，有關菸品短缺導致一九一七年間法軍之中普遍叛變的報導，更證明這種想法無誤。非軍中的援助人員也這麼認爲。有一位基督教青年會（YMCA）的志工說：「每個人只要拿到香菸似乎就能忘記煩憂。他會挺直腰桿，變成一個男子漢，而不再像個做苦工的雜役。」

YMCA和紅十字會等救援組織的例行作業就包括分發香菸給疲憊的與受傷的軍人。海明威（Ernest Hemingway）曾經隨紅十字會到義大利服務，他就是在畢亞維（Piave）的前線發送香菸和巧克力的時候遭到砲彈炸傷的。知名的人道救援組織大量發送香菸，這等於是給予這具爭議性的產品（至少在美國是受爭議的）合法的地位而加以推廣。美國戰爭部的糧餉用品支部的作爲也是如此，該部運往海外的香菸有大約一百六十億支，包括已捲好的成品和吸菸者必須自捲的，至於比較累贅的雪茄，只運出了二億根。

於是，數以百萬計的年輕男性在身心極度緊繃的情況下承受香菸的影響。當時的軍中日記和家書顯示，許多人害怕自己會斷手殘腿。一位護士（Ethelyn Meyers）寫道：「這些孩子真可憐。我寧願被炸爛也不要像他們這樣擔驚受怕。美軍中士馮凱諾（William von Kennell）一再在惡夢中看見自己倒在地上，臉朝下，炸殘的肢體血如泉湧。有些年紀不滿二十歲的飛行員看來就像四十歲的人，因爲高空偵巡的壓力與同袍的慘死已經使他們身心俱疲。幾乎每個人都盡量找機會抽香菸，這是藉尼古丁緩解壓力的最快速便利的方法。」曾任英軍機槍手的考帕（George Coppard）回憶時寫道：「香菸和彈藥一樣重要。英國士兵將死之前會要求抽一支，就好像它是能解除痛苦的鴉片，能讓人安然往生。我相信它的確有此效用。」

考帕取得的寶貴香菸有一部分是親戚從英國寄給他的。如果有人寄送其他藥物，官方是反對的。例如，英國的大商家哈洛德（Harrods）、薩弗里（Savory）、穆爾（Moore）曾經捐贈嗎啡和古柯鹼的禮品小包（並且在《時報》上刊出廣告說是「前線朋友們用得著的禮物）」，結果卻吃上官司。按檢察官指出，供應嗎啡之類的藥物給軍人是極其危險的，因爲軍人可能因此在值勤或出任務時睡著，從而危害其安全。至於香菸，只要留意在敵人的視線以外才抽，就不會有危險。」

在第一次世界大戰期間，香菸與其他菸品方面的最大問題只是供不應求，想抽而拿不到的人個個苦不堪言。據考帕敘述，因上級命令而不得抽菸的人難受得「像發了毒癮」，香菸供應短缺教人「簡直不想活」。一次，考帕耐不住沒菸抽之苦，自己用乾茶葉包上牛皮紙來抽，「味道很糟糕」，許多戰時的敘述中都提到渴望抽菸之苦狀。一九一八年十一月十一日停戰日過後不久，美軍中士馮凱諾遇見一群被德軍放出來的法國兵和義大利兵，這些人衣衫襤褸，腳上無鞋，「最想要的都是菸」。他把自己的大號杜倫菸草給了他們，「因爲我們可以充分取得捲好的現成香菸了。他們都不斷道謝，想回報我一些紀念品……他們做奴工賺得的幾個德國馬克。」幾天之後，好心的馮凱諾把自己的菸斗和菸草給了一個老人，「那是我在美國買來準備不時之需，但一直沒用著。他見了菸草驚喜交加，他已經四年沒嚐到眞正的菸草滋味了。」

馮凱諾的敘述令人想到總體戰的一項弔詭。軍中和民間往往是在菸酒商品最短缺的時候需求量最大。雖然戰爭一向會刺激鴉片（製鎭痛劑）與大麻（纖維原料）增產，對烈酒的影響卻相反。由於戰時有穀類與糖的配給制、稅收增高、勞力短缺、封鎖，以及作物、釀酒設備、運輸工具之毀壞，都造成產量減少。德國的啤酒消耗量在戰前的一九一三年爲平均每人一〇二升，一九一八年下降到只有三十九升。政府往往在戰時禁止蒸餾釀酒，俄羅斯就曾在第一次世界大戰期間實施。戰爭也會影響菸類供應，甚至造成供應量驟減。例如，日本成年人一九四一年的平均香菸消耗量是每天四支以上，一九四五年減至不到兩支。美國軍人當時平均每天抽菸三十支，甚或更多。空降諾曼第的美軍部隊每人除了帶有磺胺劑和嗎啡皮下注射劑之外，還各帶三條香菸。如此充足的供應是異於常態的，諸多參戰國之中像美國這樣能特准香菸爲戰時必需品、特准菸農免服兵役，是少之又少的。

納粹德國的優先配給與意識型態就又大不相同了——希特勒（Adolf Hitler）乃是狂熱的反吸菸者。德國軍人每天規定的香菸配給量只有六支。不過，各地區司令另有在「特

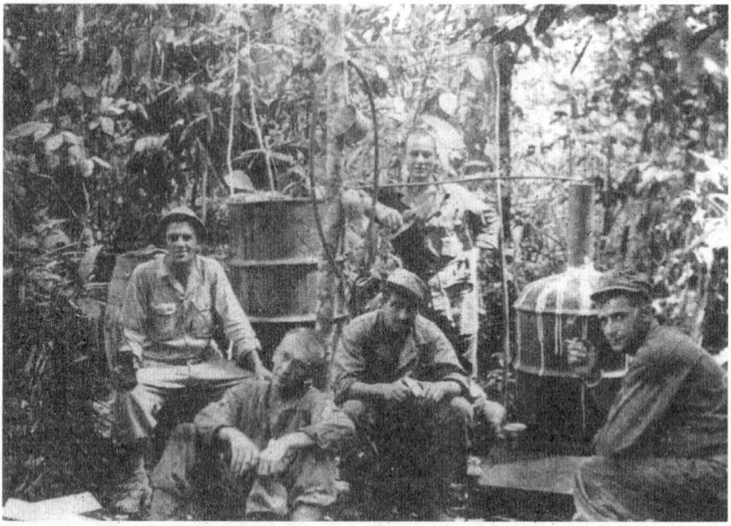

菸與酒是軍中使用量最大的兩種藥物。第二世界大戰期間，美國陸軍將香菸列為軍人的「應急口糧」，卻反對服勤的軍士喝烈酒。實際情況是否如官方規定則另當別論了。步兵第三十一師的成員以南方人居多，其中不乏經驗老到的私釀者，照片中的幾人是駐紮在摩洛泰島（Morotai Island）上的。軍需連的一名士兵供給他們糖以換取一份烈酒成品，其餘被這些人自己喝掉，或賣給其他大兵。後來，一名上士依上級命令把他們的蒸餾器毀掉。這位上士是不情願的，因為他也是這些人的酒客之一。

殊」狀況下加發香菸與烈酒的規定，所謂「特殊」既指字面而言，也包括委婉的說法。納粹黨衛軍（SS）的一位上校曾在部隊防守巴黎最後一線戰役之前發給每人一包香菸、一品脫白蘭地。參加反猶太人「行動」——在埋屍坑前將猶太人集體射殺——的兵士和憲兵也可以領到加發的伏特加酒，執刑者不免有喝得太醉而開槍打歪的情形。黨衛軍的醫生克萊默（Johannes Paul Kremer）在奧士維茲集中營的日記中說，自願參加執刑小隊的人可以領到五分之一升的馬鈴薯酒、五支香菸、一百克的香腸和麵包。「由於有這些特殊配給，人人爭先恐後要參加這種行動。」

藥物與娼妓

這種事例並不是猶太種族屠殺的慘劇中才有的，人們在頭腦淸醒時通常不屑去做的事，都可以憑藉藥物誘導促成。這究竟有多少該歸因於藥物在腦內起的化學作用，或是特定文化對於服食藥物所持的態度影響（例如，喝醉酒後言行失當是情有可原的），仍有爭議。不論如何，藥物的影響是眞實的，而且令人擔憂。

從事許多令人不快的又危險的工作免不了要喝酒，例如，掩埋戰場上的殘骸、從奴隸船艙拖出死屍。但是，與酒的關係最普遍也最一貫不改的行業之一是賣淫。一九〇九年間，內布拉斯加州的華士朋（Josie Washburn）發表了她漫長老鴇生涯的回憶錄，書中列舉了種種賣淫與烈酒糾結不分的關聯。她說，男人不會直接往妓院裡走，他們會先去酒館灌下一、兩杯烈酒壯膽，一旦進到妓院，就有酒不斷送上——這兒的啤酒貴到一瓶一美元。老鴇最大的利潤來源就是硬把酒賣給嫖客，所以要院裡的女郎陪客人喝。想到她們接客的數目、工作的性質，加上勸客人飲酒、聽客人的淫穢笑話，不變成酗酒者也難。有些妓女會用詭計減少飲酒量，例如，調換杯子、乘嫖客不注意把酒倒進痰盂。（「男人們眞不知道他們花了多少錢把那東西裝滿。」）但據華士朋看，大多數的妓院女郎最後仍會成爲酗酒者，要不然就是染上毒癮。做過一年之後，她們可能變得很強悍，「什麼壞事都幹得出來」，或是被「藥、情人、更多的藥」弄得麻木了，或是明白過來要爲離開而作準備。

自十九世紀晚期起，幾乎所有關於娼妓的論述都有酗酒吸毒的主題。鴉片製品和古柯鹼成爲娼妓的日常必需品，這在彼此文化差異甚大的印度、法國、美國社會裡是完全一樣的。曾有一則一九四一年的日本警察報告描述——詳細得有些走火入魔——哈爾濱窯子裡的中國妓女：「因爲她們不停地接客，累得精疲力竭；因爲她們喜歡縱情肉慾；因爲患梅毒與淋病引起的痛苦，她們全都染上嗎啡癮。舉例來說，窯姐買了五毛錢一包的嗎啡，馬上毫不遲疑當著嫖客的面就把嗎啡抹進生殖器官裡。」另一則比較近期的研究報告估計，里約熱內盧——一個有獨特性生態卻沒有社會安全網的城市——市內居住著少數的男扮女裝娼妓之中，百分之九十一好飲烈酒，百分之七十六使用古柯鹼，百分之六十一吸大麻。

娼妓也用藥物催情。喀麥隆的妓女會在陰道塞入大麻、岩鹽、小石粒的混合物，以增添嫖客的快感。但最普遍的還是藉藥物之助繼續在這一行做下去。舊金山一名色情按摩女郎說：「我通常是什麼客人都做的，但是我通常會要起碼一半現金一半古柯。要看我是不是想痛快吸上一頓。」根據其他提供消息的敘述可以看出，怪癖變態的性行爲讓毒品藥效發作的快感格外強。藥物能使軀體對疼痛麻木不覺，也能抹煞記憶。里約的一名年輕妓女說：「我在包膳食的宿舍做的時候，我爸爸會跑去要付我錢讓我和他做，我就是不肯，所以他每次來了又走了。我就會抽一大堆大麻，想把他說的話都忘掉。」

以性爲交換條件的準賣淫行爲常見於許多文化，而藥物是這種行爲中的重要交換物之一。可樂果在蘇丹中部；啤酒在巴布亞新幾內亞；香菸、咖啡、可口可樂在第二次世界大戰戰後的德國，都是可以換取性交之物。在美國的貧民區裡，父親不詳的非婚生小孩有時候被稱爲「樓梯嬰兒」，意思是指有毒癮的母親以身體與男人換取大麻或快克時在樓梯上受孕。不同文化的男女之間也有這種以性交換藥物的行爲，實例最多的是歐洲男子以烈酒向土著女子交換。一七六六年間德拉瓦族印第安人代表發言的一份匆匆寫成的膽稿說：「還有一件事是我們不喜歡而且常常抱怨的。有人不時僱用我們的婦女和他們同睡，並且付給她們蘭姆酒，這種事很不好，婦女又再把蘭姆酒賣給族人，讓他們喝醉。」

物品交易與奴隸買賣

歐洲人用烈酒和印第安人換取的除了性之外還有更多其他的東西。我們且看境外擴張的模式。歐洲人建立了果阿或巴達維亞之類的貿易站王國；新西班牙或秘魯之類的屬地王國；厤薩諸塞或紐西蘭之類由自己的移民定居的眞正殖民地；以及海地或牙買加之類的大農莊殖民地。大農莊上的人手主要是自非洲輸入的無自由的勞工，奴隸制廢止後就換成由亞洲輸入。基於貿易與農業的需要，歐洲人起初都是佔據可耕作的島嶼和海岸平原。再過去就是當地人控制下的更廣大卻逐步縮小的內地區域。在歐洲人眼中，當地人是潛在的敵人、盟友、皈依的敎徒、勞工、侍妾、交易夥伴。

和當地人進行交涉的王牌是用藥物爲交換物，這也是當地人口折損與文化沒落的第二大禍首，第一大的是歐洲人輸入的傳染疾病。北美洲印第安人的遭遇，乃是西伯利亞、太平洋地區、中南美洲各地原住民都有過的遭遇。同樣的事至今仍在重演。安地斯山的印第安人還在販售古柯鹼，並且拿賺得的錢去買烈酒。這麼做的後果對他們的危害之大，不亞於幾百年前他們的祖先的遭遇。

昔日的英國人和法國人供應蘭姆酒和白蘭地給印第安人，因爲這是獲取皮草最有把握的手段。一群奧本尼（Albany）的商人在一七六四年間呈給「貿易及墾植主管大人」的請願書中厚顏地說：「烈酒刺激他們不顧危險地專注捕獵，以便供給貿易處毛皮換取烈酒。」別的東西都不如酒的效果好，也不如酒這麼一本萬利。有的貿易者提供槍枝和毛毯，但這兩樣比烈酒價錢貴，也比較耐久，不像烈酒那麼快就消耗掉，那麼容易摻假。摻了水的蘭姆酒的利潤可以高到百分之四百。更妙的是，印第安人如果在談交易的時候就喝上酒，會糊里糊塗拿最上品的冬季皮貨換幾口蘭姆酒。一位賓州的印第安人曾責備某交易者：「只要我帶著皮貨到你們的地方，大家都叫我：『來，來，湯瑪斯，這兒有蘭姆酒，喝個痛快，喝嘛，不會有事的。』這全是爲了騙我上當。等你們把你們想要的東西都拿到手了，你們就罵我醉癟三，把我一腳踢了出來。」也有印第安人用不易取得的現金買酒，但境遇也好不了多少。到了傑佛遜（Thomas Jefferson）任總統的時代（一八○一至一八○九年），賣給印第安人的烈酒要價高到一品脫一美元，而農田——本來屬於印第安人的土地——一畝才賣二毛五分。

翻閱歷史記錄，處處可見印第安勇士爲了買烈酒而導致全家窮困，自己毀了健康，甚至賣妻子爲奴、賣兒女爲奴。印第安男子喝酒往往是不醉不休，醉到自己神智不清，後果可能是失足跌入火中、摔下山崖，或相互砍鬥而死。英國來的官員強烈不滿這種後果，他們來的目標是使印第安人皈依基督教，而後將之納入大英帝國，不是把印第安人消滅或變成惹麻煩的醉鬼。殖民政府與地方當局因此實施了禁止以烈酒與印第安人交易的法規。一六八九年的奧本尼法令足爲代表：任何人出售或給予印第安人烈酒——甚至啤酒，不論憑什麼藉口，一律處以二個月監禁不得交保，並科以五英鎊罰金。

諸如此類的法令全部無濟於事。到了一七七〇年，英屬北美洲已有一百四十三座蒸餾釀酒廠。殖民者自己就有每星期平均三品脫烈酒的消耗量。蘭姆酒是到處都有售的，偏遠地區的交易者不怕拿不到現貨。即便他們不準備好烈酒，印第安人掮客也會弄到。英國官員的態度則是睁一隻眼閉一隻眼，他們也知道，如果不用印第安人酷嗜的烈酒，要想獲取皮貨或結盟都會比較困難。法國人也未能終止烈酒的交易，即便傳教士施壓也徒然。耶穌會的教士宣布賣白蘭地使印第安人酒醉是重大罪惡，並且揚言要將那些繼續這種貪婪罪惡的人逐出教門。他們卻阻止不了法國獵人賣白蘭地，也阻止不了印第安人買。一位名叫拉波特（Louis de La Porte de Louvigny）的官員在一七二〇年的報告中說：「土人獵取獸皮不再是爲了禦寒，而是爲了喝酒。白蘭地正使他們漸漸貧苦；病痛正漸漸將他們滅絕；他們也會因爲極小的事由而彼此殺戮。……他們酒醉時狂暴瘋癲，如果他們不能以刀互刺，如果他們的武器被挪開了，他們就把彼此的耳朵和鼻子咬了下來。」

印第安領袖也表示不滿。卡托巴族（Catawba）酋長諾普克伊（NopKehe）在一七五四年間說：「你們把穀子泡在桶裡變壞，把它賣給我們的年輕男人，好幾次給他們；他們喝得很醉……常常犯下你們和我們都討厭的惡行。……這對我們的族人也很不好，因爲這壞了他們的志氣，又害我們的男人們病得很重。」少數印第安領袖曾經主動禁止烈酒的交易，成效卻和殖民者的立法官差不多。這種以烈酒交易的模式在殖民時代確立以後，烈酒潮流氾濫整個北美大平原，一直持續到十九世紀。交易者的法寶從蘭姆酒改成摻水的威士忌，即便不改，後果也會是一樣的：印第安人沈淪、死亡，生態系統被破壞。印第安人爲了換取威士忌，就加緊捕獵獸皮和珍稀的肉品，一旦獵不到毛皮，割不到水牛舌，他們除了宿醉與空空的肚皮，什麼也沒有了。

按希特勒的不祥宣示，菸是「紅種人對白種人的懲罰，是爲了白種人給他們烈酒而復仇。」事實似乎正相反，是白人大農莊出產的菸迅速成爲印第安人以物易物的重要項目。耶穌會教士（多少懷著矛盾的心情）利用菸草爲賄賂，誘使印第安人來聽講道，教印第安人摧毀他們一向視爲神聖的物件。印第安人本來自有抽菸的文化，不知何故卻偏好巴西輸入的菸草，可能是因爲相信遠來的東西帶有神靈力。印第安人也愛換取引火鏡、鋼條、火絨盒（這些東西方便行旅中抽菸），以及歐洲製的菸斗。約在一七〇〇年前後，不知哪個聰明人發明了一種頂端有菸鍋的鐵刃戰斧，斧上有中空的桿可吸菸，算是集戰爭與和平於一體的了。這種菸斗戰斧成爲熱門的交易物，從大西洋岸到洛磯山脈的每個印第安勇士都人手一桿。菸草袋則是印第安人自備，有些是用砍下來的敵人的手掌風乾製成的。

到一七〇〇年，歐洲人供應印第安人的菸草和蘭姆酒大部分是由非洲來的奴隸製造，黑奴已經逐漸取代了原來的美洲原住民勞工和契約僕役。奴隸的生產其實已形成一種循環：蘭姆酒和菸草常被用來收購更多黑奴，而黑奴大多運往熱帶地區的大農莊。熱帶地區盛行役使黑奴，基本上是免疫力的優勢促成的。凡是童年不曾夭折的黑種非洲人——至少半數的人熬不過童年——大概都對黃熱病有免疫力了，歐洲人和美洲印第安人如果染上這種由蚊子傳播的疾病，往往會致命。黑種人對瘧疾的抵抗力也比較強。巴西與加勒比海地區買的奴隸需要用貨物交易。最主要的交易物是紡織品，加重酒精度的葡萄酒（一六五〇年以後改爲蘭姆酒）也是奴隸交易中常見的項目，常見的程度因地區不同而各異。葡萄牙人和巴西人似乎是最愛用烈酒買賣奴隸的。按歷史學者谷爾托（Jose Curto）估計，一七〇〇年至一八三〇年間從盧安達（Luanda，今安哥拉首都）和本格拉（Benguela，在今安哥拉）賣出的一百六十萬名奴隸的售價，有百分之二十七是以進口的烈酒（以巴西蘭姆酒爲大宗）抵償。

烈酒的優勢甚多，它不但是葡萄牙人和巴西人可以從自己的葡萄園和甘蔗田大量生產的，也是需求持續不衰的。非洲人喝了之後還想再喝，他們慣飲的棕櫚酒和其他飲品比起葡萄牙人拿來的酒都太清淡，也比較容易變質。愛喝進口烈酒的非洲人會加緊爲收購奴隸的白種人去擄人，正如愛喝烈酒的印第安人會努力獵取皮毛；甚至有人把自己的親屬賣爲奴隸。總督瓦斯康塞羅（Almeida e Vasconcelos）於一七九一年寫信給非洲中西部最大奴隸市場卡桑吉（Kasanje）的主管羅瑞洛（Paul Joze de Loreiro），信中說：「如果偏遠地區的非洲人喝我們的葡萄酒、燒酒、劣質蘭姆酒而醉醺醺，我們也管不了。他們愈是有此癖好，就愈會帶著可以滿足他們欲望的東西到奴隸市場上來。……我們的主要目的之一就是設法讓那些和我們共同生活的人、那些我們想利用其弱點的人滿意，使他們對我們的烈酒愈來愈愛喝，愈來愈渴望。」

巴西商人有另一張王牌可打。葡萄牙王國政府一心要把巴西菸草收成的最上品留給歐洲市場，所以只允許奴隸販子用劣質菸草去換奴隸。其實仍有優質菸草走私到非洲的港口，不過出口非洲的大部分是浸泡糖蜜的三等菸草。始料未及的是，這種菸草在米納（Mina）海岸極受歡迎，甚至別國的人也爭相取來當作交易物用。一七七七年間，英國商人麥爾斯（Richard Miles）在菸草暫時缺貨期間寫的信中表示，只要他和收信者能想法子把巴西菸草直接運來，彼此就可以發財了，因爲當時的巴西菸草可以賣到平常四倍以上的價錢。

歷史學者麥特考夫（George Metcalf）看過麥爾斯一絲不苟的記錄，發現此人在一七七〇年代與阿坎人（Akan）的奴隸交易之中大約有百分之六十六用到菸草和蘭姆酒，但兩者只佔他易貨總值的一三・四。從麥氏和其他交易記錄可以看出，烈酒和菸草在英國的奴隸買賣中所佔的份量不及葡萄牙及巴西人的奴隸貿易。然而，這兩樣東西仍屬重要項目，在新英格蘭殖民地、西非、英屬加勒比海產糖島嶼的三角貿易中尤其重要。美國獨立革命發生之前的五十年中，僅羅德島一地就輸出了五百萬加侖的特加酒精度的「幾內亞蘭姆酒」，足夠支付五百名奴隸販子的整船貨。到了一七七〇年代初期，新英格蘭出口的蘭姆酒每十加侖就有九加侖運到非洲，買下的非洲奴隸運到加勒比海諸島，加勒比海地區出產的糖蜜再運至新英格蘭的烈酒蒸餾廠。

有一小部分的烈酒是奴隸們自己消耗的。在牙買加，奴隸領的配糧除了有蔗糖和糖蜜之外，也有蘭姆酒。葡萄牙官員發覺，以蘭姆酒爲「工資」發給被迫在盧安達和其腹地做建築工程的勞工，是合算的。有一次，他們運了一船的劣等蘭姆酒來支付被強制徵召來蓋教堂的一批非洲工人。

教會人士對這種原則不一致的做法並非視而不見。有不少人在奴隸制度廢止之前之後都直接表示反對烈酒交易。到一八八〇年代，荷蘭人和德國人製造的「貿易酒」在西非海岸各地都很常見了。公路鐵路建好以後，貿易酒也深入內陸，把酗酒和犯罪一併傳進去——此乃教會人士的指稱。教會人士常將烈酒與鴉片相提並論，譴責烈酒貿易和鴉片一樣與勸人歸主的宗旨不合，是基督教文明教化上的污點。美國有一首宣導禁酒的歌也這麼唱：「我們既送《聖經》又送上烈酒，異教徒難道不起疑嗎？」

比較世俗派的人在乎的卻是烈酒的強國實力政治。殖民地官員辯稱，烈酒稅是最佳的收入來源。以奈及利亞的拉哥斯爲例，一八九二年至一九〇三年的政府收入半數以上來自貿易酒的關稅。爲烈酒辯護的人說，沒有烈酒稅政府將無法運作。一九一四年以後的烈酒進口顯著減少證明這種說法是不實的，但第一次世界大戰未爆發之前，這種話在貪圖廉價建立強勢的人聽來是很有理的。總之，商人在戰爭未爆發前仍用烈酒——進口之後摻了水——換取棕櫚油和其他土產。他們和殖民官員都知道，烈酒是他們與部落領袖進行談判時大有用處的東西，昔日奴隸販子每次交易必用烈酒不斷灌醉他們的交易夥伴，早已樹立了榜樣。

一八八九年的一樁事件正是典型的例子。傑姆遜醫生（Leander Starr Jameson）應羅德茲（Cecil Rhodes）的派遣，前往與恩德比列族（Ndebele）末代君主婁本古拉（Lobengula）談判。婁本古拉是馬塔貝列地（Matabeleland）的統治者，羅德茲正覬覦這片土地。傑姆遜的任務是阻止婁本古拉反悔先前的承諾——羅德茲可獨佔他王國內所有金屬礦物的開採權。

十月間，傑姆遜第二次面見國王，發現他痛風發作、十分不適。傑姆遜在藥箱中翻找了一陣，便以一針嗎啡展示了白人的魔法。按羅德茲傳的作者勞伯茲（Brian Roberts）敘述：「情況一下子大為好轉。國王不再為痛風所苦，又得到傑姆遜的阿諛奉承，脾氣頓時煙消雲散。從此一切都是甜美與光明了。」

值得注意的是婁本谷拉發作痛風的原因：乃是豪飲引發的，正是另一批白人送來示好的香檳和白蘭地的傑作，因為他們也想爭取開採權。

稅收與走私
Taxes and Smuggling

十七世紀可算是精神刺激藥物革命的形成期，藥物的非醫療使用曾在前五十年遭受許多排斥與禁止。官員們大張旗鼓最反對的是抽菸，其他藥物濫用也不能倖免，飲烈酒當然是其中之一。但是到了十七世紀末，所有禁止政策幾乎一律由課稅取而代之了。俄羅斯的彼得大帝（Peter the Great）在一六九七年的諭令中宣布，許可境內公開售賣及使用菸草，原因是菸草走私無所不在，且全都是未稅的，爲了取得皇家應得的收入，才決定使菸草買賣合法化。他制定了高額的菸草進口稅，繼而將菸草收歸國營。十七世紀的許多國家的君主因爲不堪日益沈重的行政與軍事開銷（應付種種豪華建築計劃和皇家的奢侈品味更不在話下），已經先一步走上同樣的路。

英國的詹姆斯一世本人雖然終生反菸，卻也務實地同意實施課稅。一六〇八年間，他撤銷了寓禁於征的苛稅，改採每磅一先令更易收到手的稅制。以後繼位的國王又進一步降稅，到一六六〇年每磅只征二便士，差不多與菸葉農的產地售價相同。菸草法還有一條商業主義的但書，即是規定維吉尼亞的卻薩比克菸草必須先由英國本土或英國殖民地的船隻及人員運到英格蘭或英國的其他殖民地。英國的菸草稅雖低，貿易量暴增仍使菸草成為國庫收入的重要來源。一六六〇年代的馬里蘭州與維吉尼亞州菸草的關稅高達英國關稅收入總額的四分之一，可能佔英國政府總收入的百分之五。

稅收的不同類別

除了單純的進口關稅之外，政府對藥物的課稅十分多樣。農人種植鴉片要課稅，釀造烈酒的業者按產量課稅，買咖啡的人也按宗教信仰課稅。鄂圖曼帝國的蘇里曼一世（Suleiman the Magnificent）在位期間（一五二〇至一五六六年），基督教徒買咖啡應付的稅率比穆斯林應付的高出百分之二十五。一七八三年間，英國政府發現專賣藥品的貿易漸增，便施加了印花稅。買藥的人也就因而得付雙倍關稅。十八、九世紀的專賣藥品所含的酒精和其他藥物的份量不明，但也許為數頗為不少。精神刺激藥物成份的價格因為有印花稅以及貨物稅等其他名目的課稅而漲價，這些就全由消費者吸收了。

主管當局爲了從精神刺激藥物的商業中獲取收入，也訴諸壟斷的策略。方式通常有兩種，即是把壟斷權「出租」給民間經營者與政府直營機構，收取固定的付款，但政府機構直營要到十九世紀才普遍，因爲近代早期的政府大多欠缺處理政府專賣部門的能力與意願。較常用的方式是把藥物的進口、製造、銷售等權利一併或分別拍賣給一個或多個特許團體，特許權到期後再重行拍賣。荷蘭的殖民地官員考慮很周道，會在拍賣前的聚會中奉上香檳酒，以誘使有意出價的人多多益善。

政府壟斷是賺錢的，也是有爭議的。若要政策奏效，必然得施行引來民怨的規定。規定包括限制或索性完全禁止境內生產藥物作物，因此境內農人不能私下保留作物再按市場價格出售（以免損及專賣的利潤）。十七世紀的歐洲曾經一再發生以強制手段禁止違法的菸草種植。政府授予專賣權每每招致徇私或受外國勢力影響的反對之聲。一七七三年間，英國首相諾斯（Frederick North）有意將美洲的茶葉批發專賣權完全交給東印度公司，再加上維持「湯生法案」（Townshend Act）的關稅引起美洲殖民地反感，終於引發大西洋沿岸各地的抗議。最重要的一次抗議行動發生在十二月十六日，當晚有一群憤慨的殖民地百姓塗臉抹彩裝扮成印第安人，在月色中把三條船上滿載的稅後茶葉都扔進波士頓港灣。圍觀的人群沈默地給予支持，寂靜中只聽得見戰斧砍破茶葉箱的聲音。

伊朗歷史上的相同事件發生在一八九〇年。國王納希埃丁（Nasir ed-Din Shah）受了賄賂，把菸草專賣權賣給了英國投機客陶伯特（Gerald Talbot）少校，陶氏又將權利轉賣給一個名爲「波斯帝國菸草公司」（Imperial Tobacco Corporation of Persia）的企業集團。這筆交易擔保國王的政府每年可得一萬五千英鎊，外加淨利的四分之一，不到股東分紅的百分之五。憑這個條件，該公司獲得獨家收購、燻製、銷售伊朗菸草的權利。倫敦的投資者都在摩拳擦掌；有些熱衷的人預估「波斯帝國」的淨利每年可達資本的百分之五十以上。然而，種植菸草的農民、賣菸草的小商人、掌握農地的伊斯蘭教長，以及蔑視納希埃丁的民族主義者與知識份子全體嘩然，任何政策都不曾如此促成民間所有力量團結一致。宗教領袖們在一八九一年頒布了抵制菸草的決定，獲得全國上下支持，效果十分顯著，連王室裡的人都響應了。（當時王宮內有王室的妻、妾、太監不下一千六百人，數目並不算少。）國王終於在一八九二年初讓步，取消了專賣特許。抵制行動也告結束之後，人民才又安然抽起各自的水菸袋。但是事情並未就此完全過去，國王被迫向抵制行動低頭之後，再也無法恢復原有的威望。四年後，一名刺客開槍打中他的心臟，結束了這位貪婪國君的統治。

民營公司的專賣事業不論有沒有牽扯到外國勢力，本身都有一些問題存在。其中又以鴉片承包者的問題最爲顯著。業者既然花了鉅額資金標到專賣權，當然會想要盡量擴大消費量與營利，方式可能包括增闢零售點。以新加坡爲例，一八四八年總共有四十五個鴉片鋪，到一八九七年已增加到五百家。政府每隔一陣子就有限制民間吸食的措施，都遭到專賣業者的破壞。在爪哇，華人鴉片承包者得到荷蘭官員攤派的定額，額外貨源只須靠走私補上。

諸如此類的漏洞，加上民族主義者與人道主義者都呼籲禁止鴉片買賣，到了一九一〇年，亞洲各地的殖民官員大都廢除了承包制度，取而代之的政府公賣，按殖民官員的說法，這樣可以管制鴉片的使用，也能限制其傳播。至於實際上是如何做的，又另當別論了。以新加坡爲例，政府公賣鴉片的獲利效率更佳，佔一九二〇年政府歲入的百分之四十六。但以後百分比持續下降，不過，不是因爲官員們自我節制，而是因爲人口結構改變了。新加坡的華人人口狀況不再是清一色年輕的單身漢，新移入的人減少了，婦女、家庭生活增多了，鴉片的需求因而下降了。美國境內的相同變動使一九三〇年代唐人街僅存的幾家鴉片館成了老古董。

鴉片雖然逐步減少，東南亞各國一直到了二十世紀仍以鴉片爲稅收的主要來源。以一九二〇年計，鴉片佔荷屬東印度群島歲入的百分比爲十三，法屬中南半島爲十四，汶萊爲十七，香港爲廿九。（英國人可以兩頭賺：供給亞洲屬地專賣者的鴉片，來自英國在屬地印度的獨佔生產事業。）如果沒有夠多的人在抽鴉片，不可能有這樣源源不斷的收入。以一九二四年的香港計，每四名成年男性就有一人抽鴉片。政府公賣的主管人士知道，如果太積極反對抽鴉片，買主會轉向非法的鴉片販子，而這些販子往往也銷售更兇的毒品。鴉片專賣制雖有很多缺點，但合法供應至少可以抑制黑市的嗎啡與海洛英買賣——這兩種藥物在二十世紀早期的東亞已經越來越普遍了。

稅收上癮

殖民政策取消，日本於一九四五年戰敗投降（日本堪為藥物公賣者的表率），以及美國的持續反對，終於導致鴉片專賣制之終結。但是其他種類的專賣依然存在，做得最有聲有色的應屬菸酒專賣。藥物的獨佔經營也與彩券及合法賭博的獨佔經營一樣，能賺取稅收，但賺取額是累減的，而且會引發嚴重的附帶作用。品德高尚的人指這種犧牲百姓福祉以謀取利益的行為是最惡劣的寄生蟲。

在藥物稅收黃金時代——十七至十九世紀——盛行的種種壟斷經營，都是喜好譏諷皇室貪婪的人士的抨擊目標。英國的日記名家伊夫林（John Evelyn）曾說，查理二世（Charles II）的政府對「抽菸和異國酒類」依賴太重，假使國民都做到基督徒應有的節制，政府早就「捉襟見肘」了。這番話也可能出於當時歐洲任何一個君主國的任何一位機智才子之筆。俄羅斯帝國的政府尤其貪圖這種利益。一八五九年間，在公開市場上可以賣到二盧布的裸麥，經過蒸餾、加稅、摻水再送進酒館賣，竟有六十四盧布之多。克里斯欽（David Christian）表示：「這麼神奇的穀物變黃金，連煉金術也要望塵莫及。」他同時指出，伏特加酒雖然有財政上的重要性，酗酒問題卻也是俄羅斯政府在法律與治安方面一直擺脫不掉的重擔。

二十世紀的政府官員對於藉精神刺激藥物的商業圖利，都抱持愼重考慮的態度。由於以所得稅或遺產稅取而代之的作法也逐漸順利推行，官員們更有理由考慮其存廢。然而，藥物稅收與專賣依舊是國庫的重要收入來源，在國家處於緊急狀態時期尤其不可或缺。例如，法國政府曾以菸草爲抵押品，憑第一次世界大戰後的所得擔保，才向外國銀行借到錢。較後參戰的美國也在一九一七至一八的一年之內將菸草帶來的稅收增加了一半。宣告美國禁酒時代（一九二〇至一九三三年）終告結束的最後關鍵，乃是經濟大蕭條時期政府非得有稅收不可。實業家杜邦（Pierre du Pont）於一九三二年在收音機廣播的演說中表示，如果將「禁酒令」撤銷，「未來將無需徵所得稅，政府預算所需的歲入一半可以由烈酒稅收一併負擔。」他的論點當然不乏自身利益的考量。政府批准合法的蒸餾釀造之後，聯邦稅收迅速從一九三三年的每加侖一元增加到一九四〇年的每加侖三元，至第二次世界大戰期間的一九四四年更增至九元，而九元是生產成本的八倍。

政府很容易對藥物稅收產生依賴。這種依賴也和藥物上癮一樣，本質上就是一種會復發的慢性疾病。面對民眾濫用狀況之嚴重——例如一九八〇年代蘇聯的酗酒問題，可能有一位有見識的領袖——如戈巴契夫（Mikhail Gorbachev）——和同僚們認為不能再坐視不管，決定為了大幅降低消費量不惜犧牲可觀的稅收額。這樣做雖然起初就有生產力、國民健康、士氣都提高的成效，有兩股力量卻會不斷引誘政府「舊癮復發」，一股是黑市買賣造成的社會成本（意識形態上的反對禁酒者會拿這一點大作文章），另一股是藉藥物稅收補充國庫的需求（在財政威脅下最為迫切）。最典型的例子即是美國的撤銷禁酒令，近代以來的印度的事例甚至更值得一觀。

禁酒與民族主義在印度一直是緊密相連的。民族主義者——以及西方來的改革運動人士——指英國人的貪婪導致酗酒行為在貧窮百姓中傳布。東印度公司於一七九〇年開徵的消費稅，以及隨後實施的承包獨佔制度，使政府和烈酒商人都沒有理由不盡量擴大消耗量。到一九〇〇年，烈酒帶來的稅收已經跑到惡名昭彰的鴉片消費稅前面去了。

聖雄甘地倡導印度自治，對於烈酒和藥物濫用批評格外嚴厲。他曾於一九二一年間說：「我們必須明白自我淨化的涵意：戒除喝烈酒、抽大麻菸、吃鴉片。」抽菸也應該戒。菸草的壞影響雖然比較不顯著，卻和鴉片一樣會上癮，會使消費不起的窮人浪費金錢。但最糟的還是烈酒，它會耗損人們的活力，破壞追求獨立的大業。甘地呼籲大家對不肯改過的酗酒者要善意卻堅決地加以摒棄：不和這種人同餐共飲，不與這種人的家庭結親。政府在任何情況下都不該藉烈酒獲利，酗酒和偷盜及賣淫一樣惡劣，而且是這兩種惡行的導因。賣酒的店鋪應當關門；這些生意人應該改行去梳理棉纖維、紡線、織布。在孟買市的一次集會中，一名不安的烈酒商人向甘地禮貌地辯稱，烈酒生意存在於印度已千年以上，怎可能說停就停。聖雄期望賣酒停止的日子是哪一天？甘地在一片笑聲中回答：「從今天起。」

一九二八年起草的「自由印度憲法」（Constitution of Free India）中主張實行禁令以免國人「受烈酒與致醉藥物的引誘與傷害」，充分表明了甘地的本意。獨立後的「大英國協印度聯邦」迅速實施了全面性的禁令。一九四七年的正式憲法中，措辭就和緩多了：個別邦省「應努力」推動非醫療使用酒精與有害藥物的禁止令。國家級的議員把責任推諉到邦級議會，這與美國一九三三年以後的烈酒立法情況頗相似。

在甘地本鄉的古扎拉省（Gujarat）以外地區，禁酒推行得毫無進展，主要是因爲政府仍依賴烈酒提供的稅收，而且存有與禁酒相抵觸的政策。例如，省級政府仍在自產亞力酒（以棕櫚汁液、糖蜜、稻米或其他低價原料製成的烈性清酒）。添加辣椒味以塑膠包裝的亞力酒售價是六至八分錢，連每天只賺四毛錢的鄉下工人也買得起。如甘地所說，這些人買醉是為了排遣貧窮生活的苦楚。有些村落中將近百分之九十的男人有嚴重的酗酒問題，他們妻小的困苦也就可想而知了。

一九九〇年代初，南部的安德拉普拉戴省（Andhra Pradesh）的婦女發起了終止廉價烈酒買賣的持續行動。這項行動的靈感來自政府掃除文盲方案中的一份教材，故事的女主人翁動員全村婦女將一家酒鋪關掉，以防不負責任的丈夫們把工資都浪費在買醉上。故事雖屬虛構，效果卻不輸事實。鄉村婦女看出教材中寫的就是她們自己，於是先討論，再組織起來，終至和烈酒派來的打手、揮舞鐵棒的警察、急於查禁識字教材的男性政要正面對峙。她們拒絕為喝醉的丈夫燒飯、洗衣，也拒絕與之同床，末一招簡直是亞里斯多芬（Aristophanes）戲劇的翻版。從兩方面看來，這是一次革命性的運動：這是印度歷史上第一次由鄉村貧窮婦女發起的運動，這次運動也得到了成果。安德拉普拉戴省於一九九三年全面禁止銷售政府釀造的亞力酒，其他類型烈酒在農工發薪的日子一律禁售。

接下來登場的是演員轉職政壇的拉瑪勞（N. T. Rama Rao），他雖然年紀不小了，卻依然健壯英俊，主演過的三百多部影片中以扮演克里希那天神（Krishna）以及印度教其他神祇最得影迷愛戴。拉瑪勞很有識時機的慧眼，憑著他將幾近全面禁酒的訴求與稻米津貼的主張（也是迎合民意的）結合，他與所屬的「特魯古黨」（Telugu Desam）於一九九四年十二月勝選執政，次年元月就在安德拉普拉戴全面實施禁酒。

安德拉普拉戴的不凡表現觸動了印度其他省長久受折磨的婦女，也想發起自己的改革運動，其中最引人注目的成功——以及失敗——發生在哈里亞那省（Haryana）。哈省位在印度北部，人口一千七百萬，幾乎將整個新德里市環抱其中。哈里亞那的男人好酒貪杯是有悠久歷史的。古時大君擁兵自重的時代，大部分用哈里亞那兵丁，改制以後仍有大量哈省人投入陸軍，他們都在軍中養成了豪飲的嗜好。哈里亞那的酒鋪是二十四小時營業的，卡車司機都喝得醉醺醺才肯出勤。醉漢的妻子挨揍要到丈夫醉昏過去爲止。弗拉將軍（J. M. Vohra）曾說：「印度各地我都住過，哪個地方的家庭暴力都不像哈里亞那這麼多。做女傭的常因爲被丈夫打傷而上班遲到或根本不能上班。鄉村男人一大部分是酒鬼。」

一九九六年，飽受折磨的哈里亞那婦女把票投給了民粹主義的拉爾（Bansi Lal）。拉爾的競選政見就是全面禁酒，上任省長之後擬定異常嚴苛的法律，規定不論公開或私下製造、運輸、銷售、消費烈酒的人都要繳納一定的罰款，還要服最高可達三年的徒刑。這種法條比美國一九一九年的「佛士台法案」（Volstead Act）嚴厲得多，美國的禁酒令至少還許可私下飲酒與家庭自釀。

隨後引發的既是悲劇也是鬧劇。省內的中產階級變得緊張兮兮，唯恐傭人乘機敲詐，只敢在夜晚偷喝威士忌加水。在德里市上班的通勤族爲了喝酒寧願遷出哈省，使省內房價跌了百分之二十。要結婚的人都把酒宴移到外地舉行。烈酒業的失業人口據說有十五萬，其實有不少人偷偷加入「烈酒黑手黨」的事業，個個配有加強馬力的汽車和行動電話。私酒業也大行其道。不小心喝到假酒而中毒的大有人在，有六十人因而致死。法院裡堆積的烈酒相關案件有九萬個。警察們一面忙著執行酒測，同時乘機收賄，查到現貨就飽入私囊。風險與賄賂導致酒價高漲，一袋七盎斯的「辣味鄉村烈酒」售價是一般行情的三倍。哈省政府為了彌補稅收損失，不顧一切增高公共事業、煤氣等其他稅目，後果是造成通貨膨脹。物價上升，男人繼續喝黑市烈酒，使窮困的家庭更加窮困。一位議員老實地承認：「舊習慣不可能一夕之間就改掉。」經過選舉的反彈之後，政府改弦易轍，在一九九八年春天取消了禁酒令。烈酒商人重新開張，在空心磚圍牆外面裝設吊床專供喝醉的客人使用。

這時候安德拉普拉戴省也已經廢除了禁酒法令。實施禁酒期間，政府每年損失四億美元的收入，大約為其歲入的四分之一。拉瑪勞堅持貫徹禁酒令，終於在一九九五年八月一次值得拍成電影的黨內政爭中下台，次年一月便因心臟病突發死亡。他的接班人奈杜（N. Chandrababu Naidu）是他的女婿，是比較務實的人。奈杜將成敗下注在向世界銀行貸款三十五億美元，想藉此重振財政翻新基礎建設。世銀官員卻把話說得很明白，安省歲入未改善之前，世銀的錢不會進來。以務實的眼光看，這就表示必須重新開徵烈酒稅。

奈杜陷入左右爲難，一邊是世銀的條件，一邊是憤怒的婦女團體可能做出的激烈抗議與要求繼續禁酒的毛澤東路線同路人。不過，以影響力相較，鄉村婦女和毛派黨人不是世界銀行的對手。一九九七年二月，政府宣布廢除銷售烈酒的禁令。一位激進改革者歎道：「根本就是政府贊助全民共染酒癮的把戲。」另一位不屑地說：「只曉得對世界銀行百依百順。」

輕重問題

財政收入與民衆福祉的取捨不是藥物課税必須處理的唯一問題，課税程度的拿捏也是很嚴肅的問題。既不能太重也不能太輕。如果太輕，會助長使用氾濫，十八世紀初期英國境內的琴酒税，一八八三年美國香菸的減税，都是前車之鑑。重税自然有嚇阻濫用的功效，英國人就曾於二十世紀初期在印度對大麻課以重税。然而，假如税率太高——不論是爲了抑制濫用或增添税收，就會面臨私釀與走私猖獗的後果。美國政府法定一九四五年以後保持烈酒前所未有的重税，戰時曾因基本原料短缺受限的私酒業立刻加倍活絡起來。到了一九四九年，税務人員每年抓到的蒸餾釀造廠有一萬九千所之多，估計其生產力在「每天」五十萬加侖以上。按保守的估計，這些非法業者在被破獲之前假定平均都有三個月的全力生產，聯邦政府每年的貨物稅收損失高達五億美元。

走私逃稅最具代表性的例子是十八世紀與十九世紀前半期的英國。英國政府雖然在殖民地大多採行藥物整個承包與專賣的做法，在本國境內卻實施貨物稅與關稅的課徵。一六八五年間，英王詹姆斯二世（James II）說服了國會，將菸草稅從每磅二便士提高至五便士。當時維吉尼亞州的卻薩比克菸草正陷於長期的蕭條中，每磅只值一便士。按照百分之五百的稅率課稅，使走私業者大有可爲。他們把私貨按稅後菸草的半價出售，仍有極大的賺頭。因爲有厚利，要買通海關人員是很容易的。有些海關人員甚至大膽把自己手中的私貨裝上國王陛下的船隻運送。

十八世紀在英國迅速風行的進口茶葉也有沈重的關稅負擔，一七四〇年的售價是一磅四先令。私貨商可以從荷蘭或其他國家採購茶葉，躲過海關之後以低於「合法」市價的兩先令或三先令出售。歐陸國家的官員不但不干預走私客的行動，反而殷勤招待。在十八世紀，非法買賣是對付經濟上與軍事上的對手的便利武器。至於英國國內的顧客，也相當能配合。日記作家伍德福特牧師（James Woodforde）曾一本正經地寫道：「走私者安德魯斯今夜約十一點鐘時帶來重六磅的海森茶葉。他在客廳窗下吹口哨，嚇了我們一跳，當時我們正要就寢。我給他一些日內瓦琴酒，付了他每磅六分之十先令的價錢。」（伍氏還附了一筆，說有人在四十四年的時間裡只喝過一杯白開水，以表示對茶稅之不滿。這也凸顯了英國境內不乏白開水以外各種飲品的事實。）

還有一個門路，是東印度公司按例分配給船長的免費載貨空間。船長們照例都盡量找最優良品質的茶葉帶上。船才接近英國海岸，走私客的小船便蜂湧而至。船長將賣茶葉的錢分紅給部屬，以防走漏消息。諸如此類的秘密管道使人無法確知運入英國境內的茶葉數量，這一點最令想要計算消耗量的經濟史學者頭痛。一七八四年上任的英國首相小彼特（William Pitt the Younger）判斷，英國國民每年消耗的一千三百萬磅茶葉之中只有五百五十萬磅是繳了稅的。這時候的茶葉走私已經是非常有組織的企業，連合法的進口商和批發商的生存都受到威脅了。彼得把稅率從原來的照價百分之一一九大砍一刀成爲一二．五，非法的買賣隨即告終。

烈酒與菸草走私在十八世紀與十九世紀早期都曾大行其道，這兩種商品的關稅和茶葉不一樣，一直到一七八四年以後仍然相當可觀。走私烈酒和菸草的人數既多又有組織，而且爲了維護這種隱密的交易會毫不考慮地訴諸暴力，包括刑求與恐怖行動。英國政府即便以嚴刑處置走私者——最起碼也要放逐，卻根本壓制不住。靠近英國的海港那麼多，英國的海岸線又長達六千英哩，加上陸海軍要投入沒完沒了的戰事，根本不可能全力對付走私問題——至少在拿破崙（Napoleon Bonaparte）被放逐到聖赫勒拿島之前是不可能的。一般英國百姓比較傾向成爲走私貨的顧客而不會做檢舉者，也使得問題更加

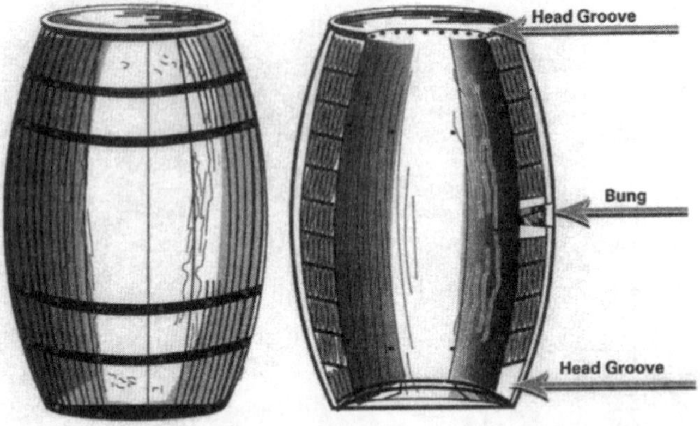

英國於一七八四年降低關稅後，走私到英國的茶減少了。菸酒走私卻持續活絡，到十九世紀中葉降稅後才衰退。因為有風險，運輸空間又有限，走私者多偏好高價值的甘逸白蘭地、鼻菸、雪茄等。挾帶方式之一是將雪茄放在桶壁與內層的錫襯裡之間，先決條件是桶子做得夠結實。因此巧手的箍桶匠是職業走私者不可或缺的搭檔。

難辨。一般英國人也和多數歐洲人一樣，厭惡征稅，樂得有機會的時候多買些便宜貨備用。亞當斯密（Adam Smith）以他一貫銳利的言詞指出：「購買走私貨雖然是明顯在助長違反稅務法律的行爲，也連帶助長作僞證，但如果要在買私貨上假裝有所躊躇，在多數國家都會被視爲僞君子的一種迂腐行徑，不但不能取信於人，只會讓人懷疑這故作姿態的人骨子裡比別人都壞。」

大規模的走私活動終於停止，乃是自由貿易制的功勞。英國首相皮爾男爵（Robert Peel）在一八四六年推動了全面的降稅，之後海關雖然持續截獲走私的菸酒，走私販子的數目不再是成千上萬，也不再有整隻船隊「投入矇騙政府圖謀暴利的刺激活動。」誘因消失以後，走私行爲也越來越少。

多重算是太重？

以走私爲業的人需要多大的誘因才會大幹特幹？要有照價百分之二十五的稅率嗎？抑或必須高到百分之五十？或百分之百？這個問題不可能簡答，部分原因在於有經濟學家所說的橫越國界效應。按商品合法價值的某種百分比數字征稅，也許在理論上算是高了。但如果毗鄰各地的稅率也一樣高，從外地走私的誘因就很小了，當然也沒必要到外地去消費。十八世紀的巴黎人常常在週末時跑到市郊的酒館去享樂，因爲巴黎市的葡萄酒稅太重了。法國大革命即將爆發前，政府要將酒的重稅區域擴大，結果引發了暴動。

逃稅走私最能奏效的狀況是：能以便宜價錢買到藥物或其他體積小的商品，然後經短程運至另一地迅速脫手。一九九五年的維吉尼亞州香菸稅只有哥倫比亞特區（District of Columbia，首府華盛頓所在地）的十三分之一，華盛頓市民只需買一張捷運悠遊卡就可以賺到這個價差。如果鄰近地區沒有貨源，走私者仍有可能跑長途，但成本會提高，風險也變大，所以誘因比較小。基於以上原因，政府官員要拿捏恰到好處的重稅，必須清楚毗鄰地區的狀況。「多重才算太重」從地理位置上看來是相對的值。

以鹽的稅爲例。鹽是自古以來最持久的稅收來源之一。使用鹽是會上癮的。吃慣了加鹽的調味，無鹽的天然味道吃來會顯得太淡或不好吃。好加鹽的口味——有些歷史流行病學家把愛吃鹹也列入成癮的毛病——製造了國庫收入的機會。中國的皇帝、統治印度的英國人，以及昔日許多君王的朝廷，都利用鹽賺過錢。君主政體時代的法國曾經課過特別苛的鹽稅。農民一整年的收入可能有八分之一花在買鹽上，而鹽的售價的大部分是稅。鹽稅最令人憤恨的，也是最激起人們逃稅心機的部分，還是稅率不劃一，法國境內境外各地的鹽價高低不同，最大差距有十倍之多。政府官員逮到的走私者有男人、女人、兒童，甚至有受過訓練的狗。走私鹽的刑罰包括鞭笞、烙印、上戰船做划船工、輪式刑車處死。革命爆發後恐怖時代降臨，負責收鹽稅的包稅官一個個都被送上斷頭台。其中包括先驅化學家拉瓦希耶（Antoine Lavoisier），他的化學實驗經費即是來自收稅所得。

十八世紀鹽稅引起的問題，到二十世紀變成香菸稅。一九六五年以後，大多數的美國州級立法機構通過了香菸增稅的法案，一則表達對國民健康的關注，同時免掉政治爭議的困擾。可是各州增稅的幅度不一致。有些州（以東北部爲主）增加的幅度很大，香菸的售價也就漲了那麼多。到了一九七五年，同樣牌子的香菸在北卡羅萊納州賣三毛六分一包，在紐約州就賣到五毛四分，紐約市的售價更貴，因爲還要加地方捐。一九七六年加的是每包八分，數額和整個聯邦稅額一樣。

這下就製造出買賤賣貴的好機會了，誰要是能以北卡州的售價大量買入，再以紐約州（或康乃狄克州，或麻沙諸塞州）的售價賣出，就可以賺上一筆。按一九七〇年代中期的計算，每年稅收淨虧損超過三億美元，其中很大一部分是被犯罪集團賺走了。曾有一段時間，紐約州四分之一的香菸、紐約市半數的香菸是這些集團供應的。他們的全套方法——卡車隊運送、僞裝挾帶、人頭公司、軍事堡壘般的倉庫、賄賂、劫持、襲擊、謀殺，都與禁酒時代的私酒業者很相似。

加拿大政府在一九八九年、一九九一年兩度大幅提高香菸稅以後，大規模的香菸走私又擴散到了加拿大。在加拿大賣到四十五元一條的香菸，在邊境以南的美國只要半價。走私者把香菸藏在船、小艇、雪地摩托車裡面，藏在轎車或休旅車的車體內，方式和走私毒品一樣。走私者先將加拿大品牌的香菸出口（出口香菸不必課稅），再把這些香菸偷偷運回——據說香菸公司的主管不但知情而且提供協助。職業化的犯罪集團也參加一腳之後，暴力就跟著發生。安大略省的康瓦爾（Cornwall）正好居於走私業的險要位置，因而獲得「東方道奇」的渾名（道奇市乃是美國歷史上牛仔槍戰火拚不斷之地）。加拿大人是崇尚和平、秩序、很好管理的國民，卻和英、法裔的祖先一樣痛恨這類的重稅。按一九九四年估計，安大略省三分之一的香菸、魁北克三分之二的香菸都是非法的，都是向藐視法律的商人買來的。這些商人都有兩套帳目，知道門路的人不怕買不到。加拿大政府鑑於犯罪活動成長驚人，民眾喪失守法精神，終於在一九九四年二月宣布大幅降稅。香菸走私案立即減少，因爲加拿大的走私者都將目標轉移到烈酒、槍枝、違禁藥物、非法移民以及其他形態的非法買賣。

這時候香菸走私已經盛行於全世界。一九九〇年代初期的貿易數字顯示，每年全世界香菸出口量比進口量多了大約二千八百億支，這佔全球香菸總產量的百分之五，佔香菸國際貿易量的百分之三十。假定運輸上的耽擱可能造成些微的差額，這麼大的差距顯然還是走私所致。以哥倫比亞一國計算，單是萬寶路香菸的非法買賣就造成國內主要香菸業者在一九九六年有三億美元的損失。在義大利，兩個犯罪集團靠著走私萬寶路和其他品牌香菸，一年就有六億美元的收入。一九九二年間，義大利政府指控菲立普摩里斯公司與走私者共謀，因而把萬寶路香菸一股腦禁掉了。結果導致走私更猖獗，所以政府又將禁令撤銷，爲逃稅走私萬寶路的情況才恢復了原狀。

從以上的故事可以學到一個教訓，黑市似乎是「禁止令」的產物。這個觀念是自由主義的藥物史觀的中心前提，也是主張在管制下合法化的理論依據。按理論，將大麻菸、古柯鹼、海洛英等藥物課稅後合法賣給成年人，既可杜絕伴隨黑市買賣而來的禍害，又可用增加的稅收來推動防止與醫療的計劃。問題（除了公開銷售可能使上癮者增加之外）是，維護課稅（以及不得售予未成年者之類的限制）多少也就等於維持黑市存在。稅輕、限制少會使黑市成爲較不嚴重的困擾，卻也會使欲罷不能的使用者增多。重稅和嚴密限制之下的上癮者會比較少，卻會製造誘因而引來走私與暴力，歸根說來還是稅的輕重問題。

聽到「藥物買賣」，多數人會想到主管當局對於非醫療的藥物販售及使用嚴格禁止，罪犯卻想方設法逃避管制。如果從歷史的角度看，藥物走私是近代特有的活動。大約從十七世紀中葉起，一直到十九世紀晚期，全世界的統治階級（僅少數屬例外）關注的都是如何對這些活動課稅最有利，而不是如何予以禁止。就算他們想到祭出禁令，結果不是白忙一場，就是得不償失。

大逆轉：管制與禁止
About-Face: Restriction and Prohibition

十九世紀晚期與二十世紀早期，政治上的權勢階級對於逐漸擴大的藥物交易帶來的後果有了不同於原來的看法，越來越贊成把非醫療的販賣與使用視爲犯罪行爲，至少某些藥物應該如此處理。據歷史學者布勞克（Alan Block）認爲，這些人做了前所未聞的事，他們組成了一個國際性的控制體系，專爲壓抑蓬勃發展的麻醉藥物製造業，要從原料進入廠房的時候起一直到成品送到合法取得的消費者手上，每一步驟都加以管制。如果純粹從政府的收入與力量的角度看，這種做法以及削弱精神刺激藥物商業活動的其他措施，都很令人納悶。

不妨說是我整理出這些措施的成敗結果之後覺得納悶。近代早期階段的精神刺激藥物革命會有那樣的速度，有那樣的規模，是因爲那樣發展符合有錢有權者的利益。推廣藥物種植及使用，最有功勞的是歐洲的權勢階級，他們如果沒有大規模生產烈酒、大規模種植藥物和蔗糖作物（通常用於製造強效飲品），就不可能把勢力擴張得那麼快，也不可能建立起那麼穩固的霸權。歐洲人用精神刺激的藥物還帳、賄賂侵入地的當地對手、安撫屬下的工人和兵士、保持農莊上的人手不缺。雖然醫生們和神職人員有些零星的反對意見——警告使用過量與非醫療使用對人有害，對於農莊主、商人、投資者、奴隸販子、工人的債主、軍官、殖民官僚、財政部長，以及其他有責任予以促進保護與有利可圖的人而言，藥物經營乃是不可或缺的。

大麻算是一個例外，因爲殖民帝國鼓勵種植大麻是爲了使用其纖維，不是供刺激精神的服食。就一種藥物而言，大麻當初是一般人、奴隸、農民使用的東西，是這些人隨著歐洲人擴張勢力的腳步傳播了印度大麻文化情結。葡萄酒、烈酒、菸草、咖啡、茶、巧克力、鴉片，以及後來的古柯鹼與可樂果，情形卻不同。這些東西的全球性生產與買賣都與其藥物用途密切相關。因爲有醫療效用、能帶來快感、會使人上癮、具社交功能，而且有些也是不錯的食品，這些作物都是極佳的產品，也是獲利的可靠來源。藥物可以賺錢，而金錢帶來權力。菸草曾經爲美國獨立革命籌措資金，也曾經是許多歐洲戰事的後援力。橫越大西洋的奴隸買賣曾經靠蔗糖和蘭姆酒維持；帝國主義在亞洲的勢力曾經靠鴉片而壯大。烈酒換皮貨的交易成就了大富人家，提供了工業投資的資金；咖啡業的繁榮促使鐵路開築，爲巴西引來上百萬的窮苦移民。藥物生產及買賣便是以上述的及不勝枚舉的其他方式塑造出近代世界，並影響全世界的權力結構。到了十九世紀初期，新興的藥物癮頭的力量已經在重造全球的環境了。

說來很諷刺，如今的西方政壇權勢階級在努力防堵大衆的藥物使用，近代早期的西方政治權勢階級卻藉集體決策和自我炫耀式的消費來提倡使用。這並不是說，精神刺激藥物的革命純粹是由上而下的發展勢態。一般百姓也參與了每一種藥物的推廣運動，他們會主動把新奇的醫藥轉往其他用途上。不過，重要的政經決策終究操之在權勢階級：要加以課稅而不是禁止；要以殖民地土地授予來資助生產；要在一座座島嶼上佈滿蔗糖與藥物的農莊，以擴大供應量並降低價格，這些決定都出自權勢階級，也都爲權勢階級帶來豐厚的利益。進入十九世紀以後，權勢階級卻漸漸擔心藥物濫用，比較有意願執行管制與禁止，即便這樣做會導致國庫不小的損失。管制禁止是一種長期的發展動向，不是一次特定事件，很難明確指出這種取捨上的集體轉向是在什麼時候發生的。可以確定的是，這在二十世紀初的國內國際政策中都有重要影響力。即便執行上有緩慢或不徹底的時候，卻是歷史上一次少見的大逆轉。

反對藥物的非醫療使用

這些造成重大政治影響的反對意見，源於五項基本顧慮。第一個即是使用者可能對自身與他人直接造成傷害。例如，喝酒的人意外死亡的機率遠高於不喝酒的人，喝酒過量的不良後果甚多，除了常見的體溫過低，也包括被獅子攻擊——東非的獅子學會了獵食夜晚從路邊酒館踉蹌走回家的醉漢。在民族主義取向強烈的社會與極權統治裡，酗酒危害個人健康的行爲最常遭到譴責。德國醫生海瑟（Erich Hesse）曾在一九三八年間振振有辭地說：「人有權利用毒物毀掉自己的身體嗎？身爲一個民族共同體的成員是沒有這種權利的。反之，每個人都有責任爲群體的利益保持自己身體健康。……個人這樣才有生存與維生的機會。」

海瑟醫生的這個問題換到別的地方可能會有不同的回答。例如一九三八年就有澳洲人說：「老兄，身體是我的，我要怎樣，得看我高興。」在講求個人主義的社會裡，自我傷害的危險與社會效用的損失不足以構成禁止的理由，除非是在戰時。個人用藥如果直接影響到他人——尤其是不願被波及的人，就有必要加以禁止了。酒吧櫃檯上的醉漢揮拳打了鄰座的另一名酒客固然不對，如果醉漢打的是瑟縮在家中一角的兒童，則屬嚴重不當的行爲。不讓無辜的他人直接受害，乃是道德上最站得住腳的反對理由，而且是放諸所有文化而皆準的。反菸人士早先一直強調吸香菸與嚼菸草的人噴菸霧、撣菸灰、吐菸汁對旁人造成妨礙。自從醫學研究證明環境中的菸霧可能致癌，反菸人士終於得到了致勝的武器。「我可以害你得癌嗎？」這個海報貼出之後，英、美兩國不久就禁止了室內的吸菸行爲。其他國家先後都採取了各種不同的限制規定，連澳洲也不例外。

另一個常聽見的，有政治影響力的反對聲音是，非醫療的藥物使用會引發犯罪暴行。墨西哥市的《向上》（*Excélsior*）在一九三六年間報導：「許多的流血罪行是在大麻的病態影響之下犯下的。」加拿大、牙買加、美國都有同樣的報導迴響。受到同樣指控的藥物還有烈酒、海洛英、古柯鹼，以及安非他命。在德州大學高樓頂上持槍濫射無辜的兇手惠特曼（Charles Whitman）就是在服了安非他命之後行兇的。藥物如何引發暴力行爲，影響的程度究竟有多大，都不是單純的問題，又因爲有偏見和刻意宣傳的介入而更趨複雜。但是表面跡象有其政治作用力。有關藥物引發罪行的報導不論眞實與否，都可以使主張管制禁止的力量增大。

反對藥物非醫療使用的第二個理由源於社會成本的顧慮。啓蒙運動和功利主義等現世哲學思想有「爲最大多數人謀求最大利益」的主張，也造就了一個簡單而強有力的觀念：私人的獲利無論多麼大，都有可能使公衆承擔高得不可接受的、道德上無可辯解的成本。這成本可以相當準確地計算出來。假如烈酒濫用導致較多人生病或過早死亡，就表示工作日比較少了，這即等於生產力、工資、稅收上有一定數量的減少。假如烈酒濫用導致較多的犯罪行爲與意外事故，就會增加警力與醫療的成本，這又轉嫁成爲他人負擔較多的稅金與保險費。像是酗酒者接受肝移植的費用將近二十五萬美元，這可是大家要共同負擔的社會成本。

有關社會成本的論點應該把經濟方面的得失都算清楚，才能完整而言之成理。但即便有意算清這本帳的人也會被其中複雜的細節嚇退了。適度飲酒對冠狀動脈的好處該如何量化？又該如何從酗酒傷肝的害處上予以扣減？算不出來其實並不礙事，主張管制禁止的人士只要宣布某些藥物濫用花費了多少億美元、英磅、盧布，就可以奏效。誰也不願意被別人濫用藥物的行爲拖累變窮了。

第三個反對理由來自宗教信仰。致幻覺藥物雖然是許多部落儀式的固有部分，卻不被世界上的主流宗教接受。憑祈禱、齋戒、冥想、修行來轉換意識狀態才是主流宗教贊成的。藥物只能短暫地模擬眞正神祕經驗的感覺，卻不能達到領悟的境界。藥物是假宗教，是化學品偶像，會分散信仰者的心神，把他們帶上自毀之路。因此，天主教的教義問答冊、佛教的戒律，以及其他道德教條都一致譴責濫用藥物的行爲。

但是，印度高僧服食大麻藥、穆斯林用大麻菸，卻聲稱沒有惡意、沒有做壞事，這又該怎麼說呢？這些是例外，應該在不贊同的大前提之下予以諒解。印度教傳統許可在崇拜濕婆神的相關行爲中使用大麻，印度教的古經典卻反對飲酒致醉，後來的文獻也抨擊吸菸。《可蘭經》嚴格反對飲酒與賭博，將兩者並列爲害人的罪惡行爲（見經文二：二一九；五：九〇，九一）。但是「酒」只限於烈酒嗎？抑或涵蓋一切能使人昏醉的藥物？由於說法不一，不同教派和一般大眾有機會——有人說是藉口——使用大麻菸，畢竟先知並沒有明確禁止。然而，多數的伊斯蘭教神職人員始終反對非醫療用途的吸食大麻，以及抽鴉片、嚼食咖特。這種爭議和天主教教會有關非自然方式避孕的爭議頗爲相似，雖然有許多人在以人工方式節育，這卻是「教誨職責」（Magisterium）所禁止的，也是最正統的虔誠教友所不齒的。

虔誠教友反對藥物的立場也最爲明確。他們對各式各樣的自我放縱都抱持疑慮，恐怕破壞了辛辛苦苦維繫的自制。所謂「藥物學的喀爾文主義」（Pharmacological Calvinism），是福音教派基督徒、正統派猶太教徒、注重潔淨的印度婆羅門，以及把販售藥物者送上絞刑架的伊斯蘭教長們所共同奉行的。藥物令信仰虔誠的人反感，也有相當實際的原因。據醫藥人類學家魏斯特麥耶（Joseph Westermeyer）指出，藥物上癮的人是機能性的不可知論者：他們會把廟宇和聖殿拋到腦後，對教會的事不理不睬。戒除藥癮的人卻正相反，大多十分虔誠而熱烈參與崇拜。因此，所有宗派的傳教者自然一致指責藥物上癮與濫用。

第四個反對立場源於特定藥物與某些偏離主流的、不受歡迎團體不可分的關聯。曾有一位作家說，假如威而鋼是在都市貧民區某個地下製藥廠研製出來的，而且是以「壯小子」之類的名稱發售，持有與使用這種藥的行爲說不定就是違法的。由於美國的多元文化的特性，歷史上這類例子特別多：酗酒與低下階層的愛爾蘭移民相關；抽鴉片和華工相關；海洛英與大都市罪犯相關；古柯鹼與無法無天的黑人男性相關。以上每種藥物出現濫用狀況之後都有立法予以禁止。禁令並不是完全憑偏見一力促成的。不過，如社會學家艾瑞克森（Patricia Erickson）所說，成爲禁令目標的人口的數目越少、地位越低，這種立法越容易通過——要維持住它不被廢止也越容易。

第五個反對立場源於體認到服用藥物對整體（不拘是部落、國家、民族）的未來有害。印第安人反對烈酒交易的言論中往往流露對於集體滅亡之恐懼。日本昔時的反菸者稱菸草是「貧窮植物」，擔心菸草種植排擠到米穀的種植。逢到與外國交戰的時期，人們對於藥物和集體福祉的憂慮最爲強烈，指控敵對的外國走私藥物的聲音也最大。一九三〇及四〇年代，美國麻醉毒品管理局局長安林傑指控日本人在提倡毒品交易，目的是獲取收入、腐化西方國家、奴役他們已侵略與計劃侵略的國家的人民。冷戰期間，他又將指控轉向中共。一九六四年中蘇決裂後，蘇聯的《眞理報》（*Pravda*）也附和這項指控。一九七二年間，警惕的台灣人也如是說。在一九八〇年代，伊朗的何梅尼（Ayatollah Khomeini）指控美國以及以蘇聯爲首的共黨國家陰謀在伊朗境內散布海洛英。

藥物與集體存亡的憂慮，往往離不開藥物傷害年輕人的課題。美國禁酒運動的重要人物霍布森（Richmond Hobson）在一九二〇年代以窮追不捨的反毒作風聞名國際。他便是反復訴諸年輕一代受害爲主題。他說，藥物是致命的接觸傳染病，會摧殘年輕生命，把社會固有的保衛者變成威脅社會安定的罪犯。年輕人濫用藥物會損害國家、種族、全人類的未來。一九七〇年代歐洲有大麻與海洛英濫用激增，反對言詞之激動並不輸霍布森。羅馬的《聯合報》（*L'Unita*）在一九七六年間宣稱：「這恐怖的『天譴』正以『美國樣式』迅速蔓延……對年輕人影響尤其大。」西德政府警覺到年輕人的藥物文化在快速傳播，先後在一九七一年和一九八一年強化麻醉毒品方面的法規。在大西洋彼岸的委內瑞拉做法相同，加了一條不尋常的但書：售賣藥物給未成年者，刑期加重三分之一。美國一位富於戰鬥性的黑人反毒者更有過之，她在受訪中表明：「哈林區的販毒者應該一律處死。」從一九七〇年代初期起，許多態度激進的非裔美國人會從滅種屠殺的觀點來看毒品問題。

以上五類理由彼此並沒有排他性。直接傷害、社會成本、邪惡行爲、偏離主流團體、集體前途的考量，都有可能相融於某種反藥物的言論之中。十八世紀早期英國的琴

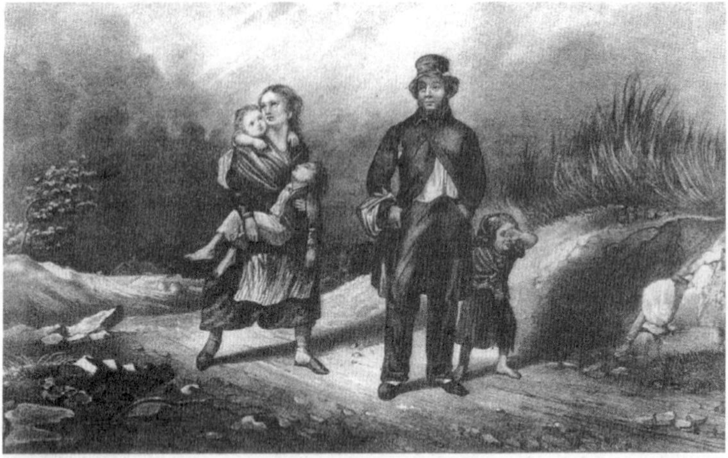

THE BAD HUSBAND.

「惡丈夫」美國石版畫家柯里爾與艾夫斯（Currier & Ives）一八七〇年製作的戒酒宣傳畫，凸顯酗酒對無辜者之傷害，必能令觀看者動容，這是根據席戈尼（Lydia Sigourney）一八三四年寫的故事〈酗酒者〉（The Intemperate）畫成的。故事的女主角珍・哈伍德在相繼喪失兒子與酗酒的丈夫之後成了赤貧的寡婦。其他的反酒言論比較不訴諸感情，例如：收容酗酒者的救濟院、監牢、療養院浪費了太多納稅人的錢。

酒恐慌，二十世紀晚期美國的「快克」肆虐，都是明顯的實例。這五類原因也不是界線涇渭分明的。例如，社會成本如果既沈重又持久，勢必引起群體對於國家安全的憂慮。不過，這樣分類的用意在於便利闡述，不一定非得壁壘分明。我們按這個模式更易理解一八〇〇年以後的世界歷史發展如何從幾個互不相涉的反對立場引來管制的壓力。施壓的程度因各國情況不同而各異，各種藥物受管制的狀況也不一。如果只將注意力集中於國際文獻中反覆出現的問題，不可能把每一項限制與禁令都「闡釋」明白，因爲每一項都有其獨特的政治及制度的背景。但是我們必須如此著手才會看出，全世界走向限制與禁止，並不是各國分頭決策湊巧累積而成的結果。

工業化世界裡的藥物

近代世界史早期最重要的一件事實如果是越洋商業的擴張，中期以後最重要的一件事應該就是工業化的發展。在十九世紀，精神刺激藥物的發現與革新——生物鹼分離術、皮下注射、安全火柴、合成藥物與半合成藥物研發——又與工業化生產及配售的新技術結合。藥物藉著工廠而民主化了。一般大眾想要以化學物質充滿腦部、持續體會最原始的快感與刺激，都可更輕易、更廉價、更迅速地達成目的。在連新加坡最微賤的

Copyrighted by the Star Company.

THE EMBRACE OF DEATH.

—Murphy in the Seattle *Post-Intelligencer*.

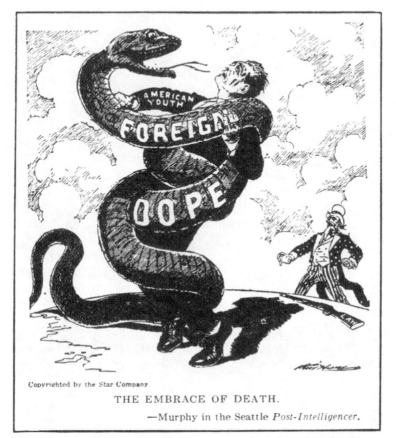

「死亡的纏繞」原載一九二二年的《文摘》（*Literary Digest*），是一篇文章的插圖。文中說，不法之徒拿鴉片當滋補劑，注射藥物的行為與藥物癮正在美國各地區的各個社會階層中傳布，美國境內的藥癮者可能多達五百萬人。這些說法都不實，末一項更是離譜。但一般大眾傾向相信最壞的，尤其想到年輕一代會受其影響，更會寧可信其有。

苦力都可以花四分錢打上一針嗎啡的世界裡，染上藥物癮可能性當然比以往大得多。

烈酒的消耗情形亦然。一八〇二年到一八一五年之間，美國政府發給蒸餾釀酒相關發明的專利不下一百件，佔許可專利總數的百分之五。使用新設備和新蒸餾法的農人發現，同樣是一蒲式耳（約三十五公升）的玉米，以前只能製成二加侖的優質威士忌，現在可以製成三・五加侖。在大家共同努力下，創造了如江河般川流不息的廉價威士忌供應量，也成就了洛拉寶（W. J. Rorabaugh）所謂的「酒鬼共和國」。法國的經驗正是一個酒鬼共和國的例子。由於大量生產大量行銷，成年人的年度純酒精消耗量從一八四〇年的每人平均十八公升，增加到一九一四年的每人三十公升（約七加侖），酗酒問題也明顯增多。這種趨勢雖然令釀酒業者和稅收人員滿意，醫生、衛生保健專家、社會改革人士卻警告：這會帶來嚴重後果。他們把這個訊息簡化成一句話：「富國也烈酒，亡國也烈酒。」

工業化發展使藥物濫用的可能性增大，也使藥物濫用的現象更明顯可見，而藥物濫用也威脅到工業化的過程。人們的工作逐漸移進戶內之際，抽菸也開始引起他人的反感，而且有火災的顧慮。即便以不點火吞雲吐霧的方式使用菸草，也會妨礙生產。據路許醫生估計，好吸鼻菸的人如果每二十分鐘聞上一回，一年可以浪費五個工作天。不過問題最大的還是烈酒。酒徒會誤事，而且可能闖出大禍。日本開放對外貿易之初，許多船員因為在橫濱的酒吧買醉忘返，把船隻啓航的時程都攪亂了。當時世界各地的老闆都一樣，都擔心工人在上班時間喝酒，都害怕僱到愛喝酒的員工。因喝酒而一步做錯，可能釀成大禍，可能毀壞機器或傷亡人命，或喪失重大利潤。

南北戰爭之前，麻薩諸塞州經歷快速的工業化，製造業者都禁止在廠房範圍內飲酒，並且主張廢除烈酒產銷執照，支持贊成禁酒的候選人。這些候選人卻遭到那些與烈酒產銷有直接利害關係的商人、雜貨店老闆、酒館經營者，以及愛爾蘭與德國移民的反對。愛爾蘭與德國移民和十九世紀初到美國的他國移民一樣，來自尚未工業化的社會。在他們的故鄉，飲酒是傳統的、不具爭議性的行為。他們的文化與宗教信仰都與美國本地禁酒者不同，禁酒者在逐漸現代化的新教徒社會裡成長，注重的是個人成就、自制、節儉。美國的製造業老闆，以及數目漸增的美國本地技術勞工，都越來越認為喝酒是勞民傷財的事。有史以來歷時最長的禁酒爭議便由此開始，由於一波波農民不斷移入，美國卻不斷更趨工業化、更追求效率、更重視社會治安，所以衝突一直延續。

神職人員和福音教派的改革運動者（後者在十九世紀人數越來越多，活動也益趨積極）主張禁酒是另有宗教信仰上的理由的。值得注意的是，他們常常將個人得救之重要與飲酒造成的社會經濟影響混為一談，把兩者連接得不著痕跡。這種做法對於離家在外而脫離教會與鄉村地主控制的工人特別有效。諾威治（Norwich）的主教在一八三七年作過這樣的論述：「禁酒團體最能做到使數以萬計墮落放蕩的人變得端正勤勉，把罪惡行爲改爲虔敬。」凡是能做到把宗教熱忱和產業效率融爲一體的人，特別積極贊成禁酒。老洛克斐勒（John D. Rockefeller, Sr.）即是代表人物，他曾在主日學中對學員說：「你們大家知不知道我爲什麼沒變成酒鬼？因爲我始終拒絕喝那第一杯。」他似乎有心證明飲食節制有益成就大業，累積了空前龐大的企業財富，並且活到九十七歲——他本來期望活到一百歲。

新的工業化事實與舊的習俗發生衝突，這種現象到處都有。在南非，利用菸草和烈酒招募土著勞工的做法一直存在，並且在十九世紀成爲制度化的以酒抵薪（tot 或 dop）制度。有酒癮的工人每天從日出到日落在葡萄園或小麥田裡工作，工資是以定額廉價葡萄酒或劣質白蘭地發給。他們的工作天以敲響舊式的奴隸鐘開始，其實農工的生活與昔日的奴隸相差無幾。一旦開礦場和農場都需要土著勞工，情況就改觀了。礦場老闆認爲好喝酒的工人會惹事，而且會影響生產力，所以主張限制賣酒給非洲工人。後來，大型農莊的經營者因爲投入機械設備的資本很大，也不贊成以酒代發工資，寧願多付錢或是改發咖啡。然而，一八八三至一八九八年間通過了一系列限制非洲人取得烈酒的法條，立法諸公卻放過了以酒抵薪的制度。原因是，這個制度對小型農場的生計與勞力充裕都太重要了。所以他們決定，非洲人可以合法取得多少烈酒應視其工作類別而定。

如果以為所有限制或禁止的規定都是資本家為謀求效率而採取的手段，勞工都是迫不得已，那可就錯了。著眼未來的工人、提倡改革的工會領袖，也都明白嗜酒既傷身又浪費金錢，他們認為戒酒——起碼要喝得有節制——是工人贏得自尊與自主的重要手段。一位鐵路工人曾說：「把錢都花在買酒上的人，都成了公司的奴隸。」諸如此類的想法轉化成為對於禁酒運動的支持力量，進而支持限制飲酒的立法、規定工會會員禁酒。一八六九年創設的美國第一個全國性的勞工組織「勞工騎士會」（Knights of Labor）就不准開酒館的人入會。在會員心目中，開酒館的人和開銀行的人、律師一樣是社會的寄生蟲。

酒館老闆不愁沒有支持者，絕大多數的酒館常客會認為酒館是沒有害處的地方。藥物使用向來都有社會層面的重要性，各式大小酒館曾經都是許多工人生活中的「好去處」。後來，結社團體的住宿所和同業工會逐漸提供其他休閒選擇，酒館的集中性與社交吸引力也就大不如前。遊樂園、歌舞廳、電影院也都是工人負擔得起的娛樂場所。英國人當時的俚語（go to the local）意思既指「去電影院」，也指「去酒館」。一語二意凸顯了兩者之間的競爭，一九二〇及三〇年代的英國烈酒消耗量減少，恰好是英國人愛上電影院的年代，兩者消長互見。其中更值得注意的是，工人及其家人漸漸有了比傳統式喝酒歡聚更有趣味，也比較不耗錢的休閒選擇。都市化與工業化的轉型不但是戒酒的助力，也催生了與飲酒競爭的休閒聚會模式。

企業老闆往往會和關心酗酒問題的工人團結一致，在信奉新教的、有飲烈酒風氣的、禁酒運動最積極的社會裡尤其常見。在瑞典的港市霍姆松德（Holmsund），「善良同濟」（Good Templar）的宿舍即是由公司老闆直接提供資金、土地、建材斥建的。這與大多數作風前進的行動一樣，動機並不單純，既有關懷也有控制的意思。其目的是要鼓勵安靜、端正、勤奮的生活方式。不喝酒的工人工作比較努力，不過，他們一旦不受酒精的麻醉，也會比較喜歡參與政治活動。

勞工日益強大的政治影響力加快了福利制度的產生。率先實施的是德國，在一八八三年推動了企業勞工強制健康保險。以往只關係兩方的保健制度演變成為包括三方——病人、醫生、公私保險單位，禁止酗酒的動機也更強了。保險的成本由納稅人共同負擔，和救濟院、慈善醫院，以及其他公立機構的情形沒什麼兩樣。印度著名的禁酒人士昌德法官（Tek Chand）曾經怨歎：「酗酒害得整個社會負擔重稅。許多錢花費在飲酒造成的破壞上。」社會走向複雜、相互依賴、機械化的同時，這類花費也變得更多，飲酒致醉的機率也更大。

藥物與外來人口的關係，曾經被視為更可怕的危害。工業化會帶來——其實是必需——運輸與通訊方面的徹底改變。本來只是一個地區市場，因為有電纜、鐵路、輪船相連，可以擴大成全國性的市場，進而成為國際市場。人的遷移和意見的傳播比以前快，花費卻比以前少。便宜的旅費和大量的移民把新穎的藥物使用法四處傳播；蒸汽印刷機和便宜報紙又把這些藥物濫用的警訊大加宣揚。外來移民抽鴉片的行為令本土主義者反感，也給喜歡加油添醋的新聞記者最佳的發揮機會。一八八七年的《舊金山記事報》（*San Francisco Chronicle*）的一則專稿寫道：

> 污穢的鴉片乃是敗壞的黃種人在最邪惡的巢穴裡吸食之物，被醜陋的麻瘋病人的惡臭呼吸染污，帶著令人作嘔的性傳染病患者散佈瘟疫的氣息，沾著悶濕陰暗窯子裡的苦力的骯髒唾液。如今再次形成濃爛的混合，放進模仿異教邪行的基督徒嘴裡。這些都是冷酷不爭的事實。英文的詞語已經形容不出其中的窮兇惡極了。

這便足以促成在美國的法令全書裡予以明確禁止。供吸食的鴉片雖然比嗎啡溫和，也不像嗎啡那麼容易上癮，卻是美國地方的、州級的、聯邦的立法機構全面禁止的第一種麻醉毒品。澳洲也是如此，即便澳洲人飲酒方面並不多麼有節制，而且是含麻醉品專利醫藥的大量消費者。美、澳之所以先禁鴉片，是因為把抽鴉片和苦力聯想到一起、認爲抽鴉片沒有醫療功用、恐怕華人以外的人也染上鴉片癮。最後一個原因也是日本明治時代的官員十分重視的。日本於一八六八年禁止抽鴉片，於一八七〇年警告日本華僑，抽鴉片者嚴懲，有鴉片癮者驅逐出境。英國於一九一六年明令抽鴉片犯法，同時也管制其他鴉片類藥物與古柯鹼之取得。

一九一六年也是第一次世界大戰西部戰線凡爾登（Verdun）之役發生的這一年。工業化已經使戰爭的性質改變。要裝備並維持龐大的機械化武力，必須靠極大的民間生產力。烈酒與其他藥物的不良影響在戰時特別受到重視。美國於一九一七年參戰後，「反酒館聯盟」（Anti-Saloon League，福音派教會人士於一八九五年發起創立）便將禁酒改爲非常時期議題，催化了國家級的立法。英國有總括的「國土防衛法案」，雖然未到禁酒的地步，卻禁止以致醉飲料供給軍人。戰時特殊工作的工人賺飽了加班費，都愛多喝幾杯，這又是個麻煩問題。據他們的主管說，喝酒降低生產力最嚴重可以到百分之三十的程度。一九一五年間，擔任英國軍需部長的洛伊德喬治（David Lloyd George）說，既要清除德國的軍國主義，首先得清除國內的酗酒問題。他上任首相以後，大幅縮短酒館營業時間，又加重課稅，使烈酒消耗量減少了一半以上。英王喬治五世（George V）當時立下戰時戒絕飲酒的「國王誓約」，但是爲了聽從醫生勸告，他偶爾私下仍喝一點。

著名的新聞記者亞當斯（Samuel Hopkins Adams）認爲，禁酒運動的本質可以從社會上層階級的假道學看出端倪。製造業老闆贊成禁酒，是因爲相信工人不喝酒會更快樂、生產力更高。銀行家和商人贊成禁酒，是因爲相信可以把以往送進酒館的錢賺到自己的荷包裡。勞工領袖贊成禁酒，是因爲期望工會成員更多，該繳的會費都按時繳。這些人物自己卻無意戒酒，而且認爲自己喝酒是有節制而不會有害的。亞當斯說，禁酒法令結果——不論有意或無意地——成爲階級立法。他這樣說雖然太武斷，也太罔顧一般民衆支持改革的立場，但也切中了一個要點。工業化發展造就了一些不能從藥物隨意買賣中獲利卻具有影響力的團體，這些團體就可以對那些有利可圖的人發生制衡作用。

爲什麼要扼阻高價值又可課重稅的商品消費？道理可以從歷史脈絡中看出。在近代早期，藥物交易對於商業及政治上的權勢階級是直接有利的。不論他們是否存有道德上的顧慮，他們都認爲，侍候他們起居、幫他們收割作物、替他們上戰場打仗的一般百姓，如果爲非醫療目的服食藥物，都是可以接受的。在傳統式的文化中，娛樂放肆，工作場所沒有紀律，偶爾有人喝醉鬧事也不值得大驚小怪。一旦社會環境改變，變得比以前合理精簡、按部就班、機械化了，販售廉價致醉物造成的困擾與麻煩可就大多了。一名喝醉的農莊工人惹的麻煩有限，如果是鐵路的轉換軌道工人喝醉，後果可就嚴重了。服食藥物雖然可能使工人永遠聽命於老闆，但環境背景變成工業化以後，慣用藥物的工人不但無益反而有害。製造業生產的藥物被濫用而造成日益嚴重的損失，倒成了資本主義的一個根本的矛盾。

醫界的指控

這個矛盾還不足以促成管制的措施。就在藥物學、醫學、公共衛生都在進步的同時，官方認可的致痲醉藥物範圍縮小了，一般人對於這類藥物潛在的危害也更加留意了。製藥業界的改革創新對於刺激精神藥物買賣的影響相當弔詭。製藥業早先推出了古柯鹼這樣誘惑人的新藥，之後又推出醫療功能相同卻比較安全的諾弗柯因（Novocaine）。一九一二年間就有一位科羅拉多州官員在說，古柯鹼在牙醫界已經無甚價值可言，牙醫都認爲冒著可能使病人上癮的風險是不值得的。這位官員還說，古柯鹼不再是醫生必備的藥，反觀嗎啡，仍然名列人類最大福佑之一。酒精在十九世紀醫療地位下滑的情形也差不多。一位醫生在一九〇一年間指點一位禁酒演說者：「醫界雖然需要用酒精，但每種使用情況都有別種更可靠而不會有害的藥加以取代。」含有大量酒精的專利藥劑尤其危險，因爲這種藥可能使結核病等疾病的症狀看不出來，從而延誤了診斷與治療。

沒病的人不會需要用藥物，自備的或醫師開的藥都不需要。傳染疾病的致病率與致死率都在十九世紀後半與二十世紀前半期明顯下降，在逐漸工業化的國家中尤其顯著。

一八四五年間的歐洲人每兩百人就有一人死於結核病，到一九五〇年降爲每兩千人才有一人。以往經常發生熱病與饑餓的地方，普遍有使用鴉片類藥物的習慣；生活水準提高的國家就無此必要，因爲細菌學的新知帶動公共衛生改革，從而大幅減少罹病率與死亡率。麻醉藥物不再是必需品了，皮下注射術和可能隨之而來的感染卻使用藥的風險增高了。

西方社會的醫生在十九世紀漸漸重視統計的意義，即便能用的方法仍很原始，醫師們已經開始計算使用藥物的風險率，其中又以評估酒精類的例子最多。密西西比州的納雪（Natchez）有一位年輕的醫生卡特賴特（Samuel Cartwright）從一八二三年起以自己的同業爲對象作了爲期三十年的觀察。結果發現，不喝酒的醫生有百分之七十六到一八五三年仍健在，喝酒的醫生卻只剩百分之十二了。在印度的馬德拉斯省服役的歐洲軍人住院記錄，也說出同樣的故事：愛豪飲的人在醫院死亡的人數是完全不喝酒者的四倍，喝得有節制的人死亡率也有不喝酒者的兩倍之多。維多利亞女王時代的教師們發明了另一種實驗統計法，教學生在兩棵盆栽植物上分別灑上威士忌與清水，再觀察比較其後果。

生物統計學發展成熟以後，有了更簡明精確的方法證實使用藥物的風險，大衆對於藥物的不良作用也有了更多認識。例如，一九三〇年間的紐西蘭禁酒運動者已經可以在演說中告訴聽衆，不過量飲酒的人在四十歲到五十歲之間可能增高的死亡率是多大？這些說法都有「英國保險統計研究中心」（British Institute of Actuaries）的研究結果爲依據。陸續發表的國際研究證據——一九五〇年底以前共有德、荷、美、英諸國有八項研究指抽菸與癌症有關——乃是扭轉一般人對香菸看法的關鍵。香菸業縱有打保衛戰的決心，抽菸在人們心目中已成爲致病致死的惡源。專家們紛紛指證使用藥物的風險，例如，美國政府醫療輔助耗在醫療院所方面的費用有五分之一是與濫用菸草類、酒精類等藥物相關的。慢性疾病的流行病學研究，加上社會成本的分析，把藥物變成帶有道德意涵的「風險因子」，對使用者本人有害，也對大衆的荷包有損。

主張禁酒與限制賣酒的人士也運用到當時新興的一個醫學觀念：上癮行爲是持續暴露於接觸藥物的狀況所引起的一種漸次嚴重的疾病。這種想法於十八世紀晚期與十九世紀早期在酗酒研究中漸漸成形；到了二十世紀初，這個觀念差不多擴及了所有精神刺激的藥物。有些英美著述將藥物上癮的現象命名爲「嗜醉癖」（inebriety）。病因在於藥物對神經系統起了病態作用，不能完全歸咎於個人意志薄弱的道德缺失。天生神經虛弱的人特別容易染上這種病。不過，正常人一樣會成爲嗜醉類藥物的受害者，害了這種病的子女也不能倖免。醫生們強烈反對給嬰兒「下藥」以及懷孕期間使用麻醉類藥品。一位這方面的專家在一八八一年間指出：「母親在懷孕期間持續使用嗎啡而導致胎兒死亡、虛弱或心智發育不良，並不罕見。」他並且舉出近似白癡以及五歲大仍不會說話走路的幼兒爲例子。

當時的醫生認爲，使用藥物造成的傷害——包括嗜醉的傾向——可能傳給下一代。烈酒和其他藥物會損害生殖細胞，在下一代身上製造病變禍害。有人說它是「滅族毒藥」，這種名詞在本土主義盛行、國際對立強烈的時代是很震撼人的。一些優生學家——英國的薩雷比（Caleb Saleeby）即是其一——敦促政府阻止酗酒者生兒育女。後天癖性可能遺傳的說法在一九一〇年以後雖然不再盛行，胎兒可能受藥物不良影響的看法卻一直持續，並且在一九六〇年代晚期與一九七〇年代初期的研究中獲得證實。

維多利亞時代有關藥物的毒性與成癮性的研究，至少產生兩種重要的政治影響。第一，主張改革的醫生、藥師、衛生官員立場更堅決，要求以醫師處方法規和再配藥的限制來緊縮取得鴉片類藥物與古柯鹼的管道。這類管制最先在歐洲出現，後來美國也有，但各州並不一致。（欠缺有效管制，也許是美國受古柯鹼風潮襲擊最早也最重的原因。）第二種影響是，禁酒運動者得到了一件利器。少數只從宗教觀點著眼的禁酒人士對於嗜醉理論的世俗意義不感興趣，指那是不信神的人意圖將罪惡尊嚴化。但大多數禁酒人士都將以往的道德呼籲與醫學新知結合。高夫（John B. Gough）曾說醉酒是罪惡也是疾病，「是生理的惡，也是道德的惡」，正是這種態度的梗概。醫學將生理與道德相連：藥物濫用必然侵蝕大腦的是非判斷機能，有嗜醉癖的人十之八九習慣扯謊。就連自命清高的「公社主義者」（Communards）也抵擋不了尼古丁和酒精的影響，吞雲吐霧使他們和常人一般無二，幾杯黃湯下肚也可以將他們的理智淹沒。

醫學研究最令教會的禁酒人士感到棘手的是與《聖經》有關的話題。英國的嗜醉研究權威寇爾（Norman Kerr）是這麼說的：「如果宣稱基督曾經以有害的麻醉飲品與衆人使用，而且《聖經》贊同這樣做，在我看來都是不攻自破的理論。」寇爾等人士認爲，《聖經》原本是指兩種酒：一種是發酵過的壞東西，另一種未發酵過的是好的酒，也是耶穌在迦拿婚禮上祝福過的。本來是兩回事，卻被粗心地混爲一談。所以，《聖經》贊同飲酒的矛盾其實是翻譯錯誤的問題。

這種假設招致許多不客氣的譏嘲。劍橋大學一位教師指之爲「沒有充足證據的詭辯」，並且說，以古代近東地區的衛生條件而言，發酵根本是必然的，《聖經》反對的是無節制的豪飲，不是飲酒。這項爭議引起的經文評註多得令人難以置信，其中有些還成爲暢銷作品，可見烈酒在十九世紀如何被病態化。飲酒會致醉，品行良好的人有節制地飲酒仍有喪失生命與靈魂墮落的危險。《聖經》不可能贊成作惡。諸多不同的聲音只能用「翻譯錯誤」的理由來化解，這理由雖有人頑強地維護卻並不穩固。

中國：民族主義與國際主義

如果說，統計學與醫學探討提供了反對藥物買賣者有科學根據的論點，中國受藥物磨蝕的惡化狀況可以算是一堂實物教學的課程了。一八六〇年以後深入中國各地的傳教士們抱怨不斷：在一個拿鴉片麻醉自己的國度傳教是徒勞無功的，鴉片貿易乃是僞善的極致。一位傳教士寫道「鴉片貿易的歷史是基督徒的罪惡，是基督徒之恥。把這反常的、違反自然的異教風俗幫兇除掉，我們就可以與敵手決戰。」行醫傳教的人士記錄下來的則是抽鴉片造成的實質有形傷害，並且積極挑戰那些爲抽鴉片辯解的人。他們的論述也加深了西方國家的憂慮，因爲這些國家正在出現鴉片館和嗎啡鬼，就要走上傳教士所說的墮落與國家衰敗之路。

傳教士的抗議訴怨以英國的政府與民衆爲目標，當時英國輿論反對販賣鴉片之聲已經漸漸多起來。至於中國人，不需外人教訓早已知道問題之嚴重。擔任總督的張之洞在一八八一年寫給友人的信中說：「山西之禍患實在鴉片。鄉村民衆之六成，都市居民之八成，官員兵丁之十成均有毒癮。」這個估計數字雖然誇大了些，但危機意識是眞實的。與張同時期的愛國人士也都認爲，鴉片問題未解決之前，主權國家之論都是空談。

而解決之道就是禁止國內的種植生產與印度鴉片輸入，國內的生產是地方政府與朝廷的重要收入來源，而外來的鴉片（中國人稱之爲「外國土」）是外夷霸權的象徵。從日本及他國返回的留學生對鴉片氾濫的現狀批評尤甚，因爲他們在外國已經目睹嚴格管制的效用。

清政府終於在一九〇六年採取行動。朝廷宣布，鴉片瀰漫全國，吸食者浪擲光陰，損耗健康，傾家蕩產，動搖國本，因此政府下令禁種鴉片十年。官員們也開始交涉停止輸入印度鴉片事宜。時機選得正對，因爲英國人也開始——雖然遲了些——認清鴉片危及中國之完整的事實。相較於其他列強，英國與中國的貿易量、在中國的投資額都是最大的；如果中國崩潰或分裂，英國自己的利益也將大受損失。此外，印度輸至中國的鴉片貿易已經連續數年衰退，中國境內的栽種漸漸取而代之了。印度政府一八八〇年至八七年的收入的百分之十四來自銷往中國的鴉片，一九〇五年已減少至只佔百分之七。再就是，英國一九〇六年大選的結果是自由黨上台，這個黨的成員絕大部分是中產階級、主張戒酒、不信奉英國國教，而且反對鴉片買賣。

也是在這一年，美國開始探詢各國政府的意願，打算舉行一次國際會議來討論鴉片問題——會議後來於一九〇九年在上海舉行。當時美國外交官員有兩個重要目標：維持中國主權，打開美國外銷中國的市場。人人吸鴉片卻會導致中國政局不穩定以及對美國商品需求減少。美國在亞洲的鴉片販賣中並無多大財政利害可言，鴉片的改革之議對美國是有利而無害的。美國國務院此舉，獲得中國政府和美國商業團體的支持，政治影響力不小的戒酒運動者和傳教士也表示贊同，傳教士此時又在爲美國新獲取的殖民地菲律賓的鴉片問題操心了。

一九〇七年，英國與印度的官員和中國人達成協議，英國與印度將以每年減少百分之十的速率將鴉片外銷結束，條件是中國人以同樣的速率消除境內的鴉片生產。出乎許多外國觀察者的意料，中國履行了這項協議。禁菸政策雖然引起內陸省分的強烈反抗，各地實施的效果也不一，但中國的官員確實有所進展，而且程度足以使英國監察者表示滿意。印度官員因而同意將預定十年終止外銷鴉片的時程提前，最後一批銷往中國的合法鴉片在一九一三年自印度運出。

這時候中國方面卻開始把持不住了。滿清政權於一九一一年瓦解，繼起的民國欲振乏力，軍閥統治與內戰互鬥、日本製藥業的出口擴張野心、日本浪人的大規模毒品買賣生意，齊力促成歷史上最嚴重的一次倒退現象。（日本一名鴉片大亨曾經沒什麼大不了地說：「鴉片害處很多，可是黃金外流（日本的貿易逆差）也是很糟糕的事嘛！」）中國的改革人士雖然在一九二〇、三〇年代斷斷續續發起反對抽鴉片、種鴉片的運動，卻都沒有成效。企圖控制中國的各方勢力都知道，鴉片帶來的財源太重要了。毛澤東的名言是「槍桿子出政權」，但先決條件是需要有錢來買槍桿子，而且有錢付給揮舞槍桿子的那些人。凡是有私人軍隊、有地區性衝突、有外國勢力挑起戰爭、政府軟弱無能的地方，鴉片走私都非常猖獗。近幾十年的金三角地區和阿富汗是如此，一九四九年以前的中國也是如此。共黨執政後消除了國內反對禁鴉片的聲音，展開持續的查禁與再教育，鴉片菸癮的問題才眞正解決。然而，一九八〇年代緬甸的越界鴉片走私再度活絡，中國境內再度發現零星的鴉片種植，都證明鴉片問題的消失仍是暫時的。

不過那都是後話。一九〇六年到一九一一年間的情勢變化，讓改革人士學到兩個立即的教訓。第一個是，藥物控制的成敗端看國家的意願。歷史學者麥凱里斯特（William McAllister）認爲，只要政府眞心想把事情管好，應該可以有立竿見影之效。清朝政府開始做得不錯，如果能持續執政，也許會成功。當時其他政局比中國穩定的國家自然就能把境內打點好，不讓世界性的藥物走私涉入。改革人士認爲可以借助於外交先例，國際間的條約既可以包括郵政、關稅、水路、戰爭傷亡、戰犯，何不將藥物也納入？

第二個教訓來自印度與中國的禁菸協議的成果，即是：削減供應是最有可能管制成功的法子。只要剷除醫療必要以外的鴉片生產，就可以剷除濫用的問題。這個理論說來容易，做起來卻難得多。一九一一年以後成形的國際體制卻以這個策略爲基礎。即便有保護主義的討價還價、世界大戰、政治陰謀、製藥公司的遊說，一群外交官還是整理出一系列的妥協條約。其中最重要的是一九二五年的「國際鴉片公約」（International Opium Convention），以及內容更詳盡的一九三一年的「限制公約」（Limitation Convention）。這些協議帶來了一套固定的——雖然不是滴水不漏的——管制系統，憑這套系統可以限制曾經是有暴利的、可抽重稅的、在全球擴張的藥物買賣業。聯合國隨後又有修正案，將此系統的管理機制作了合理改革，並且將「精神藥物」（psychotropics；安非他命、巴比妥酸鹽等製造藥物）納入國際管制。

到一九三三年，簽署「限制公約」的國家已經夠多，公約終於生效，精神刺激藥物的買賣整個爲之改觀。管制以外的買賣越來越罕見。出售香菸給未成年者、營業時間過後出售烈酒、沒有醫師處方而出售麻醉藥物、出售違禁藥物，都有法條可管。國際條約不但限制了鴉片買賣，也限制在非洲內陸的烈酒交易。個別國家政策上雖有顯著的差異，例如，美國禁止以定量合法毒品處理戒毒者的斷藥症狀，歐洲、拉丁美洲、亞洲的多數國家並不禁止，整體趨勢仍是走向管制與選擇性的禁止。歷史學家認爲，這種趨勢是多項因素決定的，是現代國家的具體表現。這個世界一旦更趨工業化，人們更精打細算，地域間的往來更容易，醫學知識更普及，專橫的約束更令人不耐煩，就必然需要某種更嚴格的管制。

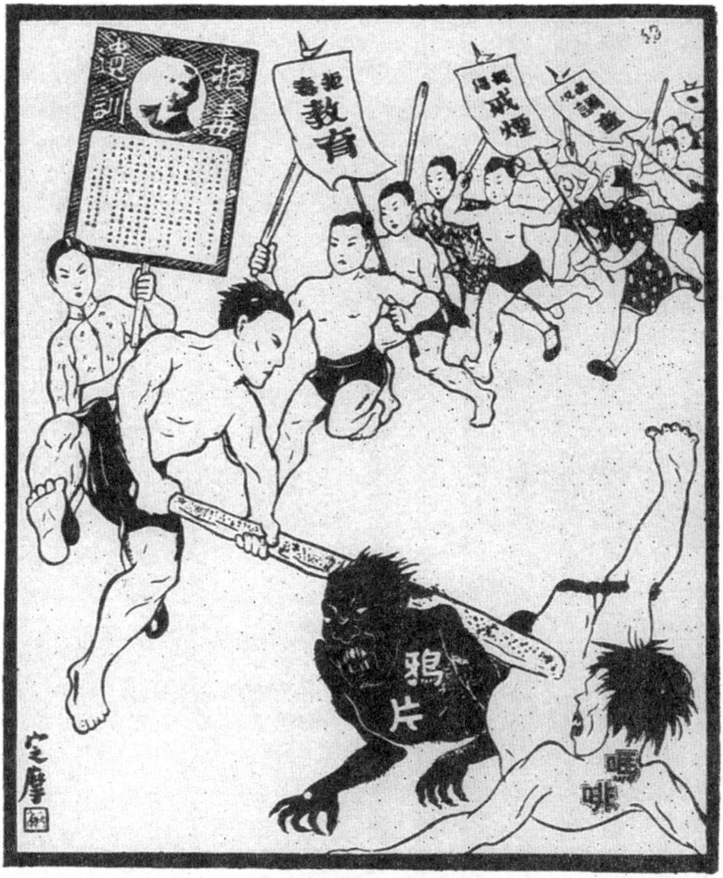

同志們，起來，打倒鴉片。孫逸仙的拒毒遺訓是打擊鴉片隊伍的前導，後面跟著呼籲拒毒教育、建設勒戒醫院、查禁鴉片的標語。這幅海報是一九二八年之作。反菸運動雖然持續到一九二〇年代，卻因政治紛擾而不見成效，爭奪勢力的軍閥們大多寧願藉鴉片圖利而不願加以禁止。

合法藥物與違禁藥物

Licit and Illicit Drugs

現代的管制體系把精神刺激的藥物分爲六類，見下頁以美國現行標準爲例的列表。六類從徹底禁止到無限制可取得，形成一個由緊到鬆的管制連續體，這個連續體與另一個連續體——課稅——交叉而構成一個簡圖。稅收的軸線從零至高到不可能負擔的禁止程度。起始點——普遍可取得而無稅——爲自由市場。從起點沿兩條軸線往外走，越遠處管制越嚴、稅越重，引起的非法活動也越多。這類活動要如何處置，得看第三條軸線——制裁輕重——怎麼定。由輕到重包括警告、罰款、遣送收容機構等，最重的是處死。走私販賣海洛英的人在中國大陸的刑責是後腦挨上一槍——如果警方要出售供移植的是角膜而不是腎臟，就改射心臟，之後其親屬就會收到子彈費用的帳單。

賣茶葉或威士忌、香菸的人在中國大陸是不會被槍斃的。世界各國普遍在二十世紀對咖啡因、酒精、菸草類藥物增加管制、提高稅額、加重刑責，但是這三類一直比鴉片類、大麻、古柯鹼，以及多數合成藥物都容易合法取得。美國的禁酒法令看來是個例外，其實也並不怎麼徹底。一九一九年的禁酒法案許可宗教聖餐儀式中飲酒、家釀自用的酒與烈酒處方。保稅倉庫裡卻存放著上千桶的醫藥用威士忌，倉庫有電警鈴，還有狗把守。藥用威士忌是完全合法的，即便取得的方法不一定正當。大城市的出租汽車司機就在出售假的醫生處方，每張二美元。

精神刺激藥物管制類別

完全禁止：不准製造、販售、使用，例如海洛英。

禁制性處方用：除了與藥癮無關的少數治療目的之外一律禁用，而且須由醫護專業人員施用，例如古柯鹼。

藥癮治療用：許可解除藥癮的處方開用，但必須在監督下使用，例如美沙酮。

管制性處方用：憑合法處方者可在無人監督時自行服用，例如煩寧。

有限制的成人取得：不必處方，但依法取得有限制，例如烈酒只可於某時間售予未醉之個人。

無限制的成人取得：只需達規定年齡便可購買，例如香菸。

普遍可取得：任何人均可取得，例如含咖啡因飲料。

酒、菸、咖啡因類的藥物比較容易取得，顯然是全世界一樣的，不是西方社會獨有的現象。甚至在許多伊斯蘭教國家也能合法取得烈酒，不過烈酒仍有爭議性，程度隨著當地的基本教義派的政治勢力消長而起伏。這三種藥物明明都有害，而且都可能上癮，爲什麼在實行管制的時代，遭遇卻比其他藥物來得幸運？這麼寬鬆的處理引起了什麼反對意見？合法藥物與違禁藥物的區分會一成不變嗎？

合法藥物的害處

咖啡因類藥物的地位特優的原因最容易說明。雖然從十七世紀的包理開始，就有醫學權威不斷警告咖啡因類飲品有害，每每舉一些大量服用者爲例子，指這種人是「神經極度受損的奴隸」。十九世紀法國濃烈咖啡的信徒之中的確不乏這種實例。至於適度的飲用，雖然也有不良影響，卻尙不能證明與危及生命的疾病有任何直接關聯。咖啡因沒有可以和肝硬化或肺癌相提並論的重病，也與犯罪或暴力扯不上關係。麥坎（John

McCann）說，咖啡能使人陶醉興奮，卻不會惹上警察。靜脈注射的咖啡不在此例，但這種使用法極少見。小量口服的藥物，尤其是已經成爲日常生活一部分的，必然不像注射生物鹼類那麼危險。

我們可以說，咖啡因可以使警察不上門。咖啡因的抗憂鬱屬性，曾經防止自殺行爲；它的提神作用曾經防止夜間駕駛出車禍。咖啡因不曾引起宗教界公開反對——摩門教是唯一例外。咖啡因符合宗教飲食清規的要求。可口可樂針對以色列正統派猶太教徒作的廣告，只需要把一般廣告中衣服穿得少的模特兒換成兩鬢垂著髮鬈的有禮少年。基督教新教徒早已接受咖啡因類飲品是優於烈酒的良性替代物，佛教徒有以茶驅走「睡魔」的習慣，天主教神父也會啜飲著茶撐過馬拉松式的徹夜告解。咖啡因的影響遍及所有社會階層，爲上千萬的人提供就業機會，而且深得權勢階級喜愛。荷蘭國會百分之九十的成員喝咖啡，其中半數的人每天喝五杯或更多，在這兒禁咖啡，是不大可能的。

含酒精飲品的情形就不一樣了。一九五八年間，希弗斯（Maurice Seevers）在一部標準藥理學教科書中發表了不同類型藥物的上癮可能性評分。按各種藥物在服用期間產生耐受性、情緒依賴、生理依賴、生理健康惡化、反社會行爲，以及戒除期間產生反社會行爲等狀況計分，最高分數爲二十四分，也就是每一項都得四分，結果得分最高的是酒精類，爲二十一分；巴比妥酸鹽得十八分；海洛英十六；古柯鹼十四；大麻菸八；佩奧特鹼一。如此看來，藥物的有害程度明顯與現行的管制立場不符，希弗斯評分之中最糟糕的藥物是酒精類，這卻是其中最容易取得的。美國著名的麻醉毒癮專家寇伯（Lawrence Kolb），在一九五七年寫的一封私人信函中也表示了相同的看法：「大麻菸引起的陶醉不像酒精的致醉那麼危險。那是快感與幻想症狀的混合，可能導致遐想與沈思，不會有喝醉酒常見的暴怒、不負責任、胡作非爲的行爲。」

菸草類之可以輕易取得，也是公然罔顧明擺著的醫學事實。菸草類雖然不像烈酒那樣會致醉，卻早就被認定是會使人上癮而且對健康無益的。早在肺癌的研究未出現之前，人們就在批評菸草類會使服用者非用不可、會提高死亡率、會損害視力、會腐化年輕人、會使上癮者越用越兇。假如希弗斯當年把尼古丁也列入評分——奇怪的是他沒這麼做，其上癮可能性的得分一定有十四、五分的程度，大概和古柯鹼一樣，如果咖啡因也列入，得分該有四至五分。

姑且不論評分標準如何，合法藥物畢竟也有危險性，管制法規也因而一再被指爲僞善、不合理。有關藥物的著述形成了一個獨立的論述——布萊舍（Edward Brecher）的《合法藥物與違禁藥物》（*Licit and Illicit Drugs*, 1972）算是箇中元老，既評估不同藥物的相對害處，也表達對於政策偏離事實眞相的憂心。在這些論述中，被引用最多的證物即是菸與酒。

藥物的政治現實

反對烈酒與痲醉藥物的運動都在十九世紀晚期加快腳步，兩者使用的詞彙也很相似，指向烈酒的控訴——亡國滅種、敗壞道德、傾家蕩產——同樣指向痲醉藥物，寇爾曾說含酒精的飲品是「有害的痲醉品」，酒類卻安然渡過所有國家的禁酒措施，也從來不是國際間眞正打算管制的項目。把酒類當作「藥物」討論，乃是相當晚近的事。

酒類的地位優越原因何在？最明顯可見的即是這個企業在主導世界經濟及外交的西方國家裡規模龐大，而且有財政上的重要性。以二十世紀初期的法國爲例，包括製造者、零售者、運輸者、軟木瓶塞業者，共有四百五十萬至五百萬人是靠酒維持生計，約佔法國總人口的百分之十三。酒的課稅以前也一直是西方國家財政的基礎，例如俄羅斯，酒的稅收所得與整個軍事預算所需相等，非洲與亞洲的殖民政府也是如此。在近代的世界秩序中，不分「核心」地區與「外圍」地區，酒稅都是不可或缺的。鴉片這時候的處境相反，重要性正逐漸衰減——至少在大英帝國範圍之內已經不如從前。印度對中國的鴉片貿易量在十九世紀晚期與二十世紀初期縮小了，這也簡化了英國人改變立場的過程——從力主關稅保護變成提倡國際管制。

酒工業賺來的錢不但可以支付公務員的薪水，還可以贊助高雅文化。丹麥釀酒業鉅子雅各遜（J. C. Jacobsen）於一八八七年逝世後，把他的「老卡爾斯堡釀造廠」（Old Carlsberg Brewery）遺留給一個推廣藝術、人文、科學研究的基金會，結果形成很微妙的籠絡作用。直到今天，多數丹麥人認爲喝啤酒（丹麥人喝啤酒的習俗居斯堪地那維亞諸國之冠）是一種良好的、愛國的行爲。對卡爾斯堡有益就是對丹麥有益，最起碼是對丹麥學術的、藝術的機構有益，這些機構的經費都靠卡爾斯堡基金會捐獻。

酒類生產的規模與地點也是重要因素，葡萄栽種、釀造、蒸餾一直普遍盛行於歐洲和伊斯蘭文化以外的世界各地，麻醉藥物的生產卻是有侷限的，鴉片大部分產自南亞的貧窮國家和殖民地，古柯葉大部分來自秘魯和爪哇。本來有少數幾個工業化國家在製造古柯鹼和嗎啡，其中以德國的生產量最大。德國起初是反對管制政策的，其產能也威脅到一九一二年「海牙鴉片公司」制定的整個國際管制計劃。後來德國在第一次世界大戰中戰敗，英、美代表在巴黎會議上堅持條約中要強制戰敗的同盟國（德、奧、匈牙利、土耳其、保加利亞）遵守海牙鴉片公約。德國、土耳其，以及另一個頑抗的國家必須在「國際聯盟」監督下同意管制出口。希特勒雖然在一九三三年令德國退出國際聯盟，德國政府仍然默默繼續配合藥物管制當局。納粹黨對於違禁藥物買賣是一貫堅決反對的。

菸類的故事和酒類的十分近似。菸草業的經濟影響力和操作廣度，都給自己帶來相當程度的豁免優勢，上了癮的吸菸者之眾多更是理所當然的優勢。香菸革命以及隨之而來的消耗量擴大、上癮程度加深、獲利性增高，都是在掃興的致癌證據未出爐之前就發生了。按克魯格（Richard Kluger）估計，假如美國政府在一九六四年公共衛生局長發布報告之後就努力約束吸菸，影響所及的吸菸人口應該不下七千萬（這個數目包括粗略計算的十八歲以下的吸菸者，官方當時統計的十八歲以上與以下的吸菸人口之中，已成年者有五千二百萬），另外還有兩百萬人是香菸股票持有者、菸農、香菸工廠工人、零售商、接受香菸廣告贊助的出版業者和廣播業者，以及因其他緣故依附香菸業維生的人。這樣的奢望未免不切實際。（當時的美國已經主控著全世界的藥物管制政策，也不可能同意聽從國際間的出口管制。）菸草類的種植與消費在開發中國家漸漸普及以後，菸草業的經濟得失的影響也越來越大。到了一九八三年，全世界的生產與銷售所提供的全職工作，超過一千八百萬個。如果把工作者的家小、兼差工作者、季節性的勞工也都計算進去，大約有一億人是靠菸草業維持生計的。

這麼大規模的生產與所得，給了跨國菸草公司籠絡吸收的力量，他們也很樂意運用這種力量來作公關、賄賂媒體、提供政治捐獻、贊助藝術與體育活動，以及收買遊說者、專門作證的人、律師。菲力普摩里斯公司和雷諾茲公司甚至提供「美國公民自由權工聯」（American Civil Liberties Union）的工作場作隱私權小組百分之九十的經費，這個小組發起的運動之一即是爭取員工的吸菸權。

製藥公司也相當擅長藉遊說來保護瀕臨絕種的產品，甚至能做到把管制刺激精神藥物的國際協商延遲到一九七一年才推出，而且趁未推出之前促使協商在內容上給予多項讓步。製藥公司對於國內的管制政策也發揮了同樣的影響力，是醫生也是藥物歷史研究者的葛林斯朋（Lester Grinspoon）說明了製藥公司的運作方式。當時他在麻醉藥品及危險藥物管理局（Bureau of Narcotics and Dangerous Drugs，爲一九六八年至一九七三年間的聯邦主管單位，也是藥物加強管制處〔Drug Enforcement Agency，簡稱 DEA〕的前身），等候爲大麻的醫療使用作證，正好聽到另一樁行政法庭聽證。該案有關溫士洛普製藥公司（Winthrop Pharmaceuticals）生產的潘它唑辛（pentazocine）的管制問題，而這種藥物已經有相當多的上癮、服食過量、濫用的證據：

> 製藥公司的六名律師提著公事包向前，要阻止將潘它唑辛列入管制，即便列入，也要放在比較不嚴格的順位。結果他們算是部分成功，潘它唑辛列入第四順位藥品。下一個審核項目是大麻，作證過程中沒有任何過量致死或上癮的證據，只有許多證人——包括病人和醫生——說它確實有醫療上的用途。政府人員拒絕將它從管制最嚴的第一順位改成第二順位。假使大麻關係著某個財力

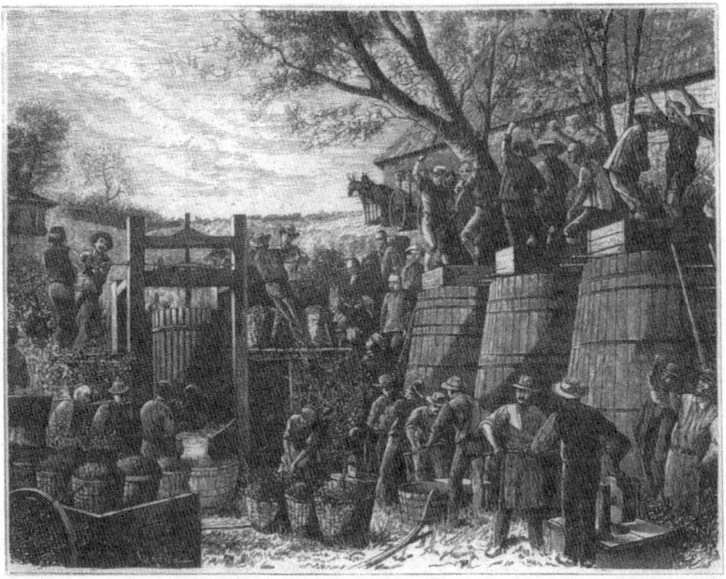

葡萄栽培業在十九世紀晚期已經遍及全世界，除了南極洲，每個大陸地區都有農工在葡萄園裡工作。美國加州的葡萄栽培業的勞動力十分多樣，有英裔的美國人、印地安人、拉丁美洲人、歐洲人、亞洲人。圖中可見這些工人把一籃籃葡萄搬到紅杉木桶前，也有工人在桶上踩踏葡萄。葡萄栽培業、釀造業、蒸餾業都在經濟與財政上佔有重要地位，所以酒類抵抗禁制的力量比其他藥物都來得強。

雄厚的大製藥公司的商業利益，情況會不會因此改觀？

以藥物而言——應該說是一種民俗的、非主流文化的藥物而言，大麻始終沒有像菸酒類那樣得到跨國公司的支持或財力庇護，這個事實，再加上按官方論述的大麻與犯罪和偏差行為的關係（以及近年來在文化戰爭中被互踢皮球的地位），都使大麻容易成為管制措施開刀的目標。

上行下效

菸酒能得到寬鬆的對待，強勢的領袖與顯要人物的個人癖好也有關係。從古到今，這一直是破壞藥物管制的因素之一。彼得大帝在歐洲學會抽菸的樂趣之後，把俄羅斯的禁菸令撤銷了。在教會中發揮同樣影響力的人是好吸鼻菸的教宗本尼底克十三世（Benedict XIII, 1649-1730），梵諦岡並且在一七九〇年開設了自己的菸廠。領導階層的惡癖很容易成為官方的惡癖，所謂上行下效，即便沒有法律作為後盾，起碼也能受到寬容。例如中國的反鴉片運動，在官員們都酷好此癖的地區就推行不起來。

抽菸喝酒，以及飲用咖啡因飲品，在二十世紀前半期的西方政治人物中極為普遍，我們只需回想起邱吉爾、羅斯福、史達林在雅爾達同桌開會的情景，就很難相信他們會共商管制菸酒的策略。麻醉藥品管理局局長安林傑本人既抽菸又喝「傑克丹尼爾」（Jack Daniels）——此酒可以「讓你在不順遂的日子振作精神」，後來落得必須用拐杖帶氧氣筒。專業人士也一樣是菸酒不忌，而且哈菸甚於酒。反對一切藥物的魏里醫生曾說，只要牧師們、教師們、生意人、企業老闆、社交名流以身作則地抽菸，「這種癖好就不會被視爲惡行」。

至於那時候的醫生們，在醫學研討會上總是菸霧瀰漫得連幻燈片的影像都看不清。道爾爵士（Richard Doll）是肺癌的流行病學研究先驅人物，他曾經說，如果以他開始作研究的一九四八年和更早的五十年前相比，擔心抽菸損害健康的人不增反減。大量抽菸已經麻木了集體的危機意識，醫學界內外皆然。歷史學者布爾南（John Burnham）認爲，本來應該以健康爲念的醫生都在抽菸，一般大眾怎會相信抽菸真的有害健康？

布爾南提出另一個重要的發展趨勢：知名人士都在抽菸喝酒，好萊塢電影中一定看得見斟酒的玻璃瓶和香菸這兩樣道具，其他藥物使用倒十分罕見。有史以來第一部有聲電影《紐約燈光》（*Lights of New York*, 1928）就是敘述私酒買賣的，到了一九三〇年，所有美國影片中有五分之四至少都有一些飲酒畫面呈現。（歐洲影片沒有相關的統計可查，但大導演柯烈爾[René Clair, 1889-1981]和雷諾瓦[Jean Renoir, 1894-1979]以及同期其他人士的

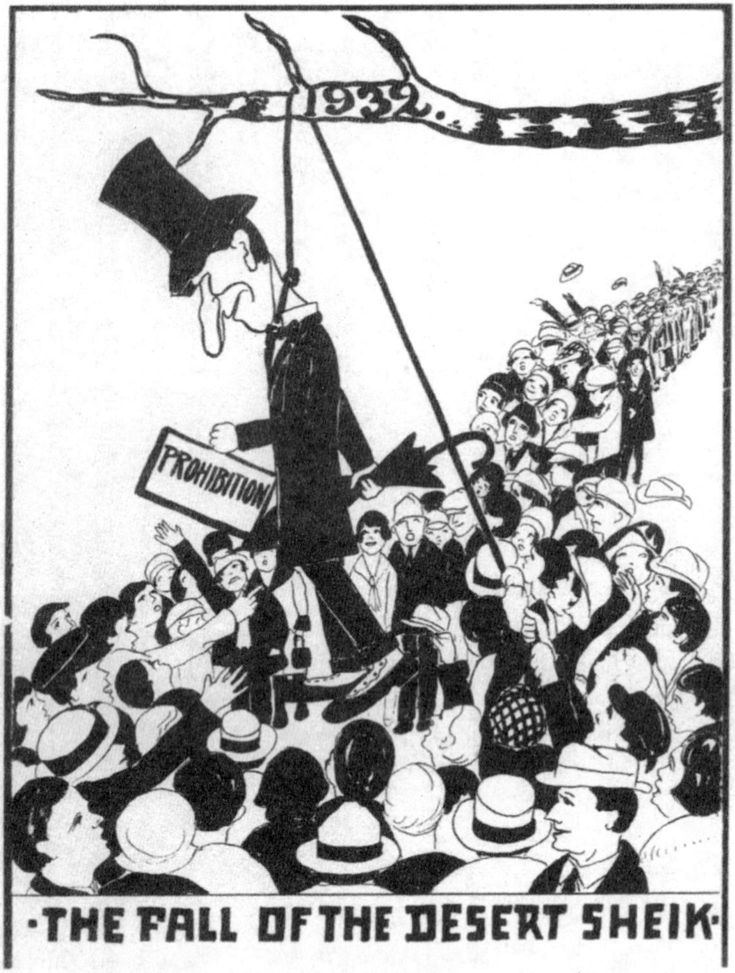

「沙漠酋長之敗亡」美國式的反抗：吊死主張禁酒的老古板。這幅漫畫預言一九三二年大選後禁酒令宣告死亡，結果正如所料。

作品幾乎每部都有菸酒的鏡頭。）好萊塢的米高梅影片公司（M-G-M）的導演布朗（Clarence Brown）指出，由於電影顯示烈酒在禁酒令之下依舊在美國生活中佔有重要地位，因而影響了輿論對於禁酒的看法。電影明星抽菸喝酒的最起碼作用是：肯定抽菸與喝酒，摧毀了維多利亞時代原有的顧忌，也沖淡了菸酒妨害健康的憂慮。

民眾的抵抗：以蘇聯為例

簡言之，菸酒的雙重標準維持了大半個二十世紀，名人顯要的行爲確實對其壽命發揮了強化並延長的功勞。然而，遇上統治階級的作爲及意識型態與民間習俗背道而馳的時候，結果又會怎樣呢？蘇聯的烈酒管制經驗是一個——其實是兩個——極佳的例子，證明即使在中央控制的經濟體制下，民眾的反抗仍足以挫敗官方的意圖。

共黨自從一九一七年執政的時候起，就想要關閉淡酒及烈酒釀造廠，並終止酒精飲料販售。衛生部長塞馬士科（Nikolai Semashko）有心照美國的方式實施禁令，曾誇口說：「我們再也不會走回伏特加的老路。」禁酒之後，酗酒就會像舊政權一樣衰退消失。一九二三年間，托洛斯基（Leon Trotsky）宣布，共產黨禁除伏特加酒乃是「做爲工人階級生活新表徵的兩大事實」之一，另一大事實是八小時的工作天。

到了一九二〇年代晚期，政府結束了禁酒措施，重新開放國營的烈酒零售中心（*monopol'ka*）。俄國人之好酒，縱有監獄、警察、死刑伺候也扼阻不了，部分原因在於文化的慣性，飲酒的習慣——尤其是痛飲——之根深蒂固於俄羅斯上下各階層，在歐洲是天下無雙；部分原因在於謀生，農民爲了賺取必要的收入，只得把收成的作物用來釀「薩莫貢」（*samogon*；意指家釀酒）；還有部分原因在於國家的稅收。布哈林（Nikolai Bukharin）說過，與其讓大家淹沒在薩莫貢裡面，不如藉伏特加酒公賣來供應社會主義之需。一九三〇年九月，史達林指示官員們「公開直接以達到最高產量爲目標」，官員們當然照辦。到了一九四〇年，蘇聯境內賣酒的商店比賣肉類、水果、蔬菜的商店都來得多。

於是，酗酒與聚飲爛醉又成爲共黨時代的生活事實，情形與帝俄時代相差無幾。第二次世界大戰以後的酒類消耗量——包括國營事業的產品和薩莫貢——每年增加百分之四十四。按一九八〇年代初期計算，每人平均攝取的純酒精量是一九四〇年代的四倍，八〇年代初的酗酒者也多達總人口的百分之十五以上。蘇聯政府爲了掩飾這種趨勢，於一九六三年將伏特加酒生產一項從統計年鑑中剔除，不過他們忘了剔除糖的消耗量，糖是薩莫貢偏好的基本材料。一九六〇年每人平均消耗約廿八公斤糖，到一九七九年增加到四十三公斤以上，其中大部分用在蒸餾酒上。

布里茲涅夫（Leonid Brezhnev）主政的時代，蘇聯政府成爲名符其實的「酒鬼有，酒鬼治，酒鬼享」。蘇聯政壇的人士和駐蘇的外交官員都不敢和這位總理對飲，據說他的海量大到驚人的地步，酒量能與他匹敵的唯一人物是只做了一年總理就死於肝硬化的契爾年柯（Konstantin Chernenko）。一次，布里茲涅夫乘車從扎維多弗（Zavidovo）的狩獵別墅回莫斯科，同車還有葛羅米柯（Andrei Gromyko，曾任蘇聯外交部長與最高蘇維埃主席），葛氏抱怨酗酒問題已經到了危害國家的程度；蘇聯的生活的每個層面都受到酗酒的不良影響波及，布里茲涅夫耐心聽著他講，然後突然插嘴說：「安得烈，你該知道，俄羅斯人是非喝個夠不可的。」葛羅米柯立刻打住這個話題，不再多說了。

他提這個話題並沒有錯。當時酗酒已經成爲社會之禍，因酗酒導致的過早死亡、離婚、智障、車禍喪生、工業事故、犯罪、意外火災都在增加。空軍地勤人員會偷取軍機裝備裡的除冰液，加以蒸餾之後當烈酒喝掉，再灌入清水矇混過去。飛行員如果需要在高空中使用除冰槽，麻煩可就大了。根據當時的相關研究估計，酗酒的工人比不喝酒的工人工作效率低了百分之三十六，相當於一年少了九十三個工作天，實施精簡化與電腦化之後，情況更糟，酒醉或宿醉未醒的工人根本掌控不了複雜的電子系統。一九八五年間，一組科學家將酗酒損耗的各種社會成本加起來，達到每年一千八百億盧布，大約是酒類銷售所得總額的四倍。

追求改革的戈巴契夫本人是個只會適度小酌的人。爲他提供意見的人士認爲酗酒是禍國殃民的惡因。他受了這些人——他的夫人是主要人物之一——的影響，於一九八五年展開逐步限制酒類供應的方案，目標包括降低產量、縮短供應時間、減少零售站。不過兩年時間，卻里亞賓斯克市（Chelyabinsk）的酒類銷售店就從一百五十家減到只剩四家。官員們紛紛下令毀掉葡萄園、關閉釀酒廠。犯罪、酗酒告假、意外事故隨之減少。國民平均總消耗量——包括私釀的在內——減少了將近四分之一，這是空前的降幅。

然而，整個行動計劃在一九八八年夭折了，禁酒措施帶來了大排長龍買酒的現象——莫斯科人平均每年耗在排隊買酒上的時間有九十小時之多，釀私酒與喝酒精中毒的情形也多起來。有人喝亮光漆而導致全身發紫。一九八七年死於飲甲醇和相關中毒的人數大約有一萬一千人，幾乎與在阿富汗戰爭中死亡的蘇聯軍人數目一樣多。一九八五年以前的酒類總消耗量大概三分之一是薩莫貢，此時薩莫貢已佔到三分之二了。戈巴契夫的禁酒政策招致越來越多的批評。在他推行「公開」（*glasnost*）的時代，批評者都可以不必顧忌。巨大的克里斯托釀造廠（Kristall）的經理雅尼可夫（Vladimir Yamnikov）就曾不滿地說：「我個人認爲這些措施太過分了。限制吃喝是違反自然的。」

少數蘇聯官員仍然持續擁護禁酒措施。本人滴酒不沾的黎加卻夫（Yegor Ligachev）就認爲，放棄禁酒而退回抽重稅的路線是可悲且不道德的（一九八九年的酒類稅收超過了未禁之前的一九八四年的數量）。他把一九八八年以後的合法烈酒消耗量驟減形容成「緩慢的車諾比核爆」。被揶揄爲「礦泉水書記」的戈巴契夫也爲禁酒措施辯護，但他同時承認推行過程上有瑕疵，瑕疵之一是沒有把原則講明白。政治領導人和新興起的戒酒組織都沒有說清楚什麼才是正確路線：是完全禁戒，抑或是適量地喝？這種曖昧態度在俄羅斯歷史上並非沒有先例可循，尼古拉二世（Nicholas II）的財政大臣就曾經利用國家專賣的利潤同時贊助釀酒廠和戒酒團體，結果導致地方官吏各行其是，當然是以失敗收場。戈巴契夫時代的情況亦然，有些官員推行新政策太過熱切，有些又對中央的指示置之不理，只專心經營著地方黨部地下室裡的釀造廠業務。禁酒運動不免招致表裡不一的指責。

還有行事不公的指責。數以百萬計的普通百姓爲了排遣在共黨國家生活的單調枯燥而喝酒，指揮他們的人卻要他們保持清醒努力工作。但努力的結果是對誰有利呢？拿到工資能買到必需的消費品嗎？——商店的貨架都是空的。上級承諾的運動設施和文化福利又在哪裡？生活根本索然無味。有人說，老實而清醒的人賣勞力讓既不老實又不清醒的人享受富裕，這等於是奴隸制度，另一個人諷刺地說：「沒有啤酒喝，要社會主義有什麼用？」

說得也是，但一個破產的、黑道盛行的共和政體也沒什麼用。葉爾欽（Boris Yeltsin）

上台後，長期短缺經費的政府繼續實行戈巴契夫執政最後幾年的重稅政策。私酒的盛況再起，主要是爲了逃稅。酒類消耗上揚，狂飲作樂普遍，酒精中毒越來越常見，再加上大量抽菸，都導致俄羅斯的死亡率上升。男性平均壽命在推行禁酒期間本來有增加，卻在一九九〇年至一九九四年間減少了六歲以上。然而，不斷增加的死亡中毒事例和相關的宣傳，都阻止不了俄羅斯人喝酒，一位心理學家一言以蔽之：「許多國人認爲喝酒是斯拉夫民族的文化特色，簡直視之爲自己生來就應享的權利。」

前蘇聯發生的是似乎不可抗拒的歷史力量與似乎不可移動的客觀事實的衝撞，歷史力量是合理化的改革，客觀事實是俄羅斯的酗酒現象，結果是後者勝利。這顯示，使用藥物的習慣可以在文化中根深蒂固，以至於不可能予以永久排除，也不可能使之喪失合法地位。這也可以從一九八〇年代中期反酒運動中，幾乎完全沒有拿少數民族作代罪羔羊的情形看出來。當時雖有極少數人指控猶太人的酗酒習慣把蘇聯社會「帶壞」了，但禁酒人士找不到美國人昔日指控外來移民酗酒與華人抽鴉片那樣的實在證據。因爲，男性斯拉夫裔的工人——社會角色、族裔背景、意識型態上的地位都最優越的一群——才是酗酒比例最高的一群。

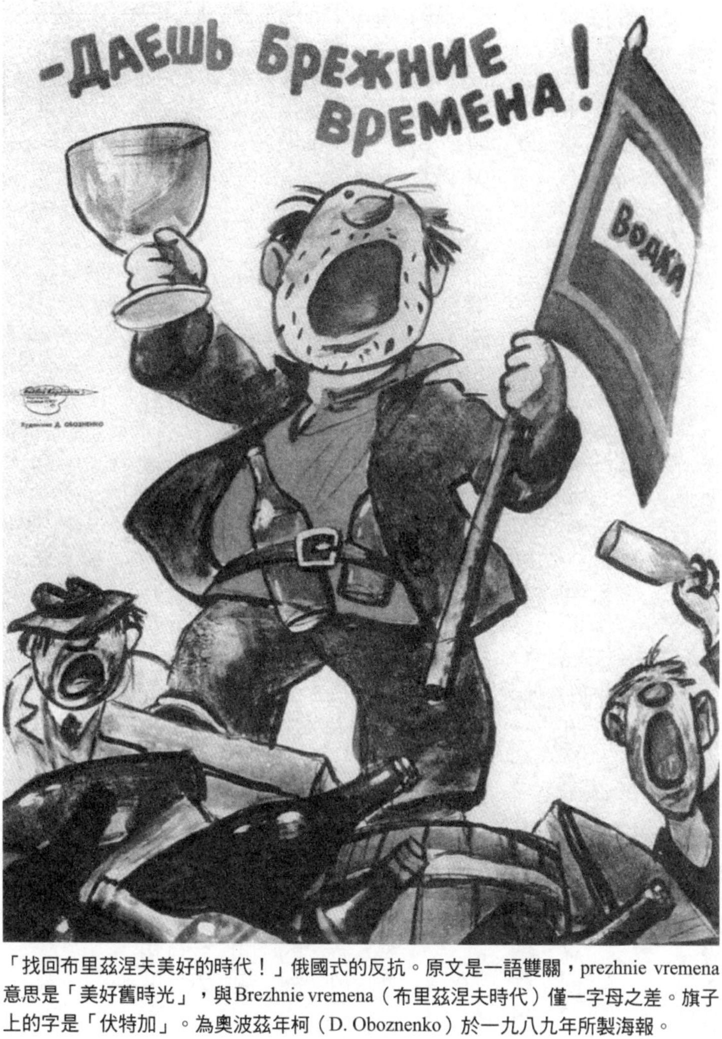

「找回布里茲涅夫美好的時代！」俄國式的反抗。原文是一語雙關，prezhnie vremena意思是「美好舊時光」，與Brezhnie vremena（布里茲涅夫時代）僅一字母之差。旗子上的字是「伏特加」。為奧波茲年柯（D. Oboznenko）於一九八九年所製海報。

違禁藥物

使用大麻、古柯鹼，以及其他違禁藥物的人，處境卻相反。就政治角度看，這些人都是較易遭攻擊的——其實是誘人出手的——目標。雖然違禁藥物在一九六〇年代中期到一九八〇年代初期曾經盛行於一些富家子弟之中，但主要仍是街頭閒混的少年、中輟生、宵小、娼妓、失業遊民，以及其他社會邊緣人在使用。巴基斯坦的海洛英使用者半數來自全國人口之中最貧窮的百分之二十。印度孟買的拾破爛者有「赤砂糖」（即劣質海洛英）癮的據說高達百分之九十。中國大陸的海洛英上癮者大多數是男性、年紀輕、單身、教育程度低，大約半數在接受治療時是失業的。

使用海洛英或其他違禁藥物上癮的人會陷入惡性循環而無法自拔，這些人會持續失業，因爲僱主都不願意沾惹上這些人。從以下這名三十一歲的海洛英毒癮者的陳述可以看出其中緣故，此人曾在聯邦政府裡工作，當時還是ＩＢＭ字球式電動打字機（Selectric）的時代：

我在能源部上班，在一個政府機關式的那種老舊大樓裡。我有員工證，隨便走動沒人攔，警衛看了證件就放行。大樓裡的門都沒鎖。……我認識一個傢伙是要買IBM打字機的，要買其中的那個字球。我不必偷整台打字機，只要耐心一點把那個字球拿出來。……我偷了五十個，那傢伙一個給我四塊錢。五十乘以四，那就有兩百塊錢了。

政府機關要補充這些損毀的打字機，卻得花費一千三百元。違禁藥物使用者造成的失竊、意外事故、法律糾紛，都使僱主對他們避之唯恐不及。僱主要想查明誰在使用違禁藥物，只需規定受僱者接受驗尿。通不過檢驗或逃避檢驗的人找不到工作，沒有收入，絕望之餘又再服食藥物——甚而去販賣毒品。低下階層的違禁藥物使用者一直都是非法零售的主力，後盾的貨源來自不使用這些藥物的明知故犯者。（這種人會說：「我有什麼不對？我又不吸這鬼東西，我只是賣藥的。」）這種事實既強化了主張禁止的立場，也使禁止措施實行起來困難重重。警方每逮捕一名販售者或挾帶者，都有好幾個人巴不得遞補他的空缺。監獄裡的這種罪犯人滿爲患。藥物加強管制處的幹員們把墨西哥游擊戰英雄威亞（Pancho Villa）的照片貼在各自的辦公空間中，希望藉此鼓勵自己不要氣餒。

違禁藥物管制政策連帶的諸多問題——執行不連貫、花費太大、暴力行爲、貪污受賄、摻假僞造、意外使用過量、針頭傳染疾病，在世界各國都引起公民投票、民意測驗、各界論戰方面的爭議。其中又以美國發生的爭議最激烈，而美國也是有史以來付出代價最高的藥物戰役發生的地方。美國的對抗藥物大作戰，雖然按官方宣布是一九八六年展開的，其實早在一九七〇年代中期就開始了。當時尼克森政府推行的以美沙酮劑量戒毒以及其他治療目的優先使用政策，都不再受到支持。從洛克斐勒（Nelson A. Rockefeller）以降的美國政壇人士都發現，憤怒焦慮的選民都贊成採取提高最低刑責等嚴厲措施，而且甘願承受所需經費的負擔。然而，到了一九九〇年代中期，藥物戰役每年耗費的資源高達三百五十億美元。這個數目超過了違禁藥物販賣總額——大約每年五百億美元——的三分之二。因違禁藥物相關罪名被監禁或拘留的人有四十萬之多。至於海洛英和古柯鹼，仍然便宜而容易買得到。如此的成效令人懷疑管制措施的可行性與公平性，也不免引來強烈的反彈。

反彈中最激烈的是呼籲將違禁藥物合法化，合法化的要求出自一種反動的自由意志論，融合了左翼和右翼的意識型態，要把政策時鐘往回撥一百多年。按其主張，海洛英、大麻，以及其他違禁藥物應改爲成人可以購買的合法藥物，正如十九世紀時鴉片酊、成藥、古柯酒都是成人可買的合法藥物。成人購買雖也有諸多限制，卻有導致過多上癮與濫用的隱憂，所以合法化的主張在美國和其他地區都推動不成。一九九七年在維也納作的一項調查顯示，贊成合法化的只有百分之六，反對者則有百分之八十四。

比較不極端的反彈是主張從減輕傷害著手。傷害降低運動（harm-reduction movement）常被抨擊是掩護藥物合法化上壘的一個招式，其實它的歷史應比現在的合法化主張還久，起源可以溯至一九七〇年代的大麻菸及美沙酮的管制之戰，有來自不同方面的支持者與觀念。主張雖有個別議題上的差異——例如戒毒期間施給海洛英的成本效益問題，但大方向是相同的。傷害降低派的人士強調需求之降低甚於供應貨源之減少，他們敦促將藥物濫用的事實去政治化，要求以戒毒治療取代刑罰懲處，因爲後者既不適當又耗費太多金錢。他們贊成爲不肯戒藥的人提供消毒的注射用具，並贊成無限期地以美沙酮供給戒毒者使用。（以免這些人又去偷打字機的字球。）他們堅決不作道德批判，對絕對禁止的做法抱持懷疑，對於醫療的違禁藥物處方和除罪化實驗則採取寬容。他們希望能把大麻——也許還有其他藥物——從最嚴格管制的順位挪到比較寬鬆的順位。

傷害降低的主張所引發的爭議，只比合法化主張引起的譁然稍微緩和一點點。對於要求謹遵《聖經》教誨與道德規範的保守人士而言，根本可以毫不考慮地反對這類主張。按包克（Robert Bork）的說法是：「認爲某種活動極不道德的人，只要知道有人在從事它，就覺得受到傷害。」這不是狂熱份子才會有的感覺。有些做法——例如麥辛（Michael Massing）會連問也不問就拿消了毒的注射針頭給一看即知有孕在身的毒癮婦女

——可能是任何人都不會輕易贊同的。所謂降低傷害雖然可以救人一命，卻觸犯了道德禁忌。

因此，這種主張有其政治上的脆弱性。主流的政治人物在藥物管制政策上都趕緊倒向道德及宗教的保守團體，路線越強硬的越好。眾議員康尼爾斯（John Conyers）曾說：「藥物方面的教育與治療，背上了軟弱無聊的惡名。贊成這類主張的人都成了沒骨氣的人。國會裡如果有這類提案，大多數議員在表決之前都要打聽什麼措施是最強硬的。他們的態度不外乎：『我也不曉得這樣做有沒有效，反正不會有人怨我不夠強硬就可以了。』曾有一位南澳議員在正反雙方票數平手的時候，投下贊成將大麻除罪化的法案，不料竟引來陣陣「眞不像話！豈有此理！」的叫罵。國際知名的金融鉅子索羅斯（George Soros）曾經投注上百萬美元想把藥物管制政策導向減輕傷害的原則。他承認，議員諸公幾乎沒有人敢站出來贊成，「碰這個議題就好像去摸高壓電線」。

這高壓電線的電源有很大一部分來自中產階級的家長，這是在政治力量上舉足輕重的一群選民，他們擔心大麻等違禁藥物可能危害到小孩。勒禁藥物的措施可能耗費很大的社會成本，但這是總計起來才顯得較大，從單方面看並不明顯。負擔最沈重的是販賣者、使用者、警力掃蕩密集的都市貧窮社區。在生活富裕的郊區選民看來，嚴格執法就是保護他們的家人。他們支持嚴禁藥物買賣及使用，認爲這可以提供一種安全保障，至於成本則由那些根本不該做這種壞事的人來吸收。

反對降低傷害措施的力量並不全然來自道德批判、政治的計較、階級的利害。世俗立場的鷹派人士——例如藥物濫用議題的專家杜彭（Robert DuPont）——也就公共衛生的論點質疑降低傷害的可行性。理由包括，除罪化與無條件供應注射針頭會傳達錯誤訊號給年輕人，提高了他們好奇一試的機率；大麻仍屬於有害的入門麻醉藥物，其不良作用比一般為它申辯的人士所說的要嚴重；海洛英和古柯鹼的誘惑力強、不易控制、可能導致上癮。所以，放鬆對這些化學惡勢力的戰鬥就等於向它們投降。

面對這麼強勢的反對，主張減輕傷害的人士有一件利器可用：AIDS。以血管注射方式使用藥物的人因為害怕被人發現，加上又缺錢，所以會共用注射器和藥物。在越南，販賣藥物者在沒有自來水也沒有衛生設備的貧民區房間裡，用一隻燒飯的大鍋調和鴉片或海洛英溶劑，給聚集在此的藥癮者施打，最多一次注射五十人，其間完全不清洗針頭。按越南官方一九九七年診斷確知的愛滋病帶原者之中，高達百分之七十是有注射藥物癮的人。馬來西亞、緬甸、中國大陸西南省分的販毒施打場所和愛滋病帶原患者比率也都差不多。

血管注射藥物是傳染愛滋病主要原因的事實既已得到確證，全世界的公共衛生官員都大感震驚。瑞士伯恩的醫生海米克（Robert Haemmig）指出，瑞士在一九八〇年代初本來採定的方針是徹底勒戒，但愛滋病的致命性已經迫使決策者重新思考。有施打藥物癮的人未來可能戒除，但如果他們已經染上愛滋病，也就沒有什麼未來可言了。所以，為他們的健康著想，也爲了防止病原會向一般大衆散播，必須讓躲在公廁裡的毒癮者移到比較衛生的環境裡。到了一九九〇年，普遍供應消毒針頭的國家已不限於瑞士，還包括英國、加拿大、丹麥、德國、義大利、荷蘭、挪威；有供應但較不普遍的國家則是法國、西班牙、瑞典。西方工業化國家中只有美國例外，藥物政策在美國成了文化戰的人質，所以官方立場是禁止這麼做的。不過，主張降低傷害的游擊兵還是照做不誤。

合法藥物

有人要把管制非法藥物的戰況降低，已經引起爭議，現在又有人要把管制合法藥物的戰況升高，也引起了爭議，這又是近三十年來藥物政策辯論的另一面。許多公共衛生學的權威與藥物濫用研究專家都認爲，政府對於菸酒的管制應當再加強，攝取這兩種「管制順位欠急迫」的藥物不但有害健康，而且易導致他類藥物之濫用。（兒童攝取咖啡因類之不受限制，也已經引起注意。）按這個論點，主管官員應當承認科學證明的事實，即是：菸酒均爲有害的刺激精神的藥物。主管當局應該調整政策——包括管制、課稅、罰責——的原則，才能夠充分反映實際的危害與社會成本。例如：禁止菸酒廣告、推出反制廣告、提高消費稅、降低依法准許開車的血液中酒精含量、增加菸酒癮的治療經費、減少酒類攝取、營造無菸的未來。

諸如此類的意見與一律合法化的自由意志作風是不能和平共存的，與降低傷害的論點卻沒有這種矛盾。許多主張降低傷害的人士也在呼籲加強對合法藥物的管制。按藥物政策的立場分類，這算是「貓頭鷹派」，而「鷹派」主張的是一律予以刑法伺候，「鴿派」主張一律合法化。貓頭鷹派希望的是公共衛生政策目標趨於一致，按公平的原則處理合法的與非法的藥物：菸酒兼備的便利商店也不必掛出「本店杜絕藥物」的牌子。貓頭鷹派認為，藥物氾濫既已成為難以駕馭的社會問題，目標一致的政策——將各地的環境條件與狀況的輕重緩急列入考慮之後的一致目標——應該就是最實用可行的方法。

希望歸希望，未必能成為事實。慣性的力量是非常不易扭轉的。只顧講理論的公共衛生官員——和歷來的理性主義者一樣——卻往往對這種慣性力量不耐煩。改革人士近來在菸類政策方面卻有相當不錯的成績：如禁止菸類廣告或予以限制、提高菸稅、達成數十億美元的民事訴訟賠償，以及一連串揭發香菸業掩蓋事實的行徑。世界銀行在一九七四年到一九八八年之間總共貸出十五億美元給香菸業的開發計劃，如今也逆轉方向，不再投資菸類生產。無菸環境的概念已經遍及全世界。一九九六年十二月間，極左派的「圖帕阿馬魯」（Tupac Amaru）游擊組織在利馬劫持外國人質，由於不吸菸的人質要求，劫持者劃分了吸菸區與不吸菸區。人質之一事後追溯當時的情形：「那些日本人抽菸，實在抽得很兇，不過他們都待在另一個房間裡，所以還不至於太糟糕。」活動不多的美國人沒有可以吸菸的去處，所以在指定給西伯利亞來的那些人集中的冷颼颼的戶外去抽菸。

香菸遭到圍剿眞可謂是時不我與。本來在二十世紀前半期最引起爭議的合法藥物是酒類而不是香菸。一九三五年就創立的「匿名戒酒協會」以酗酒者互助戒酒爲宗旨，卻完全漠視香菸之爲害。兩位創始人威爾遜（Bill Wilson）與史密斯醫生（Bob Smith）都是老菸槍，也都死於與香菸有關聯的病症。遲至一九五五年，還有一位醫生——而且是紐約市公園大道豪華住宅區的一位小兒科醫生——口口聲聲說：「認爲吸菸有害健康是沒有科學根據的。我只能說，我要是有兩千美元的閒錢，還是會拿來投資香菸股票。」如今可不是這樣的了。流行病學與科學研究證明抽菸是世界上散布最廣、致命率最高的藥物上癮，幾乎已經是毫無疑問的了。如訴訟案中的律師所說，拿香菸來往肺裡吸入就有致命危險，什麼預加的防範措施都改不了這個事實。

酒類的問題就複雜多了。喝了酒的人會興奮衝動，言語不清、喪失平衡、視力模糊。飛機的駕駛如果抽了菸，乘客不會在意；但駕駛若是喝了酒，乘客都要提心吊膽了。自一九七五年起，科學研究越來越注意的是喝酒的習慣之普遍，而不是染上酒癮疾病的少數人。飲酒導致的社會危害——例如酒醉駕駛導致的車禍——重新引來人們的關注，成爲「新禁酒運動」，這比十九世紀的那一次禁酒略爲傾向世俗，並沒有將靈魂救贖與合理的改革合而爲一。然而，酒類不像菸類那麼容易受到管制戰況升高的影響，短期內在西方社會很可能維持既有的地位不變。

地位不變的原因之一是，「適度」飲酒——例如每天有一餐進餐時喝一杯葡萄酒——可以降低罹患心血管疾病的機率；適度飲酒也有益於預防中風、成年發作的糖尿病、骨質疏鬆症、類風濕性關節炎，以及其他疾病。諸如此類的益處，究竟是因爲喝了酒，抑或是因爲飲酒有節制的人本來生活習慣就有益健康，目前尚不確知。可以確知的是，許多人可以適度飲酒而沒有危害健康之虞。抽菸卻沒有適度抽就不怕危害健康的說法。在越來越注重健康、厭惡生病而漸趨老化的西方社會裡，這一點差異是至關重要的。

人類飲酒的經驗豐富，歸納出了各式各樣減低飲酒傷害的慣例與禁忌，例如，文明人懂得喝加了水的酒，大家也都知道空腹不宜喝酒。有些文化把飲酒以其有益健康的方式納入日常生活與儀式，成績斐然，例如義大利人與猶太教徒即是。（有些文化的成績卻明顯不好，俄羅斯人即是一例。）文化常模也有緩和吸菸傷害的類似方式，例如：不可躺在床上抽菸，別人有反感時也不宜抽。然而，如今大家既已知道香菸本身的害處，要安全地納入日常生活已經不可能了。甚至菲立普摩里斯公司也在一九九九年間公開承認了香菸這種不可抹滅的害處。

菸類終於逐步淪爲差勁人物才與之爲伍的東西。酒類卻持續在伊斯蘭文化以外的世界各地廣泛盛行，在西歐地區尤其普及——成年人有四分之三有飲酒習慣。在美、英，以及其他西方國家，抽菸在教育程度較高的階層之中已經明顯式微，在最貧窮也最不理會衛生當局呼籲的社會階層之中卻仍舊是「文化上的常態行爲」——此乃歷史學者貝瑞吉（Virginia Berridge）的用語。因爲集中在低下階層，香菸在政治辯論下的處境更爲不利，景況和百年以前的麻醉藥物相似。

由此可見，期望將菸類納入藥物一致管理比較有可能實現，將酒類也納入則不然。也許不久的將來買香菸眞的得憑處方了，但這只是按目前趨勢設想的總結，不能視爲意料中的必然。科技的改變極有可能將藥物政策重新洗牌，只要有濾除尼古丁的新發明問世，情況就可能大變，正如愛滋疫苗的發明可能使主張發送注射針頭的減輕傷害論點不再理直氣壯。

不過，有一點可能不會變，即是政治人物已經體認到刺激精神藥物可能帶來的危害，尤其因爲人類尚未進化到能夠抵擋這種危害的程度。刺激精神藥物的科技和軍事科技一樣，已經跑到自然進化的前頭去了。現在要問的是：我們該怎麼辦？不論答案是什麼，都不可能是再回到最低限度管制的藥物市場狀態，以往這種管制性的分類處理法，本質上是一種漸次進步的動向。這種動向和多數的改革運動一樣，包含了個人利益的動機，帶有些許偏見，而且執行得不夠徹底。但其基本前提是正確的，也是顧及人道的。全球的藥物使用之所以暴增，是因爲追求獲利最大化的慾望——包括個人的、企業的、政府的慾望——在推動。若要抑制這種暴增，就不免要限制商業與獲利，而方法就是制定管理的法規與條約。眼前該做的是調整整個管制的系統，排除可能隨之而來的最不良影響，彌補其中最明顯的缺口。

彌補這些缺口不是容易的事，在消費導向的社會裡尤其不易。消費主義之注重感官享樂，正如運動比賽之注重輸贏，某些化學藥物也就用盡一切方法要追求達成這消費主義的目標。即便決策者（或運動比賽的相關組織）能夠做到按合理的順位來管制藥物，仍無法擺脫根本上的矛盾。目前正走向全球化的資本主義制度——前文說過的「麥克世界」——仰仗的是大量利用人的固有慾望（例如性慾、愛吃甜與油膩的口腹之慾），推出的產品往往是有害的。消費個人對於危害可以自願決定視而不見，或承受下來，或僥倖躲過，廣告業者卻處心積慮地要鼓勵人們爲了得到一時的快感而「撩落去」。按貝爾（Daniel Bell）所說，現代文化的精髓即是：至高無上的個人爲追求自我滿足拋開傳統束縛，「把世界的庫房洗劫一空」。既然如此，何必再把某些藥物列爲違禁品？「除了禁果之外，其他儘管享用」，這個指示從來就是不那麼容易聽從的。〈創世紀〉早已告訴我們，亞當和夏娃在原始的伊甸樂園裡就不曾言聽計從。處在現代樂園裡的我們要做到這一點，恐怕就更難了吧！

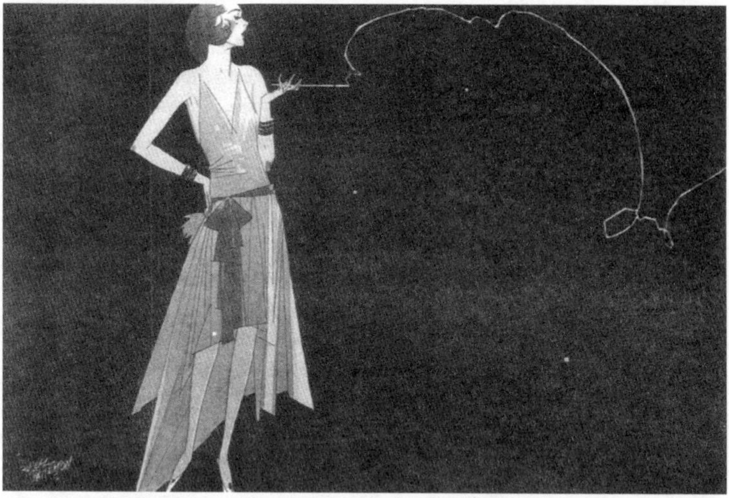

在一九二〇、三〇年代，性感、世故、時髦之最的抽菸在中產階級男女之中越來越普遍。到了二十世紀晚期，情況發生大逆轉，抽香菸在注重健康的西方社會裡，地位越來越低落。本圖為派特遜（Russell Patterson）的一九二〇年代之作。

名詞簡稱

AA (*Ashes to Ashes: The History of Smoking and Health,* ed. S. Lock et al.; Amsterdam: Rodopi, 1998)《菸灰到塵土：吸菸歷史與健康》。

BJA (*British Journal of Addiction*)《英國嗜癮期刊》。

BN (*Bulletin on Narcotics*)《麻醉藥物公報》。

BP (Bruce Barton Papers, State Historical Society of Wisconsin, Madison)威斯康辛州歷史學會巴爾頓文件。

CC (*Cannabis and Culture*, ed. Vera Rubin; The Hague: Mouton, 1975)《大麻與文化》。

CH (*Consuming Habits: Drugs in History and Anthropology*, ed. Jordan Goodman et al.; London: Rutledge, 1995)《消費習慣：歷史與人類學中的藥物》。

CPPL (College of Physicians of Philadelphia Library)費城醫師學院圖書館。

DEA (Drug Enforcement Administration)藥物加強管制局。

DNH (*Drugs and Narcotics in History*, ed. Roy Poter & Mikuláš Teich; Cambridge: Cambridge University Press, 1995)《歷史中的藥物與麻醉品》。

G.P.O (Government Printing Office)政府印刷局。

HP (John W. Hill Papers, State Historical Society of Wisconsin, Madison)威斯康辛州歷史學會希爾文件。

IJA (*International Journal of the Addictions*)《國際嗜癮期刊》。

JAMA (*Journal of the American Medical Association*)《美國醫學會期刊》。

JWT (J. Walter Thompson Co. Archives, SCL)湯普遜公司檔案。

KP (Lawrence Kolb Papers, History of Medicine Division, National Library of Medicine, Bethesda, Maryland)國家醫學圖書館醫學學史分部寇伯文件。

KRF (Kremers Reference Files, Pharmacy Library, University of Wisconsin, Madison)威斯康辛大學藥學圖書館克萊默參考檔案。

KSHS (Kansas State Historical Society)堪薩斯州歷史學會。

LC (Library of Congress)國會圖書館。

LN (Lexis-Nexis Academic Universe)法律時事資訊學術世界。

MTE (Medical Trade Ephemera), CPPL 醫藥業日誌。

NEJM (*New England Journal of Medicine*)《新英格蘭醫學期刊》。

NYT (*New York Times*)《紐約時報》。

PMCAB (*Production, Marketing and Consumption of Alcoholic Beverages since the Late Middle Ages*, ed. Erik Aerts et al., Leuven: Leuven University Press, 1900)《中古時代晚期

以降的酒類飲品之生產、行銷、消費》。

SCL　(Special Collections Library, Duke University, Durham, North Carolina)杜克大學特殊收集圖書館。

SUM　(*Substance Use and Misuse*)《化學物質使用與濫用》。

U　大學

VF　(Vertical Files, Drug Enforcement Administration Library, Arlington, Virginia)藥物加強管制局圖書館檔案資料。

內容簡介：

正人君子所諱言的藥物，在歷史上的力量有多大？

一八八一年間，一位西班牙醫生接生了一個死嬰，他狠狠吸了口雪茄朝嬰兒臉上一噴，本來死寂的嬰兒開始抽動，接著臉部一扭，哭出聲來。這嬰兒即是畢卡索。

爲什麼咖啡、菸草和大麻在世界各地都有供應，而檳榔和咖特（qat，阿拉伯茶的萃取物）卻不然？爲什麼酒和菸是合法的，而海洛英與古柯鹼就是非法的？是什麼力量在推動這些改變精神狀態的物資的貿易，而這些物資的貿易又怎會形成如今這樣龐大而光怪陸離的模式——正常使用與異常濫用、醫療用與消遣用、合法商用與非法禁用的相互交錯？

本書從頭詳述這些效果愈來愈強之藥物是如何取得的，並將各種藥物——不論是茶葉、可樂果、鴉片、安非他命——如何被發現、交易與圖利的過程放大特寫，是藥物史觀的第一部世界史。

從社會與生物的角度說明影響精神狀態的物資爲何具有誘惑力的同時，作者追蹤出大衆化藥物進入全球貿易主流的來龍去脈。商人與殖民地栽種者如何致力於擴大全世界的供應量、降低價格、吸引手頭並不寬裕的百萬計消費者走進市場，從而將藥物消費徹底平民化，舉凡以上種種，作者都一一予以揭露。

對於當年的歐洲人如何利用酒來誘迫原住民拿出獵得的動物皮毛來進行交易，並將俘虜賣入奴隸市場換錢買酒，甚至把這些原住民騙得割土讓地，而殖民帝國的君主又如何利用藥物課稅所得的金錢作爲發動戰爭與擴張勢力的經費，讀者也將歷歷在目。

本書探討深入，見識均衡，文字雅潔，是迄今有關精神作用藥物流通史最完備的一部著作，堪稱橫跨世界史與藥物史兩個領域的必讀傑作。它為一個經常流於資訊不足或熱過頭的話題提供了寬廣的探究、理性的判斷以及戲而不謔的幽默。

作者簡介：

大衛・柯特萊特（David T. Courtwright）

美國北佛羅里達大學（University of North Florida）的歷史學教授，著作包括《暴力之地：從邊境到內地城市的單身男人與社會失序》（*Violent Land: Single Men and Social Disorder from the Frontier to the Inner City*），《黑暗樂園：美國鴉片毒癮的歷史》（*Dark Paradise : A History of Opiate Addiction in America*）。

譯者簡介：

薛絢

台大外文系畢業，專業翻譯。譯作包括《心靈的殿堂》、《生生基督世世佛》、《世紀末》、

《夢：私我的神話》、《烏托邦之後》、《聖境醫療》、《心靈的殿堂》、《瞄準大東亞》等書（以上由立緒出版）。

審訂者：

朱迺欣

高雄縣鳳山市人，台大醫學院畢業，美國密西根大學神經生理學博士，科羅拉多大學醫學中心神經科住院醫師。曾任長庚大學醫學院神經科教授，現任長庚醫學院榮譽副院長、顧問醫師。

責任編輯：

陳仁華

文字工作者

生活哲思—新文明生活主張

提倡簡單生活的人肯定會贊同畢卡索所說的話：「藝術就是剔除那些累贅之物。」

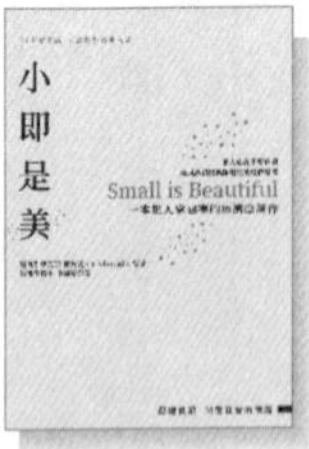

小即是美

一本把人當回事的經濟學著作

E. F. Schumacher ◎著

中時開卷版一周好書榜

ISBN: 978-986-360-142-5

定價：350元

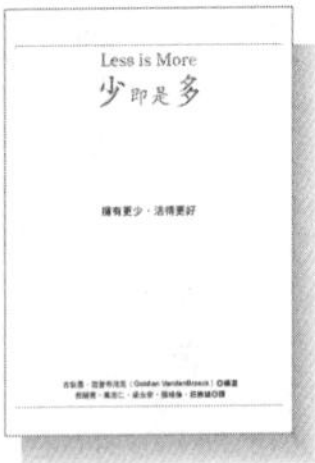

少即是多

擁有更少 過得更好

Goldian Vandn Broeck◎著

ISBN:978-986-360-129-6

定價：390元

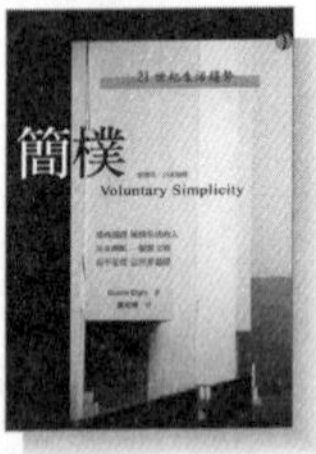

簡樸

世紀末生活革命

新文明的挑戰

Duane Elgin ◎著

ISBN :978-986-7416-94-0

定價：250元

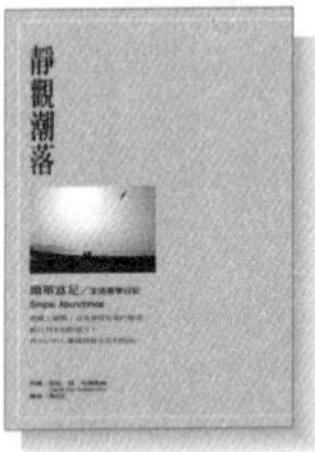

靜觀潮落：簡單富足/生活美學日記

寧靜愉悅的生活美學日記

Sarah Ban Breathnach ◎著

ISBN: 978-986-6513-08-4

定價：450元

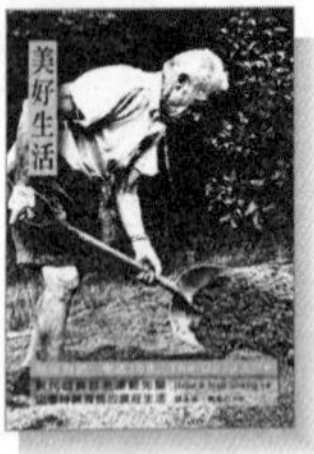

美好生活：貼近自然，樂活100

我們反對財利累積，
反對不事生產者不勞而獲。
我們不要編制階層和強制權威，
而希望代之以對生命的尊重。

Helen & Scott Nearing ◎著

ISBN:978-986-6513-59-6

定價：350元

倡導純樸，
並不否認唯美，
反而因為擺脫了
人為的累贅事物，
而使唯美大放異彩。

中時開卷版一周好書榜

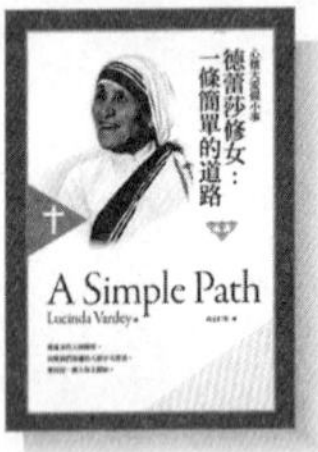

德蕾莎修女：一條簡單的道路

和別人一起分享，
和一無所有的人一起分享，
檢視自己實際的需要，
毋須多求。

ISBN:978-986-6513-50-3

定價：210元

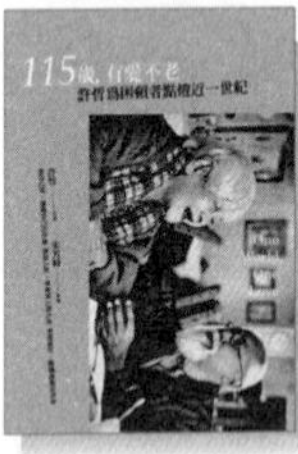

115歲，有愛不老

一百年有多長呢？

她創造了生命的無限可能

27歲上小學
47歲學護理
67歲獨立創辦養老病院
69歲學瑜珈
100歲更用功學中文……

宋芳綺◎著

中央日報書評推薦

ISBN:978-986-6513-38-1

定價：280元

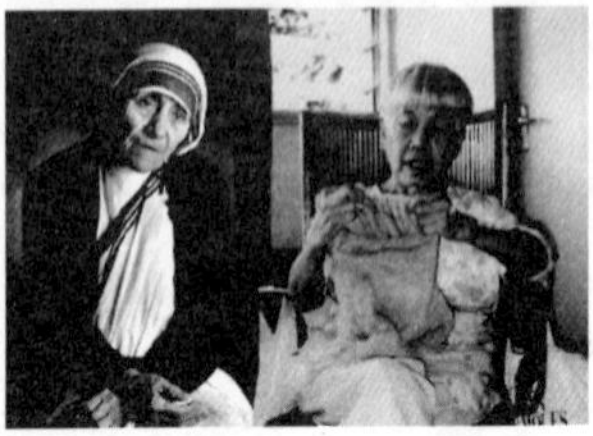

許哲與德蕾莎修女在新加坡

生活哲思—新文明生活主張

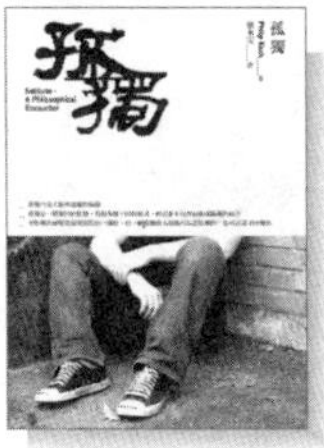

孤獨
最眞實、最終極的存在
Philip Koch ◎著
梁永安◎ 譯
中國時報開卷版書評推薦

ISBN:978-957-8453-18-0
定價：350元

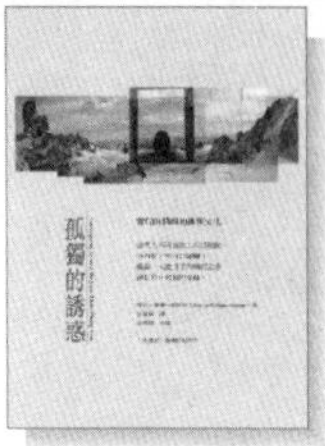

孤獨的誘惑
(原書名：孤獨世紀末)
Joanne Wieland-Burston◎著
宋偉航◎譯
余德慧◎導讀
中時開卷版、聯合報讀書人
書評推薦

ISBN:978-986-360-114-2
定價：280元

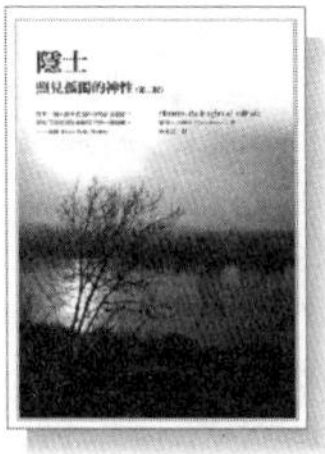

隱士：
照見孤獨的神性（第二版）
Peter France◎著
梁永安◎ 譯
聯合報讀書人、中時開卷
每周新書金榜

ISBN:978-986-360-115-9
定價：360元

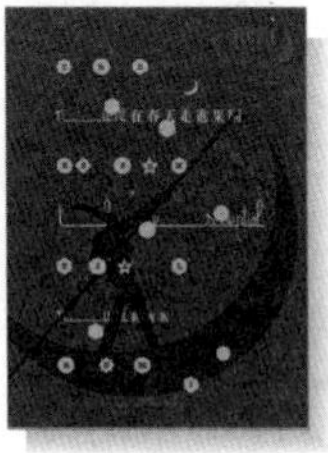

Rumi在春天走進果園（經典版）
伊斯蘭神秘主義詩人
Rumi以第三隻眼看世界
Rumi◎著
梁永安◎ 譯

ISBN:978-986-6513-99-2
定價：360元

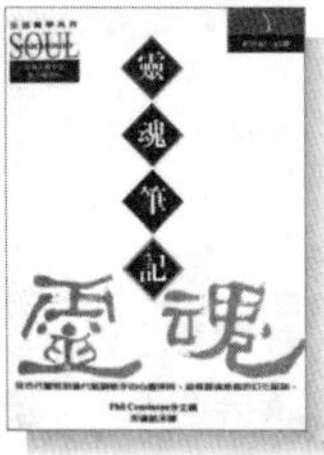

靈魂筆記
從古聖哲到當代藍調歌手的
心靈探險之旅
Phil Cousineau◎著
宋偉航◎ 譯
中時開卷版書評推薦

ISBN:957-8453-44-2
定價：400元

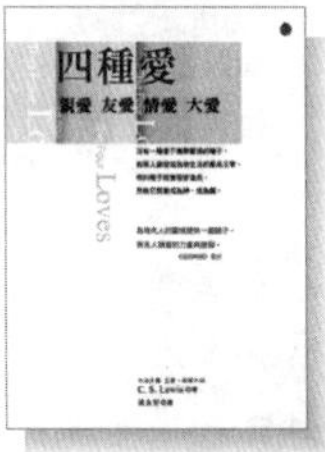

四種愛：
親愛·友愛·情愛·大愛
C. S. Lewis◎著
梁永安◎ 譯

ISBN:978-986-6513-53-4
定價：200元

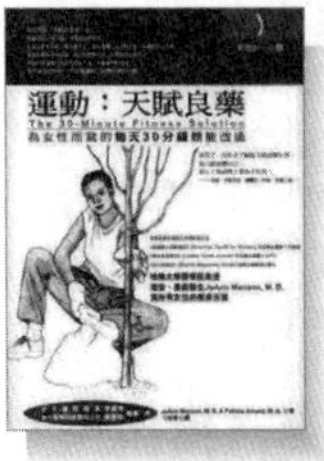

運動：天賦良藥
為女性而寫的每天
30分鐘體能改造
Manson & Amend ◎著
刁筱華◎譯

ISBN:957-0411-46-5
定價：300元

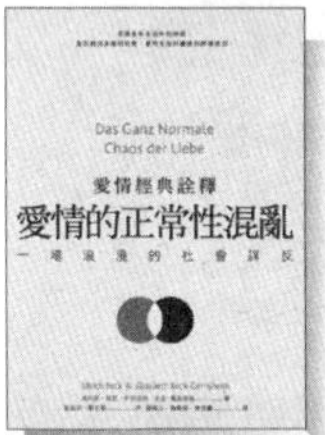

愛情的正常性混亂
一場浪漫的社會謀反
社會學家解析現代人的愛情
Ulrich Beck
Elisabeth Beck-Gemsheim◎著
蘇峰山等◎ 譯

ISBN:978-986-360-012-1
定價：380元

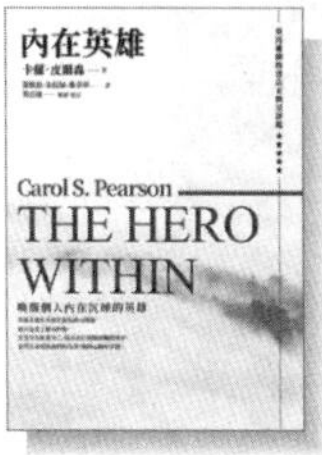

內在英雄
現代人的心靈探索之道
Carol S. Pearson◎著
徐愼恕·朱侃如·龔卓軍◎譯
蔡昌雄◎導讀·校訂
聯合報讀書人每周新書金榜

ISBN:978-986-360-146-3
定價:350元

年度好書在立緒

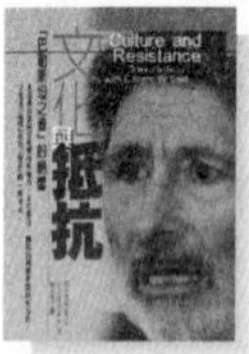

文化與抵抗
- 2004年聯合報讀書人最佳書獎

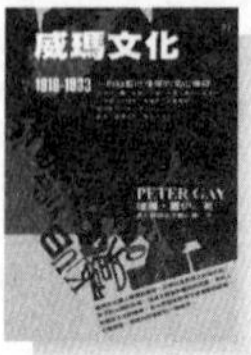

威瑪文化
- 2003年聯合報讀書人最佳書獎

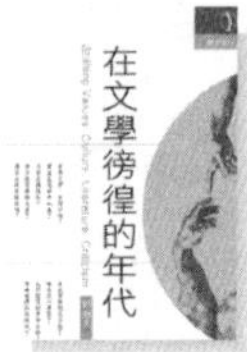

在文學徬徨的年代
- 2002年中央日報十大好書獎

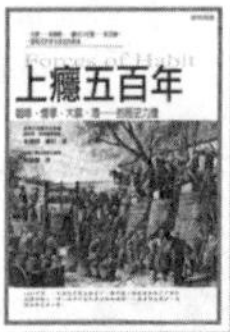

上癮五百年
- 2002年中央日報十大好書獎

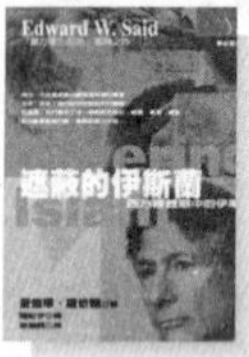

遮蔽的伊斯蘭
- 2002年聯合報讀書人最佳書獎
- News98張大春泡新聞2002年好書推薦

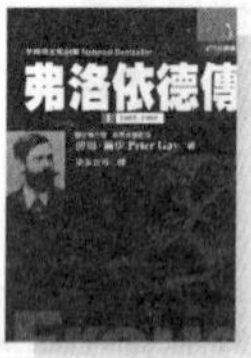

弗洛依德傳
（弗洛依德傳共三冊）
- 2002年聯合報讀書人最佳書獎

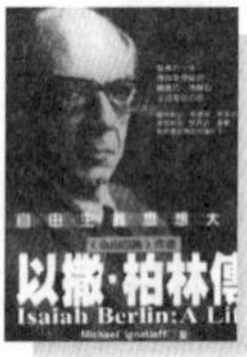

以撒・柏林傳
- 2001年中央日報十大好書獎

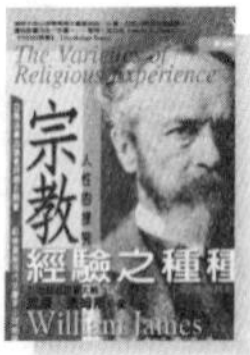

宗教經驗之種種
- 2001年博客來網路書店年度十大選書

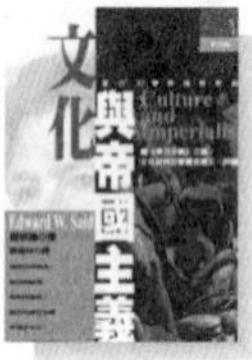

文化與帝國主義
- 2001年聯合報讀書人最佳書獎

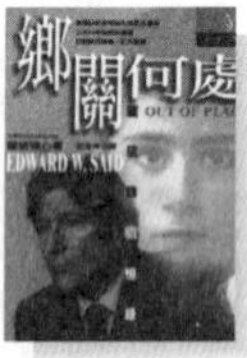

鄉關何處
- 2000年聯合報讀書人最佳書獎
- 2000年中央日報十大好書獎

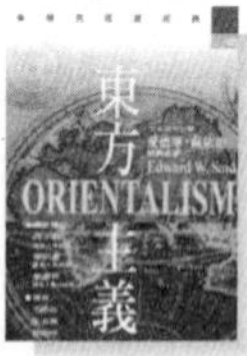

東方主義
- 1999年聯合報讀書人最佳書獎

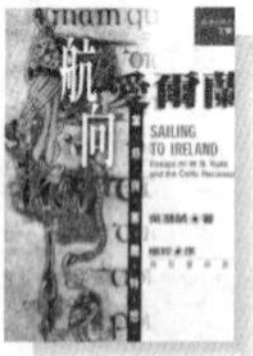

航向愛爾蘭
- 1999年聯合報讀書人最佳書獎
- 1999年中央日報十大好書獎

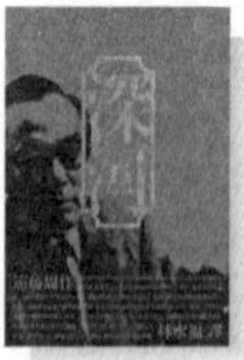

深河(第二版)
- 1999年中國時報開卷十大好書獎

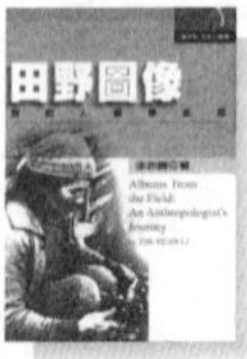

田野圖像
- 1999年聯合報讀書人最佳書獎
- 1999年中央日報十大好書獎

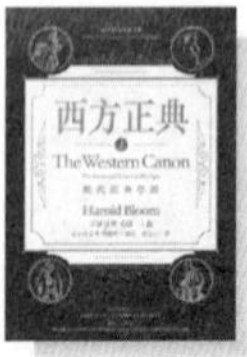

西方正典(全二冊)
- 1998年聯合報讀書人最佳書獎

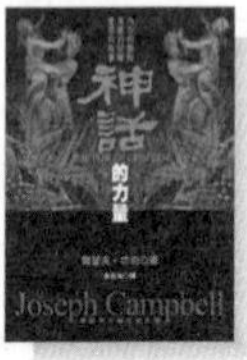

神話的力量
- 1995年聯合報讀書人最佳書獎

立緒文化事業有限公司　信用卡申購單

■信用卡資料

信用卡別（請勾選下列任何一種）

□VISA　□MASTER CARD　□JCB　□聯合信用卡

卡號：________________

信用卡有效期限：______年______月

訂購總金額：________________

持卡人簽名：________________（與信用卡簽名同）

訂購日期：______年______月______日

所持信用卡銀行________________

授權號碼：________________（請勿填寫）

■訂購人姓名：________________性別：□男□女

出生日期：______年______月______日

學歷：□大學以上□大專□高中職□國中

電話：________________職業：________________

寄書地址：□□□

____

■開立三聯式發票：□需要　□不需要（以下免填）

發票抬頭：________________

統一編號：________________

發票地址：________________

■訂購書目：

書名：__________、______本。書名：__________、______本。

書名：__________、______本。書名：__________、______本。

書名：__________、______本。書名：__________、______本。

共______本，總金額________________元。

⊙請詳細填寫後，影印放大傳真或郵寄至本公司，傳真電話：(02)2219-4998

國家圖書館出版品預行編目(CIP)資料

上癮五百年/大衛．柯特萊特(David T. Courtwright)著；薛絢譯 -- 三版 -- 新北市新店區：立緒文化, 民107.01
面； 公分. --（新世紀叢書；112）
譯自：Forces of Habit

ISBN 978-986-360-098-5（平裝）

1. 藥物濫用 2. 神經系統藥物

418.21 106024466

上癮五百年（第三版）

Forces of Habit

出版——立緒文化事業有限公司（於中華民國 84 年元月由郝碧蓮、鍾惠民創辦）
作者——大衛．柯特萊特（David T. Courtwright）
譯者——薛絢

發行人——郝碧蓮
顧問——鍾惠民

地址——新北市新店區中央六街 62 號 1 樓
電話——(02) 2219-2173
傳真——(02) 2219-4998
E-mail Address —— service@ncp.com.tw
劃撥帳號—— 1839142-0 號 立緒文化事業有限公司帳戶
行政院新聞局局版臺業字第 6426 號

總經銷——大和書報圖書股份有限公司
電話——(02) 8990-2588
傳真——(02) 2290-1658
地址——新北市新莊區五工五路 2 號
排版——伊甸社會福利基金會附設電腦排版
印刷——祥新印刷股份有限公司

法律顧問——敦旭法律事務所吳展旭律師

分類號碼—— 418.21
ISBN —— 978-986-360-098-5
出版日期——中華民國 91 年 8 月～ 96 年 10 月初版 一～十刷（1 ～ 14,000）
中華民國 101 年 1 月～ 104 年 6 月二版 一～二刷（1 ～ 2,000）
中華民國 107 年 1 月～ 109 年 4 月三版 一～三刷（1 ～ 2,000）
中華民國 111 年 2 月三版 四刷（2,001 ～ 2,700）

定價◎ 350 元（平裝）

大旗文化 閱讀卡

姓　名：

地　址：□□□

電　話：(　　)　　　　傳 真：(　　)

E-mail：

您購買的書名：____________________

購書書店：__________市（縣）__________書店

■您習慣以何種方式購書？

□逛書店 □劃撥郵購 □電話訂購 □傳真訂購 □銷售人員推薦 □團體訂購 □網路訂購 □讀書會 □演講活動 □其他________

■您從何處得知本書消息？

□書店 □報章雜誌 □廣播節目 □電視節目 □銷售人員推薦 □師友介紹 □廣告信函 □書訊 □網路 □其他__________

■您的基本資料：

性別：□男 □女　婚姻：□已婚 □未婚　年齡：民國______年次

職業：□製造業 □銷售業 □金融業 □資訊業 □學生 □大眾傳播 □自由業 □服務業 □軍警 □公 □教 □家管 □其他__________

教育程度：□高中以下 □專科 □大學 □研究所及以上

建議事項：

愛戀智慧 閱讀大師

廣	告	回	信
北區郵政管理局登記證 北臺字8448號			
免	貼	郵	票

立緒文化事業有限公司　收

新北市 2 3 1

新店區中央六街62號一樓

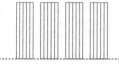

請沿虛線摺下裝訂，謝謝！

立緒文化 閱讀卡

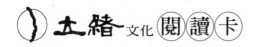

感謝您購買立緒文化的書籍

為提供讀者更好的服務，現在填妥各項資訊，寄回閱讀卡（免貼郵票），或者歡迎上網http://www.facebook.com/ncp231 即可收到最新書訊及不定期優惠訊息。

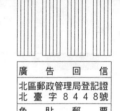